中药吸嗅学

主编◎苗明三

全国百佳图书出版单位
中国中医药出版社
·北京·

图书在版编目（CIP）数据

中药吸嗅学 / 苗明三主编 . -- 北京 : 中国中医药
出版社 , 2025. 4.
ISBN 978-7-5132-9070-8

Ⅰ . R242

中国国家版本馆 CIP 数据核字第 202467XD99 号

中国中医药出版社出版

北京经济技术开发区科创十三街 31 号院二区 8 号楼
邮政编码　100176
传真　010-64405721
河北品睿印刷有限公司印刷
各地新华书店经销

开本 787×1092　1/16　印张 27　字数 505 千字
2025 年 4 月第 1 版　2025 年 4 月第 1 次印刷
书号　ISBN 978 - 7 - 5132 - 9070 - 8

定价　108.00 元
网址　www.cptcm.com

服 务 热 线　010-64405510
购 书 热 线　010-89535836
维 权 打 假　010-64405753

微信服务号　zgzyycbs
微商城网址　https://kdt.im/LIdUGr
官 方 微 博　http://e.weibo.com/cptcm
天猫旗舰店网址　https://zgzyycbs.tmall.com

如有印装质量问题请与本社出版部联系（010-64405510）

前　言

　　中药吸嗅是一种传统的中医治疗方法，在中国已有数千年的应用历史。早在战国时期《五十二病方》中就有点燃艾叶烟熏防疫的记载，《山海经》中也有佩薰草防疫的防病方法，唐代名医许胤宗曾以黄芪防风汤的药气治疗柳太后"中风不能言语，口噤不能服药"，《本草纲目》中也有使用烧草药的烟雾治疗咳嗽的记载，《理瀹骈文·六淫》中详细记载了各种吸嗅治疗头痛的方法，等等。近代至今，随着人们对于吸嗅疗法在疾病治疗中的不断实践探索，以中药精油为载体的用药形式有了大范围的应用，尤其在失眠、抑郁、焦虑等方面疗效显著。根据历代文献及现代应用，我们发现中药吸嗅疗法在防疫、治疗神经系统及呼吸系统疾病中有着独特的应用，前景广阔。

　　中药吸嗅学是以中药配方精油学为载体，研究吸嗅方式下中药的新应用形式。具有吸嗅作用的中药是中药吸嗅学的基础，也是本学科的重要研究部分。中药吸嗅疗法是中药吸嗅的应用体系，包括吸入疗法和嗅觉疗法，主要特指中药经口鼻吸入或嗅入，进而入鼻、入脑、入呼吸道的一种方式。吸嗅疗法可以通过嗅觉通路刺激网状结构调节机体的中枢神经系统。吸嗅疗法主要以芳香植物中萃取的精油为媒介，制成适当的剂型，通过外用的方式使中药的芳香物质进入体内，从而使人体的生理和心理失衡状态得以恢复。中药吸嗅学虽与芳香疗法有一定交叉，但突出药物经鼻腔入体后，在嗅觉神经的刺激下，激活相关嗅觉受体发挥作用。

　　中药吸嗅学是一门新型交叉学科。在药剂学方面，中药吸嗅学区别于传统的膏、丸、丹、散、汤，研究中药精油及配方精油的新工艺及新的使用载体；在药物化学方面，中药吸嗅学探析更多挥发性成分的存在，扩大中药化学图谱；在中药药理学方面，中药吸嗅学是以嗅觉受体为作用靶点的新的研究方法；在中药外治学方面，中药吸嗅学是其进一步的延伸。中药吸嗅学是古老中医智慧的结晶，是一种传承式创新。

　　本书分为上、中、下三篇。上篇从中药吸嗅学的内涵与外延，以及其与多学科的交叉等方面展开阐述；中篇系统介绍了与吸嗅相关中药的化学成分、药理作用、不良反应、古籍记载及现代应用等；下篇则着重讲述中药吸嗅在人体各系统相关疾病中的应用。中药吸嗅可应用于认知障碍、抑郁焦虑情绪、恶心、鼻炎、肺炎、哮喘等疾病。通过努力，以本书为先导，可形成新的以中药精油为主的中药吸嗅应用形式。中药吸嗅概念的提出将为中药的应用带来新的飞跃。目前国内外类似的书籍仅有针对芳香疗法或芳香植物的研究与总结。本书提出的中药吸嗅学概念，通过对中药吸嗅学的内涵、外延、理论基础等进一步做出阐释和探讨，并对相关学科间的联系进行分析，对具有可应用于吸嗅功能的中药进行了化学成分等论述，促进了中药吸嗅的应用与普及，促进了中医药理论的发展。

在本书写作过程中，引用了大量国内外公开发表的有关中药吸嗅的文献，在此谨对这些原文作者致以诚挚的谢意。另外，也对参与编著工作资料搜集整理的工作人员表示真诚的感谢。

本书编委会

2025 年 2 月

目 录

上篇 总论

中篇　吸嗅中药各论

下篇　吸嗅在现代疾病中的应用

第一章　绪论

第一节　中药吸嗅学的概念及内容

一、中药吸嗅与中药吸嗅学

1. 中药吸嗅的基本概念

中药吸嗅作为一种古老的中医药治疗方法，在中国已有数千年的应用历史。该方法主要通过口鼻直接或间接吸嗅中药，进而通过入鼻、入脑、入呼吸道等途径，使中药有效成分在体内发挥作用，从而产生局部或全身疗效的一种特殊的给药方法。"吸"是通过滴鼻、塞鼻、喷鼻等相对客观、被动的方式完成，而"嗅"则是主观、主动地接受芳香气味、气雾、烟雾等。

2. 中药吸嗅学及其内涵

吸入疗法是一种中药经过口鼻，进而达到肺部来发挥其药效的治疗方式。这种方式可以借助烟雾或蒸汽释放出中药的有效成分，刺激鼻腔，随着呼吸运动被吸入肺中，进入血液系统，实现全身或特定部位的治疗效果，甚至可以通过经鼻吸收的途径避开血脑屏障而直接到达中枢系统，以达到预防与治愈疾病的目的。嗅觉疗法为经鼻腔黏膜吸收的一类途径，是指中药直接作用于鼻腔，进而发挥疗效的方式。中药吸嗅疗法虽然包括了上述的两种疗法，但又不完全等同。中药吸嗅疗法特指中药经口鼻吸入或嗅入，进而通过入鼻、入脑、入呼吸道等途径，达到治疗目的。从定义上来看，它更偏向于嗅觉疗法；从作用形式来看，"嗅入"是更为主观、主动地去寻求芳香气味的刺激，而"吸入"则通过滴鼻、塞鼻、喷鼻等相对客观、被动的手段完成。

中药吸嗅疗法通过吸入中药的特殊气味或挥发性成分，利用鼻腔、呼吸道黏膜等途径直接或间接吸收中药有效成分，对呼吸系统等发挥直接的干预、调控作用，达到防治疾病的目的；也可通过嗅上皮感知，经嗅球更换神经元后，直接投射到位于边缘系统的嗅皮层，参与中枢神经系统对全身的调控。人体多个部位均存在大量的嗅觉受体，通过刺激这些特定的嗅觉受体可以起到干预、调控疾病的作用。上述两种机制均不需要大量的中药刺激，关键是中药成分要有较强的针对性及对受体的独特兴奋性。中药吸嗅疗法作为中医药学中的一种非口服、非针灸的广义外治法，依赖于中药中的挥发性物质，通过呼吸系统进入人体，从而调节脏腑功能、改善症状。中药吸嗅学是在中医药理论的指导下，采用中药吸嗅疗法，达到防治疾病目的，并研究其用药规律和作用机制的学科。

（1）中药吸嗅学与芳香疗法

"吸嗅"在中国有着深厚的历史传统，从远古时代起，人们就开始使用具有芳香气味的草药来驱散污浊、增强体质并治愈病症。这种传统的记录可以追溯至殷商时代。例如，甲骨文中提到了焚烧、艾灸及制作香酒的风俗；周代时期就已经有了佩戴香囊、沐浴兰汤的方式。古代中国的芳香疗法主要采用外用方式，如把芳香中药研磨成粉末后佩戴在身上，或是直接将其用于泡澡、熏香等方式。然而，现代所指的芳香疗法常常是指基于选择适当的芳香植物及其特质，利用各种提取工艺得到单一或复合精油，然后通过吸入、擦拭、按摩、蒸汽等多种渠道施加于身体各处，从而实现调节皮肤状况、调整心理状态、健康保养及预防与治疗疾病的目的。芳香疗法在不同时期、不同阶段有不同的应用特色。中药吸嗅学包括了芳香疗法中经鼻吸收给药的精华部分，并在此基础上融合了现代提取、蒸馏、浓缩及配伍等。由此可见，芳香疗法的理论体系为吸嗅疗法向学科化发展提供了基础。

（2）中药吸嗅学与配方精油

中医理论指导下的配方精油是指根据中医基础理论，将多种具有明确药效的单方精油按照一定比例混合而成的复方精油。它是多种精油混合在一起的产物，具有独特的药性和搭配规律。在这里，中药精油作为一种特殊的饮片配伍应用，达到中药配伍组方治疗复杂疾病的目的。中药吸嗅疗法作为中药吸嗅学的主要手段，通过吸入挥发性物质和小分子有机化合物来达到治疗的目的，而配方精油中存在大量挥发性物质和有机化合物，可以通过吸嗅的方式来发挥其治疗效果。从这个角度来说，中药吸嗅学中吸嗅疗法的本质是配方精油的一种延伸与拓展。配方精油理论强调芳香植物提取物之间的配伍应用，并对其治法治则、制方规则、剂量用法等相关知识进行系统化论述，对于中药吸嗅学的临床应用同样具有重要指导意义。

（3）中药吸嗅学与嗅觉生理学

嗅觉生理学包括嗅觉换能分子神经生理学、嗅球生理和神经化学、中枢嗅觉通路的感觉生理学，以及嗅觉信息的神经编码、气味记忆等，主要是从分子、离子、蛋白质水平上寻找、解释了关于气味影响机体的机制。中药吸嗅学对芳香中药的挥发性成分与气味物质进行分析，借助嗅觉生理学的理论与手段，从分析出的气味物质中寻找专门探测气味分子的蛋白质，同时验证芳香中药呈嗅物质中单个香味成分或成分群的变化，可以为中药吸嗅的临床应用奠定基础，阐释吸嗅中药药效的物质基础。

二、中药吸嗅学的基本任务

中药吸嗅疗法在疾病的预防及治疗等方面有着巨大的作用及价值。探讨中药吸嗅学的历史进程与现代研究发现其具有以下优点，这为中药吸嗅学的建立与发展奠定了坚实的基础。

其一，中药吸嗅学有丰富的历史底蕴。古籍文献对中药吸嗅的记载颇多，可见我国古代有着丰富的适宜吸嗅的中药资源和临床应用中药吸嗅的经验。从秦汉开始至魏晋南北朝时期，烟熏法和香熏法发展为保健防病的主要手段。中药吸嗅疗法以"疗疾"为目的的应用始于唐，兴于宋，普及于金元，兴盛于明清，发展于近现代，距今已有几千年的历史，从最初散乱的中药吸嗅记载，发展为如今拥有一套完整体系的中药吸嗅疗法。

其二，中药吸嗅学的学科发展理念具有科学性。古代西方最早使用香料也是通过熏香、吸嗅的方法。1982年法国作家出版的《芳香疗法》一书首次提出"芳香疗法"这一术语，并明确了可以通过吸嗅芳香精油治疗疾病的广泛性。中药学、芳香疗法和配方精油作为中药吸嗅学的三大支柱，它们的兴盛发展为中药吸嗅学的创立与发展奠定了坚实的基础，说明吸嗅的理念得到了国内外的高度认可。

其三，中药吸嗅学的学科表现方式具有创新性。为提高中药的生物利用度及吸收速度，更好地发挥中药靶向作用，研究者们不断创新中药吸嗅疗法的使用范围。中药吸嗅疗法逐渐从一种疾病的辅助治疗手段转变成主要治疗手段，其表现形式也完成了质的飞跃。这既符合技术特性也契合时代发展特点。

其四，中药吸嗅学的学科治疗手段起效快、安全性高、操作简单。中药吸嗅疗法是中药吸嗅学的主要治疗手段，中药有效成分通过吸嗅疗法直接作用于鼻腔，经由鼻黏膜吸收，以达到局部或全身治疗的目的。与口服、肌内注射、静脉给药等手段相比，其具有用药剂量小、渗透性高、代谢快、毒性小、全身不良反应少等特点。

其五，中药吸嗅学的学科适用疾病范围广，疗效突出。中药吸嗅学在呼吸系统、神经系统、心血管系统、消化系统及其他临床疾病的应用上，作用广泛且效果独特。

与此同时，中药吸嗅学也存在着诸多不足之处。因此，要明确中药吸嗅学的基本任务，为中药吸嗅学的进一步发展打下坚实的基础。

1. 完善中药吸嗅学的中医药理论及机制

中药吸嗅学的理论基础尚不完善，国内外文献研究较少。部分古籍文献当中有关于吸嗅的记载，包括相关理论和方法等，一直沿用到现在，但尚未形成系统的理论。目前学术界对于其基本理论体系的构建仍缺乏统一认知。

基于对古籍文献的研究、归纳、解析、提炼、利用及整合，我们可以初步揭示中药吸嗅学的深厚内涵。我们可以通过借鉴已有的关于中药吸嗅的相关理论和原理，来研究中药吸嗅中的化学成分、中药效应、实际使用情况、潜在风险及其相关提示等内容，从而构建中药吸嗅学的知识体系。同时，我们也应注重对传统理念的传承与创新，积极寻求新的思维模式和解决问题的方法，这对于推动中医药吸嗅学的发展至关重要。

中药吸嗅学的未来发展不可缺少现代研究，以揭示其作用机制。首先，中药中存在着众多复杂的化学成分，可以运用先进的化学分析技术来研究，如质谱和核磁共振能够精确而全面地鉴定和量化中药中的挥发性成分，同时还可以比较不同中药之间化学组成和挥发性成分的差异。其次，我们要对中药吸嗅开展分子生物学研究，深入了解中药成分与嗅觉受体之间的相互作用，包括中药成分与嗅觉受体的结合方式、信号传导途径，及其与神经递质的相互作用等方面。最后，在研究中药吸嗅时，需要与其他用药方法做比较分析，以便探索中药吸嗅独特的优点及适用领域，同时也要借鉴传统的中药内服或外用等方式以弥补不足之处。我们可以参照古代医书中的记载，融合当代科学技术和研究成果，完善和补充中药吸嗅的效果描述，扩大其实际运用范畴，奠定理论基础；借助实验室内研究和临床测试来衡量各种治疗方案在治疗效果、安全性、代谢率和生物吸收率等方面存在的异同；还可以探索中药吸嗅与现代中药给药方式的联合应用，如中药吸嗅与注射治疗的联合应用，以寻求更加综合和优化的治疗方案。通过这些对比研究，中药吸嗅在临床实践中的地位和应用范围将更加明确，将成为更加具有个性化、安全有效的治疗选择。

2. 完善中药吸嗅学的标准及规范

目前，中药吸嗅学的行业标准及规范亟待健全。首先，需要建立其科学的评估体系，包括制订鉴别药材品质的标准、测定活性成分含量的方法，以确保中药吸嗅的标准化、有效的质量控制和安全性。其次，制订中药吸嗅疗法的诊疗指南和操作规程，确保医生和患者在应用中药吸嗅时遵循一致的原则。同时，进行长期的中药吸嗅药品安全性监测和不良反应评估，并与其他给药方式进行比较研究，进一步确立中药吸嗅的疗效和安全性。

中药吸嗅作为一种新的防治疾病的中药应用形式，应明确中药吸嗅的发展规划、质量标准和临床应用规范，尤其对于现代吸嗅治疗方法（如雾化吸入法、香熏吸入法等）应加以关注；对于毒性中药或成分，应详细规定其最大用量、适应证、治疗方法、不良反应和救治措施等，以形成完整的中药吸嗅"产－学－研－用"产业链，促进中药吸嗅的发展和应用。

制定中药吸嗅学的标准和规范是推动该领域规范化发展的根本方法。积极实施中药吸嗅学的诊疗指南、临床路径、技术规范及质量控制等规范化建设，是中药吸嗅学领域从业者的关键职责。

3. 构建学科理论体系及人才培养

理论体系是一门学科基础理论的内部构成，可以通过将所获研究信息与大数据、人工智能等现代技术相融合的方式，完善中药吸嗅学的理论和机制。我们可以借助先进的数据挖掘技术和人工智能算法，总结出一套中药吸嗅学专业的理论体系，完成中药吸嗅学学科建立。

学科建设离不开人才队伍，建立一个新的学科更需要高层次的人才队伍来带领。因此在已建立的理论体系的基础上，利用现有的研究成果，有针对性地培养中药吸嗅学方面的人才，并大力支持中药吸嗅学方面的研究，由专业的人才队伍带动中药吸嗅学学科的发展。

三、中药吸嗅学与其他学科的关系

中药吸嗅学是在中医药理论的指导下，采用吸嗅疗法，达到防治疾病目的，并研究其用药规律和机制的学科。它是一门涉及多学科的新兴学科，与中医学、中药学、生物学、化学、心理学、物理学等学科都有着密切的关系。

1. 中药吸嗅学与中医学、中药学的关系

中药吸嗅学是一种对传统中医疗法的补充和完善。在传统中医领域，中药的应用主要是通过口服或外敷，而吸嗅作为一种辅助治疗方法并没有得到足够的重视。中药吸嗅学的出现，使得人们重新认识了中药气味的价值，进一步丰富了中医的治疗手段。中药吸嗅学是研究中药经口鼻吸入或嗅入，使中药有效成分通过入鼻、入脑、入呼吸道等途径发挥作用，从而产生局部或全身疗效的一种特殊的治疗方法。它与中医学、中药学都有着密切的关系，是对传统中医疗法的一种继承、创新、发展，是对中医理论的一种探究和解析。

对于中药学而言，中药吸嗅学是在中药配伍、配方精油等基础上进行的探索。通过对中药的提取和配伍，人们可以研发出具有特定气味和功效的中药，用于吸嗅治疗。"吸嗅"这种给药方式不仅方便快捷，而且能够通过直接作用于人体的嗅觉感受器来发挥中药的作用，提高治疗效果。此外，中药吸嗅学还涉及中药与嗅觉感受器之间的作用机制。这一中药作用机制涉及生物学、化学等多个领域，对其深入研究有助于更好地了解和掌握中药吸嗅疗法的原理和应用。

在中医理论中，中药的挥发性成分对于中药的功效有着重要的影响。例如，中医认为，芳香解表类中药具有发散风寒、解表的功效，部分苦寒清热类中药具有清热解毒、祛痰止咳的功效。对于一些中药而言，这些功效的实现都与其挥发性成分有着密切的关系。例如，艾叶、薄荷等中药的挥发性成分能够刺激人体呼吸道黏膜，可以发汗解表、清热祛痰，有助于缓解感冒症状。

此外，中药吸嗅学还为中药的鉴别和质量鉴定提供了思路。中药的气味是中药鉴别和质量鉴定的重要指标之一，通过对中药气味的分析和比较，可以对不同品种的中药进行鉴别，甚至可以对同一品种不同产地的中药进行质量鉴定。

2. 中药吸嗅学与生物学的关系

中药吸嗅学与生物学有着密切的关系。早在先秦时期，就有关于我国古人应用芳香类中药的记载，如熏燎、艾蒸及酿制香酒等。通过这些方式，中药可以由口鼻吸入，发挥治疗作用，表明当时人们已经认识到某些植物的气味成分具有生物活性。

现代研究表明，嗅觉系统是人体生物学的一个重要组成部分，它由鼻腔嗅黏膜、嗅球、嗅神经、嗅束等组成。鼻腔作为呼吸道的入口，具有过滤、加湿和调节空气温

度的功能，同时还存在大量的嗅觉受体。嗅觉受体是位于鼻腔内的特殊神经细胞，能够识别和响应气味分子。这些受体细胞能够感知气味分子的不同特征，并将其转化为神经信号，通过神经系统传递到大脑进行进一步的处理。嗅球负责接收来自嗅觉受体的信号，并进行初步的处理和转换。嗅束则将嗅觉信号传递到大脑的其他区域，如皮层和边缘系统，进而影响我们的情绪、记忆和行为。神经电信号是神经系统中传递信息的基本方式。在嗅觉系统中，当气味分子与嗅觉受体结合后，会引发一系列的生物化学反应，最终导致神经细胞膜电位的改变，形成神经电信号。这些电信号会沿着神经纤维传递到大脑，进而产生相应的感知和反应。气味分子通过与鼻腔内的嗅觉受体结合，产生刺激作用。这种刺激会导致嗅觉受体细胞的兴奋和神经信号的传递。鼻腔雾化的给药途径是指通过将中药以雾状形式送入鼻腔，使中药分子能够与嗅觉受体充分接触，进而发挥治疗作用。这种给药方式能够提高中药的生物利用度，减少中药使用剂量和不良反应，为中药吸嗅疗法提供有效的手段。这个过程与中药吸嗅的过程非常相似。

3. 中药吸嗅学与化学的关系

中药吸嗅学与化学也有着密切的关系。中药吸嗅学涉及中药的提取和精制过程，这个过程需要利用多种化学方法，例如溶解、渗透、分离、纯化等。在这个过程中，化学反应和物质变化是不可避免的。因此，学习中药吸嗅学需要深入了解和掌握相关的化学知识，以便更好地进行中药的提取和精制。

不同的中药成分具有不同的化学性质和结构特征，例如挥发性、溶解性、稳定性等，这些性质和特征决定了中药成分在吸嗅过程中的行为和作用。因此，了解和掌握中药有效成分的化学性质和结构特征对于中药吸嗅学的应用和发展至关重要。

化学分析方法在中药吸嗅学中也具有重要的作用。例如，可以利用顶空进样、气质联用的分析方法检测香薷、薄荷、防风、荆芥穗药材中的挥发性成分。气相色谱法、高效液相色谱法、质谱法等现代化学分析方法可以用于中药成分的定性和定量分析，这对于中药吸嗅学的质量控制和标准化至关重要。

化学合成的方法也可以用于开发新的中药成分和优化现有成分的结构。中药吸嗅学涉及中药提取和精制的化学过程、中药有效成分的化学性质和结构特征，以及化学分析方法在中药吸嗅学中的应用等多个方面。深入研究和掌握相关的化学知识，将有助于推动中药吸嗅学的进一步发展，提高其在临床实践中的作用和效果。

4. 中药吸嗅学与心理学的关系

嗅觉不仅对人的情感、学习、记忆、情绪及行为产生影响，且在心理过程及行为模式上也扮演着重要的角色。

气味可以影响人的情绪、记忆和行为等。研究表明，芳香的气味可以使人心情愉悦、放松身心，而难闻的气味则可能会使人产生焦虑、恐惧等不良情绪。嗅觉受体与气味分子进行特异性结合，产生换能作用，从而有针对性地将外界的化学刺激转化为动作电位，传导至下游神经网络，以一种复杂的时空方式进行编码，产生嗅觉反应。参与嗅觉信号加工的中枢结构主要包括杏仁核、海马、眶额皮层、脑岛和扣带回，这些结构也与情绪的信号加工密切相关。杏仁核负责加工气味的效价和强度，同时也是情绪加工的枢纽，能够迅速探测不同感觉通道携带的情绪性信号，特别是对生存具有重要意义的威胁和恐惧信号。海马与杏仁核协同编码气味的情绪效价，形成情绪记忆，在个体回忆对自身有重要意义的气味时，海马明显被激活，它也高度参与了与嗅觉无关的自传体回忆的形成和提取。在嗅觉线索的引导下，所提取的记忆往往时间上更久远，内容上也更情绪化。眶额皮质与杏仁核间存在大量的双向神经联结，在气味的效价特征、辨识与记忆中扮演关键角色；眶额皮质对于加工在特定情境下行为产生的奖惩尤为重要，它与情绪背景下的自主神经系统反应及决策过程中的情绪因素紧密相关。此外，脑岛对正性和负性的嗅觉刺激都有反应，尤其对厌恶性气味十分敏感；而脑岛也参与了厌恶情绪的加工，并在评估情绪状态中负责整合身体感觉。扣带回位于大脑半球内侧面，愉悦的气味能引起前扣带回的激活。前扣带回参与评估注意力分散程度和构成情感维度。总之，负责加工情绪信息的脑区与负责加工嗅觉信息的脑区很大一部分有重叠，这些脑区同时处理其他感官传递的情绪性信号，为嗅觉和情绪的相互作用提供了基础。如抑郁症能引起人体的杏仁核、海马、扣带回、脑岛、眶额皮质等大脑区域改变，这些区域也参与嗅觉感知。研究表明，抑郁症患者在接受抗抑郁治疗前，功能性磁共振成像（MRI）显示，其嗅觉相关的次级嗅皮质如丘脑、岛叶、左侧眶额叶对气味刺激激活减弱，嗅觉功能下降，嗅觉诱发电位的激活减弱、潜伏期延长；治疗后，抑郁障碍患者的嗅觉功能、嗅觉诱发电位及 MRI 与正常对照组的差异消失。

5. 中药吸嗅学与物理学的关系

中药吸嗅学与物理学也有一定的关系。气味的传播和扩散需要借助物理学的知识来解释。例如，气味的传播速度和范围受到温度、湿度、风速等因素的影响，这些因素都可以通过物理学的原理来进行解释。此外，对于一些具有挥发性的中药来说，其气味的扩散也需要借助物理学的知识来进行研究和控制。

综上所述，中药吸嗅学是一门涉及多学科的新兴学科，它与中医学、中药学、生物学、化学、心理学、物理学等学科都有着密切的关系。这些学科为中药吸嗅学的研究提供了重要的理论基础和支持，而中药吸嗅学的研究成果也为这些学科的发展提供了新的思路和方法。随着科学技术的不断发展和进步，相信中药吸嗅学将会在未来的中医药事业中发挥更加重要的作用。

四、中药吸嗅学在中医药事业中的地位与作用

中药吸嗅学在中医药事业中具有非常重要的地位和作用。中药吸嗅学不仅为中医药治疗方法提供了新的思路，而且对于深入研究和理解中药的药理作用、人体的嗅觉机制，以及疾病的治疗和预防都具有重要的意义。

1. 中药吸嗅学在中医药治疗中的地位与作用

中药吸嗅学是一种利用嗅觉，研究中药气味与人体健康关系的新兴学科。中药吸嗅通过直接作用于人体的嗅觉系统，能够有效地发挥中药的药效，具有操作简便、疗效显著的特点，而且避免了口服中药可能产生的不良反应，因此在中医药治疗中具有独特的优势。

中药吸嗅学突破了传统中医药治疗的局限。传统的中医药治疗方法主要依赖于口服中药等，这些方法对于一些呼吸系统、神经系统疾病，以及一些疑难杂症往往无法达到理想的疗效。中药吸嗅学则针对这些难点问题，通过直接作用于鼻黏膜和嗅神经等部位，提高了中药的疗效，同时也减少了中药对其他组织的不良反应。

2. 中药吸嗅学在中医药研究中的地位与作用

中药吸嗅学在中医药研究中的地位与作用，不仅体现在临床应用的价值方面，更在于其作为新兴学科所具有的创新性和发展潜力。

首先，中药吸嗅学不再局限于传统熏蒸等治疗方式，采用雾化器、吸嗅棒、精油发生器等新型工具，更为便捷、高效，通过水蒸气蒸馏、超临界流体萃取等方法和技术更高效地提取中药的有效成分，通过本草精油雾化吸入疗法、中医药智能保健香

熏、纳米技术处理等方式使中药能够更容易被人体吸收利用，发挥药效。这种应用现代科技的方法，是中药吸嗅学对传统疗法的创新和发展，使得中药能够更加高效地到达目标部位，提高了治疗的针对性和效果。

其次，中药吸嗅学在临床应用中展现了广泛的适用性。它不仅可以用于治疗各种五官科疾病，如鼻部、眼部、头部的常见疾患，还可以用于治疗儿科病、妇科病、急症等复杂疾病。此外，对于西医所称之蛛网膜下腔出血、慢性阻塞性肺疾病、失眠症、冠心病等也有显著的治疗效果。这种全方位的治疗应用，使得中药吸嗅学成为中医药领域中新兴的交叉学科，为中医药的现代化和国际化发展提供了新的思路和方向。

最后，中药吸嗅学的发展潜力还体现在对其作用机制的深入研究和在临床应用中的广泛探索上。通过对其作用机制的深入研究，可以进一步揭示中药吸嗅学的科学性和有效性，为临床应用提供更加科学的依据。同时，伴随其在临床应用中的广泛探索，中药吸嗅学的适应证和治疗优势将得到更加充分的挖掘和发挥，为中医药的传承和发展注入新的活力。

综上所述，中药吸嗅学在中医药事业中具有重要的地位和作用，也是中医药研究的一个重要领域。中药吸嗅学在中医药研究中的地位与作用突显了创新和新兴学科的特点。它不仅是对传统中医内病外治法的传承和发展，更是在现代科技和临床应用领域的创新和突破。随着中药吸嗅学研究的不断深入和应用的广泛探索，相信其在中医药领域的地位和作用将更加重要和突出，为人类健康事业作出更大的贡献。

第二节　中药吸嗅学的发展

一、中药吸嗅的发展历史

吸嗅起源于我国，贯穿中医药学整个发展历程。古代医家对中药吸嗅有着极高的评价："药气从口、鼻孔中直达肺，通经贯络，透彻周身，卒病治痾，从症用之，以助服药之所不及。"

早在殷商时期的甲骨文中，就已经有了关于焚烧生热、艾灸及制作中药香酒来治疗疾病的记载，例如人们利用火把或柴薪温烤身体的特定区域以缓解痛楚；周代的百姓开始通过佩戴香袋、挂上艾叶、沐浴兰汤等方式驱散疫病；秦汉时期的长沙马王堆1号汉墓挖掘出的熏炉证实，那时的人们已经开始采用吸闻中药燃烧释放出来的烟雾来治疗疾病；唐宋至明清时期的大量著名医书中都有关于应用闻中药气味治疗疾病的医疗案例。各个历史时期关于中药吸嗅应用的部分记载如表1所示。

表1 历代中药吸嗅疗法应用文献记载概览

朝代	作者/古籍	主治疾病	组成	使用方法
汉	华佗《华佗神方》	阴寒呃逆	乳香、硫黄、陈艾	上捣末，以陈酒煎数沸，乘热嗅之
	张仲景《伤寒论》	呃逆	硫黄、乳香	酒煎嗅之
唐	孙思邈《孙真人海上方》	远年咳嗽	款冬花	作末，烧香一吸
宋	王怀隐《太平圣惠方》	劳疟	燕子粪	以酒半碗浸，搅起，令患人两手把当鼻下嗅取气
	张锐《鸡峰普济方》	疥癣	大腹子、硫黄	上为细末，每用以清油涂手心内，摊嗅之
金	张从正《儒门事亲》	两目赤肿痛不能开	芒硝、青黛、乳香、没药	上为细末，鼻内嗅之
	张从正《儒门事亲》	头风	苦丁香、川芎、藜芦	上为细末，嗡水，鼻内嗅之
元	王好古《本草品汇精要》	偏头风痛	雄黄、细辛	左边痛嗅入右鼻，右边痛嗅入左鼻，立效
明	李时珍《本草纲目》	拳毛倒睫	麻黄	烧烟嗅之立止
	李时珍《本草纲目》	拳毛倒睫	蝇	研为末，以鼻频嗅之，即愈
	李中梓《本草征要》	孕妇呕吐不止	紫苏梗、紫苏叶	煮水，嗅吸其蒸气
	倪朱谟《本草汇言》	赤目生疮	苍耳子、乳香	烧烟嗅鼻
	朱橚等《普济方》	肺痿喘嗽痰涎壅盛	款冬花、佛耳草、明雄黄	频嗅吸药烟
	董宿《奇效良方》	牙齿疼痛	蝎梢、细辛、良姜、荜茇、胡椒、蜂房（炒黄）	上为细末，每用一字，嗡温水，随痛左右鼻内嗅

朝代	作者/古籍	主治疾病	组成	使用方法
明	徐春甫《古今医统大全》	鬼疟	狒狒头骨、虎头骨、猫头骨、砒霜、常山、朱砂（细研）、乳香（另研）、麝香、芥子、阿魏、蜈蚣	上为细末，碾令匀，取五月五日午时，炼蜜和捣五百杵，丸如皂角子大……男左女右手把之，时时就鼻嗅之
	武之望《济阳纲目》	咽喉一切急患不得开	雄黄、藜芦、玄参、白僵蚕（炒）、白矾（生用）、乳香	上为细末研匀，每用一字，两鼻内嗅之
	武之望《济阳纲目》	胃寒呃逆	雄黄	酒一盏煎七分，急令患人嗅其热气
	汪切庵《本草易读》	呃逆危笃	乳香	共为末，酒煎嗅之即止
清	赵学敏《本草纲目拾遗》	妇人心气痛病	臭草叶	嗅之
	罗世瑶《行军方便便方》	偏正头痛	象牙、皂角、芥子	共为末作鼻烟嗅之
	鲍相璈《验方新编》	鼻内生虫	明雄黄	研末，向鼻中时时嗅之
	邹存淦《外治寿世方》	痰疾	巴豆	研成粉，帛包，每日嗅数次
	林佩琴《类证治裁》	痰壅气粗	半夏、陈皮、姜汁	用烧红秤锤，以醋沃之，使产母嗅其气
	徐大椿等《兰台轨范》	暍（中暑）	麝香、冰片、朱砂、雄黄、硼砂、芒硝、金箔	为末，嗅少许于鼻内
	郑玉坛《彤园妇科》	麻疹	紫苏梗、紫苏叶	切入罐内水浸封口，煎熟揭开，令儿鼻嗅其气
	顾世澄《疡医大全》	脑崩鼻息	甘草	煎汤，用有嘴壶贮，以鼻嗅之

二、中药吸嗅的现代应用

随着现代医学技术的不断发展，中药吸嗅在疾病预防和治疗中的研究更加深入。鼻腔给药的中药代谢动力学研究发现，通过鼻腔给药的途径可以使中药迅速发挥作用，治疗效果与静脉注射相当。对于某些疾病而言，某些特定中药通过鼻腔给药比静脉注射更具有针对性、特异性。

1. 预防疾病

中药的芬芳气味能激发鼻腔黏膜反应，提升其内分泌型免疫球蛋白数量，增强人体对疾病的抵抗力，从而预防由病毒或细菌侵入而引发的疾病。有文献记载，将烘烤过的藿香、艾叶、肉桂等中药研磨成细腻粉末，制成中药香袋悬挂在胸部附近，以便于接近口鼻吸嗅，在睡眠期间可将其置于床头，借助呼吸吸入中药的香气，可达到防范手足口病的效果。

2. 治疗疾病

中药吸嗅疗法在一些疾病的治疗方面具有明确的疗效。研究发现，小鼠通过嗅闻佛手柑精油，能够缓解因 D– 半乳糖和氯化铝引起的认知行为障碍和生化损伤，可见其具有神经保护作用；研究证实，石菖蒲挥发油可以通过嗅觉通路的介导在创伤后应激障碍的早期干预中起到一定的治疗作用。

中药吸嗅在临床应用方面也有很多成功案例。使用薄荷复合精油进行吸嗅治疗，可以通过降低患者血清乙酰胆碱酯酶含量，从而改善其轻度认知功能障碍。此外，吸嗅疗法在神经系统疾病的治疗中，如阿尔茨海默病、抑郁症、焦虑症、失眠症等，也得到了应用。

三、中药吸嗅学的起源及古代应用

中药吸嗅在我国古代虽没有形成完整的医疗体系，但研究学者们已在古籍中找到大量关于中药吸嗅应用的记载。吸嗅也从开始的绿植熏香、绿植熏烟逐渐发展为香药熏香、草药熏烟等多种吸嗅途径。其功能也从驱虫、辟疫，逐渐发展为一种有效的医疗手段。

早在战国时期的《五十二病方》中就有点燃艾叶以烟熏防疫的记载。屈原所著的《离骚》中记载了大量的芳香植物，可见战国时期人们已有了佩戴香囊和香包的生活习惯。西汉时期，有许多现在耳熟能详的芳香药通过丝绸之路传入我国，如苏合香、沉香、乳香、迷迭香、檀香等，这一时期的文献中也出现了大量关于吸嗅中药燃烧产生的烟气，或将加工后的中药塞入鼻中，以起到防疫祛病作用的记载。《华佗神方》中记载了关于焚烧中药，吸嗅其烟，以治肺虚咳嗽的方法："木鳖子、款冬花各一两，同为末，每日三钱焚之，吸其烟，良久吐涎，以茶润喉，五、六次即愈。"《华佗神方》中还记载了用中药吸嗅治疗小儿痰喘的方法："巴豆一粒，杵烂，绵裹塞鼻。男左女右，痰即自下。"《验方新编》又有"乳香、硫黄、陈艾捣末，以陈酒煎数沸，乘热嗅之"以治阴寒呃逆的记载。张仲景的《金匮要略》中记载，将菖蒲屑纳入两鼻孔中可治气闭不通。南齐时期的《刘涓子鬼遗方》中记载了将中药复方用苦酒浸渍一夜，用猪脂在微火上煎三沸来制膏，纳入鼻中可治鼻塞与息肉。

唐代时期，医家使用中药吸嗅治疗的疾病范围不再局限于咳嗽与鼻塞不通。在这一时期，芳香类中药品种较之唐代以前有所增多。在唐代《海药本草》中记载了降香（降真香）、没药等50余种外来芳香中药。同时，经济文化的快速发展促进了医疗的进步，除香熏、香药枕等，还出现了许多新的使用中药吸嗅法来治疗疾病的工具和形式。例如，孙思邈的《备急千金要方》中记载："半夏捣筛，丸如大豆纳鼻中治乳痈。"此外还记载了"小豆、瓜蒂、糯米，上三味为末，吹鼻中"可以治疗小儿伤寒发黄。唐朝以《备急千金要方》为代表，开始记载香药方剂。

宋代时期，中药吸嗅的形式以制成丸、散剂居多。《太平圣惠方》中记载了大量含有香药的方剂，且多以香药直接命名，而且还发现了许多中药除了口服以外，使用吸嗅法也能治疗疾病。陈自明在《妇人大全良方》中记载："或口噤不省人事者，用北细辛、皂角各少许为细末。或只用半夏为细末，用少许以芦管吹入鼻中，俟喷嚏，其人少苏，然后进药。"还记载了用生萝卜汁调和蚬壳粉，用仰卧的姿势注入鼻中治偏头疼。还有将半夏粉末吹入产妇鼻中，以促使其打喷嚏，治分娩时肠出不收。此外，张锐所著的《鸡峰普济方》中记载，用如圣散吹入鼻内治头痛目眩。

明清时期的文献中，已有大量关于应用中药吸嗅疗法的记载，其用法多为粉末搐鼻、焚香、烧烟熏鼻、煎膏搐鼻、煎汤嗅闻、和丸嗅气等。《本草纲目》中记载了使用中药单方或复方进行吸嗅疗法来防治中风口噤、瘴气、虚寒、霍乱转筋、风痰咽痛等。如，将苍术烧烟可辟瘟疫。佩戴迷迭香、零陵香等可使衣物芳香，烧之则有避秽之效。将苍术药末包在猪胆中扎好，和粟米同煮熟，以药气熏眼治婴儿目涩不开。将百部、秦艽粉末置入竹笼中烧烟，熏衣被，可去虱，亦可煮汤洗衣。将鹅管石、雄黄、佛耳草、款冬花粉末置于安香炉上焚烧，以竹筒吸烟入喉中治胸膈痞满、肺虚喘急。清代医家王孟英《月经解》中记载："烧铁秤锤，令红投醋盆中，使产妇闻醋气，可免血晕之患。"可见明清时期的中药吸嗅疗法在防治疾病方面已经取得了巨大的进展。

四、中药吸嗅学的现代发展

中药吸嗅学作为中医外治法的重要组成部分，近年来在现代医学与中医药结合的背景下，得到了广泛关注和发展。随着科学技术的进步以及对传统医学的深入研究，中药吸嗅学的理论基础和实践应用正在不断拓展，以下是其现代发展的几个重要方面。

1. 科学研究与临床验证

（1）药理研究

现代药理学对中药的研究逐渐深入，特别是对中药中挥发性成分的提取和分析，揭示了这些成分的生物活性和作用机制。例如，研究发现某些中药挥发油具有抗炎、抗过敏、镇痛等作用，这为中药吸嗅学提供了更为坚实的理论基础。同时，现代技术如气相色谱质谱联用（GC-MS）等方法的应用，使得中药中有效成分的分析更加精细和准确。

（2）临床实验

许多医院和研究机构开始开展中药吸嗅疗法的临床试验，以验证其在治疗各种疾病（如哮喘、失眠、焦虑等）方面的有效性。这些临床试验不仅为中药吸嗅学提供了科学依据，也推动了其在实际医疗中的应用。例如，一些研究表明，通过特定中药的吸嗅，可以显著改善患者的呼吸道症状和心理状态，得到患者的积极反馈。

2. 技术与设备的进步

（1）吸嗅装置

现代科技的进步使得中药吸嗅的装置更加多样化和智能化。一些医院和健康机构引入了专业的吸嗅设备，这些设备能够精确控制中药的温度、浓度和气流，确保中药挥发成分的充分释放，并提供良好的使用体验。例如，现代吸嗅机可以调节不同中药的浓度，以满足患者的个性化需求。

（2）提取与制剂技术

随着中药提取技术的不断进步，现代化的提取方法（如超临界流体萃取、冷萃取等）已被应用于中药的制备中，能够有效分离和提纯中药中的挥发性成分，确保中药的质量和疗效。这不仅提高了中药的使用效率，也为中药吸嗅疗法提供了更为稳定的中药基础。

3. 多学科融合

（1）中西医结合

中药吸嗅学逐渐被纳入现代医疗体系，特别是在综合治疗方案中与西医的治疗方法相结合，为患者提供更加全面的治疗方案。这种跨学科的合作有助于整合各自的优点，为患者提供更为全面和个性化的治疗方案。

（2）心理学的应用

对嗅觉的研究表明，气味不仅可以影响情绪和心理状态，还能够对身体健康产生重要影响。现代心理学研究发现，某些气味可以缓解压力、提升情绪，甚至影响认知功能。因此，中药吸嗅学在心理健康领域的应用逐渐被重视，例如许多医院开始尝试将中药吸嗅与心理治疗结合，用于缓解焦虑和抑郁症状；通过特定中药的气味来帮助缓解焦虑、改善睡眠质量等。

4. 应用领域的扩展

（1）呼吸系统疾病

中药吸嗅学在呼吸系统疾病的应用上逐渐得到推广。许多研究发现，某些中药的挥发性成分能够缓解呼吸道炎症，改善肺功能。例如，具有解痉作用的中药（如薄荷、百合等）应用吸嗅疗法治疗，可以有效减轻哮喘、慢性支气管炎患者的症状。

（2）神经系统疾病

中药吸嗅疗法在神经系统疾病的治疗中确有其效。例如，通过吸嗅疗法可以改善失眠、焦虑和抑郁等问题。研究表明，特定中药的挥发性成分能够对中枢神经系统产生调节作用，从而改善情绪、增强认知能力。

（3）心脑血管系统疾病

中药吸嗅疗法在心脑血管系统疾病的治疗中也有巨大潜力。其能清除氧自由基、舒张血管、改善脂质代谢、降低心率、抗血小板聚集等，可降低心脑血管疾病发生的风险，为开发治疗心脑血管疾病的新功能性产品提供思路。

（4）消化系统疾病

中药吸嗅疗法具有一定的抗痉挛效果（适用于胃痉挛、疼痛、消化不良），能够健胃通气（适用于胃胀气、消化不良、吞气症、恶心等），并且对于厌食症和食欲不振具有改善作用，同时还具有利胆功能。

（5）日常保健

随着人们对健康管理越来越重视，中药吸嗅疗法逐渐被广泛应用于日常保健和预防疾病中。很多中药的香气具有保健功效，可以提高免疫力、舒缓压力等。例如，香薷、丁香等中药在日常生活中吸嗅，可以帮助提升免疫功能，预防感冒。

5. 教育与推广

（1）专业培训

一些中医药院校和机构近年来开始提供中药吸嗅学的相关课程，培养专业人才，推动这一领域的发展。通过系统地学习和实践，学员能够掌握中药吸嗅的基本理论、操作技能，以及临床应用方法，从而提高中药吸嗅学在实际医疗中的应用水平。

（2）公众意识提升

随着中药吸嗅学的推广和普及，公众对这一疗法的认知度逐渐提高。通过各种健康讲座、宣传活动和媒体报道，越来越多的人开始关注并尝试中药吸嗅疗法。这提升了公众对传统中医药的认识和接受度。

6. 持续创新与研究方向

中药吸嗅学在现代发展的过程中，还需要不断创新，探索新的研究方向。①个性化治疗：未来的研究可以更深入探讨个体差异对中药吸嗅疗效的影响，探索如何根据患者的体质、病情和心理状态制订个性化的吸嗅治疗方案。②机制研究：进一步的基础研究将有助于揭示中药吸嗅学的作用机制，特别是挥发性成分对人体的具体影响路径。这将为中药吸嗅学的临床应用提供更为科学的依据。③国际化发展：随着全球对传统医学关注度的日渐提升，中药吸嗅学也有机会走向国际市场。通过与国际医疗体系的结合，推动中药吸嗅学的标准化和规范化，有助于提升其国际影响力。

中药吸嗅学作为传统中医药的创新发展，融合了现代科学技术与多学科的研究成果，展现出广阔的应用前景。随着科学研究的深入、技术的进步，以及临床应用的扩展，中药吸嗅学将在未来的医疗实践中发挥越来越重要的作用。通过不断地探索和实践，中药吸嗅学有望为更多患者提供有效的治疗方案，助力健康事业的发展。

第三节　中药吸嗅学的现状和方向

一、中药吸嗅学的现状

中药吸嗅起源于我国，并贯穿整个中医药学发展历程，在古代多是以"吸""嗅""熏""燃""烧""闻""香"等名称和形式散记于古籍中，而现代多结合"吸入疗法""嗅觉治疗""芳香疗法""配方精油""嗅觉生理学"等理论来应用。明确吸嗅与中药学的有机结合是中药吸嗅学的内涵所在，为其在临床上的应用奠定基础。

目前，中药吸嗅被视为一种外治法，中药外用理论仍以吴尚先在《理瀹骈文》中记载的"外治之理，即内治之理"为临床准则，即外用与内服采用统一理论。尽管这可以指导中药吸嗅的临床应用，但不能简单照搬。因此，有必要针对中药吸嗅学的特点建立一套完整的中药吸嗅理论体系，包括中药吸嗅的原理、机制、作用途径、吸嗅疗法和药效研究等，以指导临床用药。

越来越多的药理实验和临床研究证明，中药吸嗅学理论在神经系统、心血管系统、呼吸系统、内分泌系统等疾病的预防和治疗中具有潜在的优势。一项关于中药精油吸入的药理作用分析研究发现，微量的精油吸入可以通过对脑中神经、激素、细胞因子等的调节产生药理学作用，在中药安全性、用药依从性、中药经济学方面具有明显的优势，使中药吸嗅学有了新的内涵和发展。但中药吸嗅的挥发性成分和化学组成复杂多样且存在相互作用，其生物学基础尚未完全明确，嗅觉受体与中药成分的具体相互作用还存在许多未知之处。因此，其作用机制尚需进一步研究。

目前常见的吸嗅治疗方法主要有吸入疗法、熏吸疗法、嗅入疗法和芳香疗法等，治疗药物以植物精油、中药挥发性成分为主。临床吸嗅疗法应用的中药种类、数量不及总中药数量的一半，因而更应注重芳香中药的新品开发，全面探索具有吸嗅疗效的中药，加大吸嗅疗法机制的深层研究和现代技术的验证力度。

二、中药吸嗅学的方向

中药吸嗅学的研究和临床应用应以吸嗅理论为基础。通过研究吸嗅理论可以增强对临床疾病治疗的理解，而临床反馈又可以对吸嗅理论进行补充和完善，从而形成一个相互促进、相互完善的循环。因此，中药吸嗅学也与神经科学、药理学、中医外治学等学科相互交融，这促进了中药综合性研究的发展，从而更全面、多角度地理解中药的性质和作用，发挥中药吸嗅学强大的生命力和应用前景。

1. 中药吸嗅学与神经科学

神经科学是研究人与动物神经系统（主要是脑）的结构、功能与疾病，探讨认知和行为的本质与规律的学科。中药吸嗅学关注中药的气味成分及其在嗅觉过程中的作用，将中药用在嗅觉区域，或可绕过血脑屏障直达病变位置。中药吸嗅学和神经科学之间的关联主要体现在中药气味对嗅觉系统的影响上。研究中药气味对嗅觉神经元的激活、信号传递和脑区域的响应，有助于理解中药气味对神经系统的生理影响。通过神经科学的方法，可以揭示中药气味如何引起感知、情感和记忆等神经行为的变化，为中药的治疗机制提供更深层次的解释。

2. 中药吸嗅学与药理学

药理学研究中药对生物体的作用机制，而中药吸嗅学关注中药的气味成分与其药效之间的关系。通过结合这两个学科，可以深入挖掘中药气味对人体生理和生化过程的调节作用。研究中药气味成分与受体的结合、信号传导途径等，有助于解析中药的药理学特性。这种综合研究可以为中药吸嗅学的合理用药提供更科学的理论依据，同时为新药开发提供启示。

3. 中药吸嗅学与分析化学

分析化学在中药吸嗅学中扮演着关键角色，尤其是在挥发性成分的分析方面。通过气相色谱－质谱联用等技术，可以对中药的挥发性成分进行精确的检定和定量。分析化学的手段为中药吸嗅学提供了高度敏感、准确的工具，使研究者能够识别和分析中药中微量的挥发性物质，从而更全面地了解其气味特征及其与药效的关系。

4. 中药吸嗅学与中医外治学

中医外治学是在中医药理论指导下，运用各种中药配合不同的外用操作方法治疗疾病的一门临床应用学科，其内涵丰富，是中药外治与中医非中药外治的结合。中药吸嗅学属于中医外治学范畴，吸嗅疗法不仅是中药吸嗅学的核心，也是中药外治学的一种传统治疗手段。中药吸嗅学的未来发展以中医外治学为基石，二者密不可分。

5. 中药吸嗅学与其他学科的关系

要使中药吸嗅学有所发展，多学科交叉融合必不可少，涉及药用植物学、中药化学、解剖学、心理学、医学等多学科领域。研究者需要运用中医理论，利用现代先进技术手段为中药吸嗅现代化带来契机，以推动学科发展。

参考文献

[1] Vu M T, Adall T, Ba D, et al. A shared vision for machine learning in neuroscience[J]. The Journal of Neuroscience: The Official Journal of the Society for Neuroscience, 2018, 38（7）: 1601-1607.

[2] 陈珊，龙玲慧，陆云，等 . 芳香疗法联合穴位贴敷护理对胃肠肿瘤患者化疗所致恶心呕吐的影响 [J]. 齐鲁护理杂志，2023，29（9）：110-113.

[3] 董伟，黄小英，汤喜兰，等 . 植物精油对心血管疾病作用的研究进展 [J]. 中药，2021，52（24）：7668-7679.

[4] 段艳芳，王海蓉，许慧娟，等 . 芳香疗法联合穴位按摩缓解乳腺癌术后化疗患者疲乏与睡眠障碍 [J]. 护理学杂志，2022，37（17）：50-54.

[5] 韩济生 . 神经科学 [M]. 3 版 . 北京：北京大学医学出版社，2009.

[6] 贾维刚，徐庆，张志恒，等 . 中药熏吸疗法治疗呼吸系统疾病的历史沿革与应用进展 [J]. 中国中医基础医学杂志，2020，26（7）：1025-1029.

[7] 刘冲，乔高星，楚尧娟，等 . 吸入疗法治疗呼吸系统疾病的文献可视化分析 [J]. 中国药房，2020，31（13）：1622-1627.

[8] 刘瑶，乔瑜，李玲，等 . 芳香疗法配合灸法治疗抑郁症临床研究 [J]. 实用中医药杂志，2009，25（4）：213-214.

[9] 马国娟，李晖，陈勇，等 . 芳香解表类中药香薷、薄荷、荆芥穗、防风中挥发性成分的气质联用分析 [J]. 江苏中医药，2009，41（2）：57-59.

[10] 苗明三，刘浩哲，彭孟凡，等 . 中药外用的现状、存在问题及未来发展思考 [J]. 南京中医药大学学报，2022，38（11）：961-969.

[11] 彭孟凡，刘保松，白明，等 . 中药配方精油———一种中药入药新形式的思考 [J]. 中国实验方剂学杂志，2019，25（14）：215-221.

[12] 宋宁，周欣，弓宝，等 . 中医芳香疗法历史溯源及现代临床应用初探 [J]. 香料香精化妆品，2021（6）：94-98.

[13] 王雅琪，杨园珍，伍振峰，等 . 中药挥发油传统功效与现代研究进展 [J]. 中药，2018，49（2）：455-461.

[14] 王妍妍，赵燕，李捷，等 . 芳香吸嗅疗法在神经系统疾病中的应用 [J]. 中国民族民间医药，2021，30（7）：69-73.

[15] 胥玉林，丁桃，涂梦婷，等 . 芳香疗法防治心血管疾病研究进展 [J]. 亚太传统医药，2023，19（10）：219-224.

[16] 许伟 . 脑靶向鼻腔给药的研究进展 [J]. 沈阳药科大学学报，2012，29（7）：575-580.

[17] 颜玺，郭亚蕾，薛中峰 . 苍耳子挥发油对支气管哮喘大鼠气道重塑的影响 [J]. 中国实验方剂学杂志，2019，25（14）：106-111.

[18] 杨卉妍，蒋鑫，安一珂，等 . 中药吸嗅给药的历史、现状、存在问题及发展思考 [J]. 中药药理与临床，2024，40（12）：124-128.

[19] 杨丽惠，田桢，周天 . 中医外治法治疗消化道肿瘤术后胃瘫综合征研究进展 [J]. 中华中医药杂志，2021，36（2）：947-950.

[20] 张锦瑞，苗明三 . 吸嗅疗法临床应用文献分析研究 [J]. 世界科学技术 – 中医药现代化，2023，25（8）：2865-2872.

[21] 张双丽，赵怡楠，冯艺凡，等 . 中药吸嗅学的内涵与外延 [J]. 中华中医药杂志，2023，38（8）：3517-3521.

[22] 张小磊，李秀敏，苗明三 . 基于临床应用特点的精油吸入药理作用及机制分析 [J]. 中药药理与临床，2024，40（10）：123-128.

[23] 左珂，张彪 . 芳香疗法治疗失眠研究进展 [J]. 实用中医药杂志，2020，36（9）：1246-1248.

第二章　中药吸嗅学的理论基础

第一节　中药吸嗅学的基本理论

一、中药吸嗅学的中医基础

中药吸嗅学是在中医药理论的指导下，采用中药吸嗅疗法，达到防治疾病目的，并研究其用药规律和机制的学科。

中医吸嗅疗法体现了中医的整体观念。中医认为，人是一个整体，健康人体应保持"阴平阳秘"的状态。疾病则是人体阴阳失衡、脏腑功能失常的结果，如阴胜则寒、阳胜则热，此时可根据阴病治阳、阳病治阴、寒者热之、热者寒之等原则治疗，使人体恢复阴阳平衡。吸嗅疗法所用芳香中药可以凭借其清气之正，鼓舞人体正气，辟除秽邪浊气，从而达到防病治病的目的。中医将芳香中药分为芳香解表药、芳香化湿药、芳香温通药、芳香辟秽药、芳香开窍药五大类。通过鼻嗅的方式吸入精油，其实就是芳香疗法中的吸入性给药，通过闻嗅其中挥发性物质的方式，起到提神醒脑、镇静催眠等作用，具有起效快、利用率高的特点。

中医理论认为，人体在结构、功能、病机上相互影响、不可分割，故五官九窍与人的整体息息相通。《素问·五脏别论》曰："五气入鼻，藏于心肺，心肺有病，而鼻为之不利也。"阐述了鼻与心肺的生理、病理关联。说明无论在生理或病理情况下，鼻与心肺息息相关。

中医理论认为，脑为元神之府，与人的情绪和精神活动密切相关。中医有"鼻窍通脑"之说，即中药经鼻给药可对脑部疾病产生作用。现代研究发现，中药可经嗅黏膜吸收运输至嗅球或脑脊液发挥治疗作用。中医早在汉代就有使用嗅吸方式治疗心、脑疾病的记载。张仲景《金匮要略·杂疗方第二十三》中载："尸蹶，脉动而无力，气闭不通，故静而死也。治方，草蒲屑内鼻两孔中，吹之，令人以桂屑着舌下。"葛洪在《肘后备急方》中载有用皂荚、葱白、薤汁、半夏、菖蒲等中药吹、塞或灌鼻以救"卒中恶死""卒死尸厥"等急症。朱丹溪在《丹溪心法》中载:"中风初卒倒昏仆,不知人事,急以皂角末或不倒散于鼻内吹之,就提顶发,立苏。"清代王清任《医林改错·脑髓说》中指出"鼻通于脑,所闻香臭归于脑",阐述了嗅觉与脑之间的联系。鼻内中有涕液,故《素问·解精微论》中载:"泣涕者脑也,脑者阴也,髓者骨之充也,故脑渗于涕。"表明鼻涕源于脑。《素问·气厥论》曰:"胆移热于脑,则辛额鼻渊,鼻渊者,浊涕下而不止也。"明代李时珍于《本草纲目》中谈道:"脑痛欲亡,鼻投硝末,头痛者,以硝石作末,内鼻中,立止。"陈士铎在《辨证录》中提到,萝卜汁注鼻治疗偏头痛的机理在于"鼻窍"通脑,而萝卜(莱菔)善"开窍面分清浊"。

综上所述,吸嗅疗法可以将中药作用于鼻和脑,通过经络的沟通、联系作用到达相关脏腑,调节脏腑的阴阳气血平衡,从而发挥预防疾病或促进机体恢复健康的作用。

二、中药吸嗅学的经络基础

经络为经脉和络脉的总称,为人体运行气血、联络脏腑、沟通内外、贯穿上下的通道。《灵枢·经脉》载:"经脉者,所以能决死生、处百病、调虚实,不可不通。"这指出经络系统在生理、病理和疾病的诊治方面具有重要作用。《灵枢·经别》载有"夫十二经脉者,人之所以生,病之所以成,人之所以治,病之所以起",说明经络系统既能反映病症,又能治疗疾病。

中药吸嗅疗法包括直接吸嗅疗法和间接吸嗅疗法,主要特指中药经口鼻吸入或嗅,进而入鼻、入脑、入呼吸道的一种方式。吸嗅疗法可以通过嗅觉通路刺激网状结构,调节机体的中枢神经系统。吸嗅疗法通过外用的方式,使中药的芳香物质进入体内,使人体失衡的生理和心理状态得以恢复。

《神农本草经百种录》对香气治病的论述是"香者,气之正,正气盛则除邪辟秽也",这说明芳香植物的清正之气,可以起到匡扶正气、祛除浊气的作用。从中药中提取的挥发油气味芳香,具有行气活血、化湿和中、开窍醒神等功效。医者可以利用中药挥发油的阴阳偏性,"以偏纠偏",来纠正机体阴阳失调的状态,使机体恢复"阴平阳秘",达到治疗疾病的目的。经络系统是气血运行的主要通道,而挥发油大多具有芳香走窜的特点,具备疏理气机的作用,可以辅助经络系统运行气血、营养全身、抵御外邪等。中药挥发油中的芳香分子可以通过皮肤吸收进入经络系统，并依赖经络的传注输送，以多种循行方式和路径通达于各个脏腑器官，从而借助自然之力平衡身心，获得健康。

《温病条辨》载有"芳香化秽浊而利诸窍"，意为芳香类中药能辛散开窍，有通经走络的作用。芳香物质能直接作用于口、鼻、肌肤，再通过气血经脉的循行散布全身，调和阴阳，防病保健。鼻通过督脉与脑相连，心脑相通，故芳香类物质可以间接作用于脑部，调节身心。《金匮要略》载有"薤捣汁，灌鼻中"，能够治疗"卒死"。鼻处于颅面中线，恰是督脉和任脉相连之处，经鼻给药可通过经络发挥治疗作用。《疮疡经验全书》载："鼻孔为肺之窍，其气上通于脑，下行于肺。"《医学启源》有"嗅药"一节，认为"药气从鼻孔中直达肺，通经贯络，透彻周身，卒病沉疴，从症用之，以助服药之所不及。"吸嗅疗法具有通关开窍、升发气机、行气通络等功效，与芳香疗法类似，也可调节情绪，愉悦心情。

总之，中药吸嗅学以经络为基础，通过中药的刺激来调节人体的气血运行和脏腑功能，从而达到防病治病的目的。

三、中药吸嗅学的诊断基础

中药吸嗅学是一门在中医药理论的指导下，研究中药的气味及其对人体作用的新兴学科。中药吸嗅学在中医药学中占据了重要的地位，并为中医药学的理论体系和临床实践提供了独特的视角和方法。中药吸嗅学作为一种重要的中医外治法，其临床应用离不开中医传统的四诊（望、闻、问、切）和辨证方法。通过四诊和辨证的综合分析，可以更全面地评估患者的健康状况和病情，从而为中药吸嗅疗法的个性化治疗方案提供依据。

1. 四诊合参

四诊合参是中药吸嗅诊断的依据。对于全面了解患者病情，识别真伪、探求本原，具有非常重要的意义。望、闻、问、切四诊，是调查了解疾病的四种不同的诊断方法，各有其独特的作用，不应该相互取代，而应该互相结合，取长补短。四诊之间是相互联系、不可分割的，必须将它们有机地结合起来，也就是要"四诊合参"。只有这样才能全面而系统地了解病情，作出正确的判断。

（1）望诊

望诊是通过观察患者的外貌、气色、神态等来获取信息。在中药吸嗅学中，望诊的内容主要包括以下几个方面。

①面色与气色：面色是患者健康状况的直观体现，正常的面色通常为红润或自然，而面色苍白、发黄、发青或暗沉可能反映出气血不足或脏腑功能失调。在中药吸嗅治疗过程中，患者的面色变化可以反映出其对中药气味的反应。例如，患者喜欢的气味可能令其面色红润，而厌恶的气味则可能导致面色变得苍白。

②表情与精神状态：观察患者的表情和精神状态，尤其是对中药气味的反应，能够揭示其情绪和心理状况。如果患者在闻到某种中药气味时表现出放松、愉悦的神情，可能表明该中药适合其体质；相反，若表现出厌恶或不适，则需要重新评估治疗方案。

③皮肤状态：皮肤的健康状况同样是望诊的重要内容。通过观察皮肤的光泽、湿度、色泽变化，可以判断患者体内的湿气、热毒等情况。例如，皮肤干燥、粗糙可能提示其体内阴液不足，适合选择具有滋润性质的中药。

（2）闻诊

闻诊是通过嗅觉评估患者的健康状态。在中药吸嗅学中，闻诊尤为重要，主要包括以下几个方面。

①气味评估：在进行中药吸嗅治疗时，观察患者对中药气味的敏感性和反应至关重要。不同的人对同一种气味的反应可能不同。对于某些患者，特定中药的气味可能会引起愉悦感，而另一些患者则可能会感到厌恶。这种反应能提供关于患者身体状况的线索，帮助医生判断中药的适用性。

②呼吸状态：关注患者的呼吸情况，特别是在中药吸嗅治疗过程中。正常的呼吸应平稳、规律，而如果患者在吸入中药气味时出现咳嗽、喘息或呼吸急促等现象，可能提示对中药的过敏反应或不适，应立即调整治疗方案。

③体味的变化：患者的体味变化也可以作为闻诊的参考。一些疾病可能伴随特定的体味，例如糖尿病患者可能会有果糖味，肝病患者则可能有鱼腥味。通过了解患者体味的变化，可以帮助医生进一步评估其健康状况。

（3）问诊

问诊是通过与患者交流，收集详细的病史和症状信息。在中药吸嗅学中，问诊的内容主要包括以下几个方面。

①病史询问：详细询问患者的病史，包括既往病史、家族病史及现有症状等，能

够帮助医生全面了解患者的健康状况。例如，某些患者可能对特定气味敏感，而这种敏感性可能与其既往的疾病史或过敏史有关。

②症状表现：询问患者目前的症状表现，尤其是与吸嗅治疗相关的症状。这包括其对气味的接受程度、吸嗅后出现的身体反应等。患者在吸嗅过程中所经历的感受和变化，可以提供有价值的信息，帮助医生调整治疗方案。

③生活习惯与情绪状态：了解患者的生活习惯（如饮食、作息、运动等）和情绪状态（如压力、焦虑等）也非常重要。这些因素可能会影响患者对中药的接受程度和疗效。例如，长期熬夜、饮食不规律可能会影响患者体内的阴阳平衡，从而影响吸嗅疗法的效果。

（4）切诊

切诊主要是通过脉象来评估患者的健康状况。在中药吸嗅学中，切诊的内容包括以下几个方面。

①脉象评估：通过把脉了解患者的整体健康状况，包括气血的充盈程度和脏腑的功能状态。不同的脉象对应不同的体质和病情。例如，脉象细弱可能提示气血不足，而脉象弦紧可能反映出体内有热或瘀血。

②特定症状的切诊：结合患者在吸嗅过程中的具体症状，进行脉诊与综合评估。例如，如果患者在吸嗅中表现出明显的心悸或焦虑，通过脉象的变化可以进一步分析其是否与气血不足、阴阳失调等有关，从而帮助制订相应的治疗方案。

通过四诊合参综合分析，中药吸嗅学综合考虑患者的体质、病情、中药效果等因素，帮助制订个性化的治疗方案。这种综合评估能够提高吸嗅疗法的安全性和有效性，确保疗法与患者的实际情况相适应。在现代医学和中医结合的背景下，四诊合参不仅能帮助医生更准确地了解患者的健康状况，也能为中药吸嗅学的进一步研究和发展提供指导和支持。

2. 辨证

中药吸嗅学与辨证论治在中医理论中有着紧密的联系。辨证是中医诊疗的重要方法，通过对患者的整体观察和分析，以确定其体质、病因和病情，为治疗方案的制定提供依据。中药吸嗅学作为一种特殊的治疗方式，同样需要遵循辨证原则，以确保其有效性和安全性。

（1）辨证的重要性

在中医学理论体系中，辨证分为"辨病"和"辨证"，前者关注病因和疾病的性质，后者则强调个体差异和整体观念。中药吸嗅学的应用必须充分考虑患者的体质、症状及其与外部环境的相互关系，因此辨证是进行中药吸嗅治疗的基础。

（2）辨证与吸嗅中药的选择

中药吸嗅学中的中药选择必须基于辨证的结果。例如，若患者表现出寒症，则应选择温性的中药进行吸嗅；而如果患者为热症，则应选择寒凉性质的中药。这种根据辨证结果进行中药选择的方式，能够最大限度地提高疗效，避免不必要的不良反应。

（3）辨证与气味的反应

在中药吸嗅过程中，患者对不同气味的反应也可以作为辨证的一部分。中医认为，气味能影响人体的情绪和生理状态。例如，有些气味可能使患者感到舒适和愉悦，而另一些气味则可能引起厌恶或不适。通过观察患者对中药气味的反应，医生可以进一步判断其体质和病情，从而调整吸嗅方案。

（4）综合考虑个体差异

中医强调"因人而异"，每个患者的体质和症状均不同。在进行中药吸嗅治疗时，必须考虑到个体差异，运用辨证思维，根据患者的具体情况进行个性化的治疗。这包括对患者的心理状态、生活习惯、环境因素等进行综合评估，以制订最适合的吸嗅方案。

（5）辨证思维在疗效评估中的应用

在中药吸嗅学的实践中，辨证思维还体现在对治疗效果的评估上。通过对患者吸嗅后症状变化的观察，结合辨证理论，可以判断治疗的有效性和调整方案。例如，如果患者在吸嗅某种中药后症状未改善，医生需要重新评估辨证情况，考虑是否需要更换中药或调整吸嗅方式。

中药吸嗅学与辨证法相辅相成，前者为后者提供了具体的治疗手段，而后者则为前者提供了理论指导。在实际应用中，通过运用辨证思维，可以更好地发挥中药吸嗅疗法的作用，提高患者的整体健康水平。随着研究的深入，二者的结合将在未来的中医药实践中发挥更为重要的作用。

综上所述，中药吸嗅学的诊断基础是建立在四诊合参和中医辨证的基础上进行推论。此外，中药吸嗅学还强调个体化的治疗原则。由于每个患者的体质、年龄、性别等因素不同，病情也各异，因此治疗时应根据个体差异制订个性化的方案。

四、中药吸嗅学的药性基础

中药的药性即中药的性能，包括中药发挥疗效的物质基础和治疗过程中所体现出来的作用。中药药性理论是中药基本理论的核心，包括四气、五味、升降浮沉、归经、有毒无毒等。中药药性理论的现代科学诠释是中医药发展及现代化的关键问题之一，也是中医药从传统走向现代的必经之路。

有报道从 1984 年版《中药学》教材的 424 味中药中筛选出 79 味芳香中药进行研究，结果显示，芳香中药大多为温热之品，且多具辛味。在中药的归经统计中，芳香中药以归脾、胃经居多，其次为肝、肺等。除此之外，芳香中药还善于引经入药，其所偏入脏腑的生理特点与其疗效的发挥联系密切，在临床应用中往往指导用药的方向。

芳香类中药在中药中占有较大比例，在临证应用中具有不可或缺的作用。《吕氏春秋通诠》载有"膻、焦、香、腥、朽"五臭之说，芳香类中药的理论与应用可谓源远流长，在《山海经》《博物志》《汉宫香方》《杂香膏方》等文献中均有论述。

药性是历代医家在长期医学实践中所总结出来的用药规律。《汤液本草》谓："药之辛、甘、酸、苦、咸，味也；寒、热、温、凉，气也。味则五，气则四，五味之中，每一味各有四气，有使气者，有使味者，有气味俱使者……所用不一也。"中医根据药性用药以调整阴阳平衡，恢复脏腑经络正常生理功能，从而达到治疗目的。辛味是中药药性"五味"之一，也是芳香类中药的重要药性，具有发散、行气、行血等作用。《珍珠囊补遗药性赋》中记载"辛者横行而散"，经典药性理论有"辛入肺、辛能通气、辛能开腠理"的认识。中药挥发油是辛味中药最主要的成分，被认为是中药辛味的主要物质基础。无论其内服还是外用，中药功效均与药性关联，正如中医强调的"外治之理，即内治之理，外治之药，亦即内治之药"。因此，吸嗅中药挥发性物质，均应考虑药性特征的影响。温性、热性也是吸嗅中药的重要药性。如附子、肉桂、干姜等中药可以缓解或消除阴寒证的症状，与其药性温热有关。

中药吸嗅类中药归胃经最多（50.0%），其次是归肺经（35.6%），归脾经（35.0%）、肝经（35.0%）、心经（20.0%）、大肠经（12.0%）、肾经（11.6%）、胆经（0.7%）。此外，研究学者还发现，具有芳香化湿作用的药主要是归胃、脾两经；解表透疹作用的药主要是归肺经；理气止痛作用的药主要是归肝、脾、胃三经；具温中散寒作用的药主要是以归脾、胃两经。中药的疗效与其归经所偏入脏腑的生理特点有密切的联系，临床应用时通常都要考虑其归经以指导用药的方向。

在《中药学》所载的 400 多种中药中，芳香类中药分布较广。芳香类中药在芳香化湿中药中占 100%，在开窍药中占 90% 以上，在解表类药中占 30%，在清热解毒药中占 30%，在理气药中占 52%，在活血化瘀药中占 10%，在温里药中占 55%。四气指寒、热、温、凉。五味即指辛、甘、酸、苦、咸味。据统计芳香类中药中，性偏温的有 11 种，偏热的有 5 种，性平的有 4 种；味苦的占 33.0%，味辛的占 63.0%，味甘的占 13.0%，味酸的占 1.6%。芳香类中药多是辛、温之品，在临床使用时，应全面认识和掌握，才能正确使用。

第二节　中药吸嗅学的配伍理论与常用治法

一、中药吸嗅学的配伍理论

中药吸嗅疗法是一种历史悠久的中医疗法，通过将中药制成粉末、液体或精油，以直接或间接吸嗅的方式进入人体，达到治疗疾病的目的，进而再延伸出中药吸嗅学这门学科。吸嗅中药的配伍是中药吸嗅学的重要理论之一，是基于中医基础理论和临床实践，通过对中药的气味和功效的掌握，合理配伍中药，以达到治疗效果。

中药吸嗅学配伍理论的基本原则有整体观念、辨证施治、气味配合及君臣佐使。首先，中药吸嗅强调整体观念，认为人体是一个有机整体，各个部位、器官、组织之间相互联系、相互影响。在配伍中药时，要考虑中药的全面作用，以达到调和人体内部环境、提高机体自愈能力的目的。其次，中药吸嗅强调辨证论治，即根据患者的具体病情和体质特点，制订相应的治疗方案。在配伍中药时，要根据患者的证候类型、病情轻重、年龄性别等因素，合理搭配中药，以达到治疗效果。再次，中药吸嗅还注重中药的气味配合，以中药的四气五味配方组合，即"凡药之所用，皆以气味为主"，中药的不同气味具有不同的作用和功效，在配伍中药时，要根据中药的气味特点进行配伍使用。最后，中药吸嗅遵循君臣佐使的配伍原则。该理论最早见于《素问·至真要大论》："主病之谓君，佐君之谓臣，应臣之谓使。非上下三品之谓也。"即君药是针对主病或主证起主要治疗作用的中药，对疾病的治疗起主导作用，是方剂中最为重要的影响因素；臣药对君药有辅佐作用；佐药主要用来协助君臣药加强治疗作用；使药是具有调和诸药作用的中药。中药方剂通过君臣佐使的配伍原则，可以起到增强治疗效果，减少中药不良反应的作用。

中药应根据病症性质进行配伍，如对于风寒感冒，可以选用解表散寒的麻黄、桂枝等为君药，搭配温肺止咳的紫苏叶、生姜等为臣药；应根据中药作用配伍，如对于高血压，可以选用平肝潜阳的夏枯草等为君药，搭配活血化瘀的川芎、红花等为臣药；应根据个体差异配伍，如对于小儿感冒，可以选择药性柔和的中药进行配伍，如荆芥、防风等；配伍时应兼顾整体，要兼顾患者的整体状况，考虑全面治疗的需要，如对于糖尿病，可以选用具有降糖作用的中药进行配伍，同时也要考虑患者的其他并发症和体质特点；配伍时应注意中药的禁忌证和相互作用，避免中药及中药间的不良反应对人体造成损害。

综上所述，吸嗅中药的配伍是中药吸嗅学的重要理论之一，在实际应用中应充分考虑患者的具体病情和体质特点，选择合适的中药进行配伍，同时注意中药的用量用法。

二、中药吸嗅学的常用治疗方法

中药吸嗅学常用的治疗方法包括直接吸嗅疗法和间接吸嗅疗法。中药吸嗅学疗法广泛应用于呼吸系统疾病、消化系统疾病、神经系统疾病等多个领域，具有疗效显著、不良反应小、使用方便等特点。

1. 直接吸嗅疗法

直接吸嗅疗法是指通过直接吸入或嗅闻中药的挥发性成分来发挥治疗作用的中药吸嗅疗法。这种方法通常是将中药的花、叶、根、果实等，或中药提取物、精油等，直接置于鼻前，通过嗅觉系统将中药的有效成分吸入体内，达到治疗疾病、改善体质等作用。此法常用中药有薄荷、龙脑、安息香、麝香、玫瑰花、百合等，多用于治疗呼吸系统疾病和神经系统疾病。

直接吸嗅疗法的优势：①快速起效。中药通过嗅觉系统进入体内，可以迅速作用于大脑和身体的其他部位，尤其对于缓解头痛、清热解毒、提神醒脑等有即时效果。②方便快捷。这种方法操作简单，不需要复杂的仪器设备，可以随时随地进行，患者可以自行控制治疗时间和频次。③调节情绪和心理。直接嗅闻法通过气味对情绪的调节非常显著，能够有效缓解焦虑、压力和抑郁等，促进身心的放松。

2. 间接吸嗅疗法

间接吸嗅疗法是一种通过间接方式让患者吸入中药气味或雾气的治疗方法。这种方法与直接嗅闻疗法不同，直接嗅闻是通过直接嗅吸中药的气味或药粉；间接吸嗅则是在中药不直接与患者的鼻腔接触的情况下，通过其他方式让中药的气味进入患者体内。具体来说，常见的间接吸嗅疗法形式包括以下几种。

（1）香薰疗法

香薰疗法是指利用香薰设备（如香薰灯、香薰机等），将中药精油或中草药的香气通过加热或雾化释放到空气中，患者通过吸入空气中的中药气味来达到调节身心的效果。香薰疗法常用于改善情绪、缓解压力、舒缓神经、促进睡眠等。此法常用具有安神、理气、舒缓情绪作用的中药，如薰衣草、橙花、薄荷、桂花等。

（2）蒸汽熏吸法

蒸汽熏吸法是指通过将中药煎煮后释放蒸汽，让患者在不直接接触药液的情况下吸入中药的蒸汽，蒸汽带出的中药分子进入呼吸道，以起到疏风解表、清热解毒、活血化瘀等作用。此法多用于治疗上呼吸道感染、鼻塞、感冒等。

（3）中药熏蒸器吸入法

中药熏蒸器吸入法是指通过专用的中药熏蒸器将中药加热或加湿后，令中药的气味在空气中弥漫，患者通过呼吸空气中弥漫的药气进行治疗。熏蒸器可以将中药精油、草药中的挥发性成分以蒸汽或雾气的形式释放出来，患者在一定时间内处于这个环境中吸嗅，以达到治疗目的。

（4）喷雾剂吸收（入）法

喷雾剂吸收（入）法是指通过将中药制成喷雾剂，喷洒在空气中或直接喷在皮肤上，令中药的有效成分通过皮肤进入体内。虽然喷雾剂直接作用于皮肤，但其香气也起到了间接吸嗅的作用，常用于调节情绪、缓解头痛、改善呼吸等。

（5）雾化吸入法

雾化吸入法是指将中药经过煎煮制成液体，然后通过加热装置使中药产生雾气，让患者吸入雾气进行治疗。这种方法可以增加中药吸收面积，提高中药疗效，同时也可以减轻中药对鼻腔黏膜的刺激。中药经过煎煮并通过超声雾化方法吸入时，单次持续雾化吸入过程可以延长中药在鼻黏膜上的保留时间，可增强中药的黏附度，利于鼻黏膜的吸收。凭借鼻腔内血管分布广泛的独特优势，中药的有效成分能够经由嗅觉器官、呼吸系统、胃肠道及皮肤系统等多种渠道被激活。研究表明，中药雾化疗法在治疗慢性阻塞性肺疾病方面既可以改善肺功能、血气等指标，提高疗效，又较为安全。临床研究证实，中药雾化治疗急性鼻炎兼具有效性和安全性。

（6）透过其他介质释放中药气味

使用中药香囊将药材包裹起来，放置在患者周围或者挂在房间内，让药材的香气慢慢释放出来，患者通过空气中的中药香气进行间接吸嗅；利用熏香灯加热草药或药材，使其香气扩散到空气中，患者在吸入这些气味的同时，间接获得中药治疗效果。此法常用于缓解压力、提神醒脑、改善睡眠等。

间接吸嗅疗法的优势：①避免直接接触。对于过敏或敏感体质的人，间接吸嗅法可以避免直接接触中药而引发的不良反应。②温和、安全。中药通过空气中气味的逐渐作用，不会对患者造成刺激，因此适合长期使用。③调节情绪。通过气味调节环境，有助于舒缓情绪、减轻压力，尤其适用于患有神经系统疾病或情绪不稳定的患者。

综上所述，在临床应用时，应根据患者的具体病情和症状选择合适的疗法。此外，对于这些疗法的机制仍需进一步研究和完善，以推动中药吸嗅学的发展。

参考文献

[1] 方婷，马红梅，王念，等 . 芳香疗法应用研究进展 [J]. 护理研究，2019，33（23）：4093-4095.

[2] 张广兰，秦爽，蒋凤菊，等 . 芳香疗法联合产后康复按摩对产褥期康复的促进作用研究 [J]. 现代诊断与治疗，2014，25（10）：2256-2258.

[3] 陈丽华，张建林，管咏梅，等 . 中医之气与针灸、气功及芳香疗法的相关性探讨 [J]. 中华中医药杂志，2018，33（8）：3252-3255.

[4] 周莹，陈志刚，孟繁兴，等 . 脑与官窍的理论联系探讨 [J]. 中华中医药杂志，2023，38（7）：3421-3424.

[5] 杨紫薇，李惠玲，王亚玲，等 . 基于芳香疗法的经历死亡情境护士情绪调节干预方案的构建 [J]. 护理研究，2023，37（18）：3374-3378.

[6] 李玉坤，刘大胜，任聪，等 . 中医芳香疗法的研究进展 [J]. 中国中医急症，2020，29（1）：178-181.

[7] 李筱，左静 . 芳香疗法改善患者睡眠的研究进展 [J]. 香料香精化妆品，2020（1）：75-79.

[8] 张晗羚, 华碧春, 洪振丰, 等. 中医芳香疗法指导下研发的安神香药效学研究 [J]. 中华中医药杂志, 2016, 31 (7): 2768-2770.

[9] 张双丽, 赵怡楠, 冯艺凡, 等. 中药吸嗅学的内涵与外延 [J]. 中华中医药杂志, 2023, 38 (8): 3517-3521.

[10] 宋振光, 颜冬梅, 黄璐琦, 等. 中药药性——四气、五味、归经研究的方法学进展 [J]. 江西中医药大学学报, 2023, 35 (3): 110-114.

[11] 陈春宇, 董汉玉, 纪瑞锋, 等. 基于中医药理论的芳香类中药防治新型冠状病毒肺炎 (COVID-19) 的作用探讨 [J]. 中药, 2020, 51 (11): 3051-3061.

[12] 宋文娟, 顾伟. 芳香中药的药理学研究概况与展望 [J]. 中华中医药杂志, 2017, 32 (6): 2609-2611.

[13] 王加锋, 滕佳林. 芳香类中药的药性及临床应用 [J]. 中药与临床, 2016, 7 (6): 41-43.

[14] 郭金龙, 颜正华. 芳香药的药性理论探讨 [J]. 中国中药杂志, 1990 (3): 54-57.

[15] 陈军, 刘培, 蒋秋冬, 等. 基于药性特征的中药挥发油透皮促渗作用规律性认识的思路与方法 [J]. 中药, 2016, 47 (24): 4305-4312.

[16] 黄伟, 张炜. 闻吸中药气味配合中药内服治疗乳腺增生病 120 例疗效观察 [J]. 吉林中医药, 2012, 32 (11): 1126-1127.

[17] 陈晓云, 谈欣怡. 君臣佐使配伍原则在现代中医药临床研究中的作用 [J]. 现代中西医结合杂志, 2020, 29 (13): 1415-1418.

[18] 王妍妍, 赵燕, 李捷, 等. 芳香吸嗅疗法在神经系统疾病中的应用 [J]. 中国民族民间医药, 2021, 30 (7): 69-73.

[19] 刘俊红. 华佗神方 [M]. 李连章整理点校. 北京: 人民军医出版社, 2011: 102.

[20] 张锦瑞, 苗明三. 吸嗅疗法临床应用文献分析研究 [J]. 世界科学技术 - 中医药现代化, 2023, 25 (8): 2865-2872.

[21] 郝野陆, 牛文民. 石菖蒲挥发油吸嗅早期干预对 PTSD 模型大鼠行为学的影响及其机制研究 [J]. 现代中医药, 2022, 42 (1): 28-34.

[22] 王进进. 芳香入鼻窍, 玄妙通周身 [J]. 中医健康养生, 2023, 9 (9): 19-21.

[23] 周春梅, 顾晓群, 白宇, 等. 冰菖散吸嗅剂制备及其对 MCI 模型小鼠的干预效果研究 [J]. 中国野生植物资, 2021, 40 (3): 1-6.

[24] 梁敏 . 苏合香精油吸嗅对应激致小鼠抑郁焦虑行为的影响 [D]. 石家庄：河北医科大学，2019.

[25] 燕翔琳，韩阿拉坦敖其尔，李荣融，等 . 熏蒸疗法适用疾病谱研究 [J]. 天津中医药大学学报，2022，41（2）：177-181.

[26] 许佳，范宏艳 . 浅谈中药熏蒸疗法 [J]. 医药前沿，2014，5：377-378.

[27] 舒新华，邱勇前 . 中药熏蒸治疗痹痛 38 例 [J]. 江西中医药，2003（2）：18.

[28] 张琪，王宝娟，王琳，等 . 基于免疫反应调节系统探讨中药熏蒸疗法在治疗骨关节疾病中的研究进展 [J]. 贵州中医药大学学报，2021，43（4）：98-103.

[29] 曾梅英 . 中药熏蒸与温经活血汤联合快速康复外科干预治疗腰椎间盘突出症临床观察 [J]. 光明中医，2021，36（22）：3823-3825.

[30] 马晓花，王钢，王丽琴 . 中药熏蒸治疗风湿病方面的临床研究进展 [J]. 内蒙古中医药，2016，35（14）：155-156.

[31] 陈丽琴 . 中药汤剂雾化吸入配合微波治疗慢性鼻炎的临床疗效 [J]. 临床合理用药，2023，16（19）：102-105.

[32]《中药超声雾化鼻腔给药防治新型冠状病毒感染专家推荐共识》编写组 . 中药超声雾化鼻腔给药防治新型冠状病毒感染专家推荐共识 [J]. 中国中西医结合耳鼻咽喉科杂志，2022，30（5）：321-325.

[33] 李慧婷，李远辉，任桂林，等 . 中药挥发油防治情志疾病的研究现状及前景展望 [J]. 中药，2019，50（17）：4031-4040.

[34] 俞邦，冯沁祺，黄常芮，等 . 中药雾化吸入法联合西医常规疗法治疗慢性阻塞性肺疾病急性加重的系统评价 [J]. 中国中医急症，2023，32（6）：941-946.

[35] 王丽华，周靖雯，沈雯婕，等 . 中药超声雾化治疗急性鼻炎多中心临床研究 [J]. 中国中西医结合耳鼻咽喉科杂志，2021，29（1）：50-52.

[36] 谢姝玥，张彪 . 芳香类中药吸嗅治疗老年轻度认知功能障碍经验举偶 [J]. 世界最新医学信息文摘，2019，19（11）：168&177.

[37] 向燕，龙宇，谭裕君，等 . 新剂型和新技术在中药有效成分经鼻脑靶向给药系统中的应用 [J]. 中成药，2020，42（4）：991-995.

[38] 李成晨，黄益清，李小梅，等 . 血脉、经络源流演绎与体用辨析 [J]. 中医药导报，2023，29（9）：125-128.

[39] 付渊博，曾慧，宋玉强，等 . 基于经络学说探析鼾症的针刺治疗思路 [J]. 中国针灸，2023，43（11）：1311-1314.

中药吸嗅学

第三章　中药吸嗅学的现代研究

第一节　中药吸嗅学的生理基础

　　中药中的挥发性成分是吸嗅疗法的核心，这些成分具有一定的生物活性，能够通过嗅觉直接影响人体的生理和心理状态。常见的挥发性成分以挥发油（精油）为主。中药吸嗅学主要是研究中药（配方）及其精油等通过吸嗅对人体生理及病理影响的学科。虽然芳香疗法等与本学科有相似之处，但其所用原料不一致、活性特点不一致、质控指标不一致。中药精油纯度高、活性强、质量可控。中药精油可单独应用，也可像饮片一样配伍应用，即中药配方精油学，配伍后其作用范围更广、活性更强、疗效更优。

　　中药的挥发性成分包括挥发油、芳香物质等，它们可以通过嗅觉系统传递到大脑。人体的嗅觉系统由鼻腔内的嗅觉细胞、嗅球和嗅皮质等组成。当我们吸入中药的气味时，这些中药中的挥发性成分会与嗅觉细胞中的嗅觉受体结合，触发神经冲动，将这一信息传递给嗅球和嗅皮质，进而产生多种药理效果。例如，某些挥发性成分可以刺激呼吸道黏膜，促进气道扩张，有助于改善呼吸道疾病。同时，中药的气味也可以通过刺激嗅觉神经细胞传递到大脑的情绪中枢，对情绪产生调节作用，如舒缓压力、改善情绪等。此外，中药吸入也可以通过间接途径对人体产生影响。例如，某些挥发性成分被吸入后可以通过血液循环传递到其他器官，对身体产生全面的影响。

　　总体来说，中药吸嗅学的生理基础主要在于中药的挥发性成分与人体嗅觉系统的相互作用。这些成分通过嗅觉细胞、嗅球、嗅皮质等结构的传递和处理，影响人体的情绪、呼吸系统和神经系统等功能的运作。

1. 嗅觉信号的感觉与传导系统

　　目前研究认为，参与嗅觉信号感觉和传导的系统至少有四个，分别是：主要嗅觉系统（嗅黏膜）、附属嗅觉系统（犁鼻器）、终神经及三叉神经系统。

主要嗅觉系统中的嗅黏膜由表层的嗅上皮和深层的固有层两部分组成。嗅上皮属假复层柱状上皮，主要由 3 种细胞构成：嗅感受神经元、支持细胞和基底细胞。固有层由无髓鞘的嗅感受神经元轴突、多细胞嗅腺及血管构成。嗅感受神经元是梭形双极神经元，均匀分布在支持细胞之间，其树突伸向嗅上皮表面，末端圆形膨大成球状，称嗅小泡。从嗅小泡向嗅上皮表面的黏液中发出许多纤毛，每个嗅小泡含 10 ～ 30 根纤毛，每根纤毛长 30 ～ 200μm。纤毛的质膜内含有嗅觉感受器，此感受器由 7 种跨膜亚单位的蛋白组成，是与嗅素发生相互作用的部位。嗅黏膜表面覆盖一层由 Bowman 腺（博曼氏腺）分泌的黏液，黏液中富含脂质成分，有助于脂溶性嗅素溶解于黏液中，进而使嗅素与嗅感受神经元发生作用。嗅素被吸入后，经鼻腔到达嗅区黏膜，但只有水溶性和脂溶性的嗅素才能溶于黏液并被接受。嗅素刺激嗅感受神经元产生神经冲动，经嗅神经传递至嗅球，经过一系列加工后，再经嗅束传递至嗅中枢，最终产生嗅觉。目前认为，主要嗅觉系统主要感知有气味和挥发性的物质，是否感知无气味和难挥发物质尚不清楚。

附属嗅觉系统主要由犁鼻器组成。大多数的陆生脊椎动物在鼻内犁骨的两侧有一对特殊的器官，名为犁鼻器。犁鼻器为成对的小盲管，在多数哺乳动物中，此器的外侧覆盖有柱状纤毛上皮，上皮下层含有较大的腺体和一膨胀体；内侧则为较厚的嗅上皮，其中有双极嗅感觉神经元及支持细胞。附属嗅觉系统是一个独立的嗅觉系统，主要感知无气味和难挥发的物质，可感知诸如信息素之类的物质。

终神经系统是一种独立的、存在于所有脊椎动物的化学感受系统。终神经系统的外周嗅觉部分是由疏松网状样组织构成，分布于鼻腔黏膜，凭借节点与中枢神经系统相联系，直接投射到前脑的特殊区域。

鼻腔内的躯体感觉神经主要由三叉神经（第 V 对脑神经）第一支（眼神经）和第二支（上颌神经）的分支构成。三叉神经除了感受痛、冷、温、触觉外，还参与感受气味。一些嗅素可以刺激三叉神经产生刺鼻或刺激性的感觉，这种感觉常被认为属于嗅觉的一部分。多数学者认为三叉神经形成的嗅觉与嗅神经的嗅觉之间有一定的相关性。

2. 嗅觉信号的转导

嗅觉的转导过程包括，嗅素经鼻腔到达嗅区后，溶解于嗅黏膜表面黏液层中，然后与嗅黏膜上嗅感受神经元的嗅素受体结合，产生神经冲动，该神经冲动经嗅神经纤维传入至嗅球，进而传递至嗅中枢。

嗅素具有疏水性、脂溶性、表面活性、挥发性、分子量小等多种特点。自然界中的气味物质往往是由许多种甚至几十种结构不同的嗅素分子以一定比例形成的混合物。中药中的气味物质同样是由嗅素分子组成。

嗅素结合蛋白是一类可溶性小分子量蛋白，存在于鼻黏膜表面的黏液层中。嗅素结合蛋白在嗅素与嗅觉受体结合的过程中起桥梁作用。

嗅觉受体是一种膜蛋白，从氨基酸序列分析看，它有 7 个跨膜结构，属于 G- 蛋白偶联受体超家族中的一员。在哺乳动物中，嗅觉受体分布在 4 个不同的区。啮齿类动物大约有 1000 种不同的嗅觉受体，每一嗅上皮区内有大约 250 种不同的嗅觉受体。但在各个区内，嗅觉受体是随机分布的，每一种嗅觉受体都被不同种类的嗅觉受体包围。

嗅球是嗅脑的一部分，位于前颅窝底，贴近大脑额叶下部皮质，是嗅神经纤维的终核。嗅球的一个重要的作用就是编码嗅觉信息。嗅素与嗅觉受体结合后，产生神经冲动，该信号由嗅神经传到嗅球，在嗅球中形成时间和空间编码，最后传到大脑皮层形成不同的气味感觉。

3. 嗅觉受体在机体的分布

嗅觉受体除了在嗅觉神经元中存在以外，在非嗅觉组织中也存在，这种广泛的表达被称为异位表达。心、肺、肾、肝、睾丸中均有嗅觉受体的分布。研究者通过 RNA 测序、微阵列和实时荧光定量 PCR 技术，检测到嗅觉受体 Olfr543、Olfr544、Olfr545 和 Olfr1349 的 mRNA 在小鼠胰腺 α 细胞中高水平表达，其中 Olfr544 通过响应壬二酸，在小鼠胰岛 α 细胞中通过动员 Ca^{2+} 来调节胰高血糖素分泌。此外，研究者通过免疫组织化学技术对小鼠胚胎的表达进行了鉴定。结果发现，嗅觉受体在神经嵴、血管内皮前体、血管内皮细胞、心内膜细胞、平滑肌、神经上皮和眼内组织中均有表达。嗅觉受体在非嗅觉组织中的分布提示，中药吸嗅产生的嗅觉信号除了可以在嗅觉组织中传递以外，还可以通过非嗅觉组织中的嗅觉受体进行传递。这为中药吸嗅在疾病的治疗中提供了更为坚实的生理学基础。

第二节 中药吸嗅学的药理基础

中药吸嗅疗法是在现代药理学研究上，主要利用芳香植物提取的精油通过鼻腔吸嗅的形式进入人体，从而起到安神定志、调畅气机、调和脏腑阴阳的作用。近代以来，国内外在临床中对于中药吸嗅疗法展开了一系列研究，发现其在多种疾病的治疗中都有所建树。

一、中药吸嗅精油的药理学研究

1. 抗炎

吸入某些精油可以抑制炎症因子释放，从而减轻呼吸道炎症及大脑中的神经炎症，调节情绪。薄荷精油中的薄荷酮被吸入后，可抑制鸡卵白蛋白（ovalbumin，OVA）诱导的哮喘模型小鼠胸腺中的炎症反应，减轻由 OVA 致敏、激发引起的小鼠哮喘，缓解模型小鼠的肺部和气道的过敏及炎症反应。蓝桉精油中的桉树醇被吸入后，可降低烟熏所致的大鼠气道高反应性和气道炎症，减少炎细胞向肺部的迁移，改善肺功能，其机制可能与阻断 Ca^{2+} 门控通路及减少炎细胞的抗炎作用有关。吸入百里香精油和肉桂精油，可降低脂多糖诱导的肺炎模型小鼠的气道炎症和高反应性。吸入苏合香精油可显著影响急性和慢性应激模型小鼠的血清血管生成素（ANG）、血小板生成素（TPO）、白介素 –6（IL-6）和肿瘤坏死因子 α（TNF–α）的水平，改善模型小鼠的焦虑和抑郁行为，其机制可能与其对外周免疫系统的调节、炎症反应和血管变化的调节作用相关。佛手柑精油吸入给药，可显著降低阿尔茨海默病模型小鼠海马中的炎症因子水平，发挥保护神经的作用。

2. 抗焦虑、抗抑郁

吸入某些精油可以起到抗焦虑、抗抑郁的作用，其作用机制主要涉及单胺类神经递质如 5– 羟色胺（5–HT）的调控、神经内分泌系统的（如下丘脑 – 垂体 – 肾上腺轴中的促肾上腺皮质激素和皮质醇）调节和降低炎症因子（如 IL–6、TNF–α）水平等方面。吸入某些精油可显著降低手术患者的焦虑水平，缓解或减轻患者的焦虑等心理压力，且对抑郁症亦有改善作用。例如，吸入依兰精油可逆转模型小鼠的焦虑行为，降低模型小鼠前额叶皮层（PFC）中的 5-HT 含量，减弱模型小鼠 PFC 和海马体中细胞外信号调节激酶 1/2（Extracellular Signal-regulated Kinase1/2，ERK1/2）的磷酸化水平。吸入薰衣草精油可促进由皮质酮诱导的抑郁和焦虑模型大鼠未成熟神经元的神经发生和树突状复杂性，改善模型大鼠的抑郁样行为，其作用机制可能与上调磷酸化环磷腺苷效应元件结合蛋白（p-CREB）和即刻早期基因（c-fos）的表达有关。吸入甜橙精油对焦虑模型小鼠具有明显的抗焦虑作用。吸入迷迭香精油可通过降低小鼠血清皮质酮水平和增加脑中多巴胺水平来提高焦虑模型小鼠的抗应激作用。

3. 镇痛

吸入某些精油可以起到镇痛的作用，且以中枢镇痛作用为主，其作用机制主要与激活阿片受体有关。在临床研究中，吸入某些精油对于疫苗接种、手术、烧烫伤等原因引起的疼痛，均显示出明显的镇痛作用。吸入雪松精油对术后疼痛模型动物具有抗痛觉作用，该作用与激活阿片能、5- 羟色胺能、去甲肾上腺素能和多巴胺能系统有关。吸入桉树精油对炎症性疼痛具有中枢镇痛作用，且镇痛作用的强弱与吸入精油的时间呈正相关。

4. 镇静、催眠

吸入某些精油可以起到镇静、催眠的作用，其作用机制主要与 γ- 氨基丁酸（GABA）能途径有关。吸入沉香精油可调控 5-HT 神经系统及其受体，对失眠模型小鼠可发挥镇静催眠的作用。吸入复方安神精油（组成：薰衣草精油、甜橙精油、檀香精油、乳香精油、橙花精油、玫瑰精油和沉香精油）对氯苯丙氨酸诱导的失眠模型小鼠具有镇静和催眠作用，其作用机制主要与钙信号通路、神经活性配体 - 受体相互作用、胆碱能突触、GABA 能突触等途径有关。

5. 抗阿尔茨海默病

阿尔茨海默病（AD）以认知功能障碍和记忆损害为特征。AD 的机制主要与自由基损伤、神经细胞凋亡、神经递质紊乱、β- 淀粉样蛋白沉积、微管相关蛋白（Tauproteins）磷酸化等有关。吸入以柠檬烯为主要成分的混合精油，能够通过恢复胆碱能系统活性和大脑的抗氧化状态来改善东莨菪碱诱导的大鼠记忆障碍。在吸入杜松精油的阿尔茨海默病模型大鼠的研究中，亦观察到相同的作用及机制。给予痴呆模型小鼠昼夜交替吸入柠檬－迷迭香混合精油与薰衣草－甜橙混合精油，发现吸入混合精油可通过降低 β 淀粉样蛋白和 Tau 蛋白磷酸化水平来改善模型小鼠的认知功能。

6. 其他

除以上药理作用外，中药吸嗅治疗还具有止呕、降血压等作用。中药吸嗅联合穴位按摩治疗具有缓解骨肉瘤患者化疗后恶心呕吐的药理作用；艳山姜精油可通过促进放松和改善肌肉性能用于骨骼痉挛肌收缩，从而发挥肌松弛和解痉的药理作用。

二、中药吸嗅精油的临床研究

1. 中药吸嗅在神经系统疾病的临床研究

近年来，一些神经系统常见疾病的发病率居高不下。吸嗅疗法作为一种替代疗法，因其简单便捷、操作性强，而逐渐被人们所熟知。某些中药通过鼻腔吸嗅的方式可以绕过血脑屏障，直接进入脑组织，具有缓解认知障碍、改善抑郁焦虑情绪、镇静等作用。多项临床研究发现，吸入某些精油对糖尿病失眠患者、绝经后失眠患者、癌症失眠患者等的睡眠质量均有改善作用，可促进睡眠。如，吸嗅薰衣草精油和薄荷精油均能降低癌症患者的匹兹堡睡眠质量指数（PSQI）评分，改善癌症患者的睡眠质量。吸入薰衣草精油还可促进健康年轻人的深度睡眠，改善睡眠质量。

2. 中药吸嗅在消化系统疾病的临床研究

中医学理论认为，"肺与大肠相表里"，中药作用于鼻，鼻为肺之外窍，而后进入肺脏，肺与大肠相表里，且"香气入脾"，可使中药更快地到达消化系统，快速起效。有研究对 79 名接受经皮肾镜取石术患者进行精油吸嗅治疗，结果发现，经过精油吸嗅治疗的患者术后恶心发生率有下降的趋势，且在各组实验精油中，薰衣草精油对抑制呕吐发生的作用最强。另有研究表明，使用由姜、留兰香、薄荷等组成的混合精油进行吸嗅，能有效减轻恶心的症状。

3. 吸嗅在循环系统疾病的临床研究

中医学理论认为，心主血脉、心主神志，这是吸嗅疗法防治心血管疾病的理论基础。研究表明，吸嗅疗法可广泛用于防治高血压、冠心病、心肌病、心力衰竭、血管损伤等心血管疾病，其机制涉及抗内皮细胞损伤、调节糖脂代谢、抗血小板聚集、抑制血栓形成、抗心律失常、保护心肌、抑制心肌肥厚及心室重构等。临床观察发现，使用中药制剂冠心舒吸嗅剂塞鼻吸嗅治疗气滞血瘀型心律失常的患者疗效显著，这些患者已通过心电图确诊为早搏、阵发性室上速、房颤。

4. 中药吸嗅在呼吸系统疾病的临床研究

中药吸嗅能用于治疗鼻炎、肺炎、哮喘等呼吸系统疾病。研究表明，慢性支气管炎患者采用超声雾化吸入装置吸入雾化二陈汤联合穴位贴敷治疗，可明显减轻患者气道炎症反应，改善患者免疫功能和肺功能，临床疗效显著。对小儿支气管哮喘患者，在原有的中药汤剂治疗的基础上，将黄芪、防风、辛夷、荆芥、紫苏叶、白芷、桔梗、鱼腥草、木香、白豆蔻、川芎、冰片、野菊花等中药按一定比例打碎混合，每500g制成1个枕芯，供患者吸嗅，这种联合治疗方法有良好的疗效。

5. 中药吸嗅在妇科疾病的临床研究

中药吸嗅能用于治疗痛经、阴道感染、分娩镇痛、妊娠呕吐等妇产科疾病。产妇吸入薰衣草、天竺葵、玫瑰、柑橘、茉莉花精油有助于减轻潜伏期和活动期的疼痛，可作为产痛控制的辅助手段，且具有缓解焦虑情绪、无严重不良反应的优势。妊娠恶心呕吐患者吸入柠檬薄荷混合精油，可减轻妊娠期恶心、呕吐的程度。

6. 中药吸嗅在其他疾病的临床研究

中药吸嗅在改善免疫系统疾病、泌尿系统疾病等方面表现出显著的效果，包括过敏性鼻炎、慢性前列腺炎等。吸入檀香、乳香等混合精油可有效缓解鼻塞等过敏性鼻炎患者的不适症状，减少疲劳感，提高患者的生活质量。慢性前列腺炎患者吸入葡萄柚、柠檬、苦橙精油，并结合针灸治疗，可使前列腺炎的症状得以改善、治愈。浙江省卫生厅在2008年发布的《浙江省中医药防治手足口病技术指导方案》中建议，可以将藿香、艾叶、肉桂等药烘干后磨成细粉，制成中药香囊挂于胸前靠近口鼻的位置，并在睡觉时放在枕边，通过吸嗅中药香气的方式来预防手足口病。

综上，中药吸嗅具有广泛的药理作用，可作用于人体多种生理和病理过程。

第三节　中药吸嗅学的药剂基础

一、中药吸嗅学的剂型

中药吸嗅疗法作为中医的重要治疗手段，源远流长。这一疗法集多种中医特色于一身，通过口鼻直接或间接吸嗅中药，进而通过入鼻、入脑、入呼吸道等途径，达到治疗目的。中药吸嗅学理论体系丰富，涵盖了"吸入疗法""嗅入疗法""芳香疗法""熏吸疗法"等理论。

在古代，中药吸嗅多以香熏疗法和熏吸疗法为主要形式。传统的中药吸嗅疗法是将具有芳香特性的中药经过配伍之后，精心制成多种形式，如香囊、香冠、香兜、香散、香饼、香丸、香枕等。这些剂型不仅具有独特的香气，还具有治疗和保健的双重功效。随着科技的发展，现代中药吸嗅制剂的剂型与成分更加多样化，以中药挥发油为基础的多种新剂型如微乳剂、凝胶剂、脂质体等相继问世。这些新剂型不仅继承了传统疗法的优势，还具有疗效更好、应用方便、不良反应少等优点。此外，研究学者们还运用中药药剂学的专业知识，结合现代科技手段，不断优化和完善了这一领域的研究和应用。以"吸入疗法""嗅入疗法""芳香疗法""熏吸疗法"理论为基础，阐述中药吸嗅学的主要剂型，具体如下。

1. 吸入疗法与剂型

中药吸入疗法是利用中药的挥发性成分或其制剂，通过呼吸道吸入的方式，达到治疗疾病的目的。

中药吸入疗法的主要剂型包括以下几种。①气雾剂：将中药与合适的抛射剂共同装于具有阀门系统的耐压容器中，使用时借助抛射剂，将内容物以雾状物喷出。②颗粒剂：颗粒剂多用于制作干粉吸入剂，患者通过专门的吸入装置将中药吸入呼吸道。

2. 嗅入疗法与剂型

中药嗅入疗法是利用中药的挥发性成分，通过鼻黏膜吸收，达到治疗和预防疾病的目的。

中药嗅入疗法的主要剂型包括以下几种。①鼻用喷雾剂：鼻用喷雾剂是中药以气雾状形式喷出，直接作用于鼻黏膜，起效迅速，剂量准确，便于携带和使用。②油剂：将中药精油滴于鼻翼两侧或鼻下，通过患者呼吸运动，嗅闻中药。③鼻用膏剂：鼻用膏剂是将中药提取有效成分后，加入基质制成的膏状物。其特点是中药在鼻腔内停留时间较长，作用持久，适用于慢性鼻炎、鼻窦炎等需要长期治疗的疾病。

3. 芳香疗法与剂型

中药芳香疗法是以芳香物质所特有的生理和心理方面的治疗功效，将芳香中药制成适宜剂型，通过按摩、外涂、熏香、内服等方式作用于局部或全身。

中药芳香疗法的主要剂型有以下几种。①香囊：香囊是一种将中药散剂装入布袋或绸缎袋中制成的剂型。它具有携带方便、使用简单、药效持久等特点。香囊中的中药成分可以通过嗅觉作用，调节人的情绪和心态，常用于调节情绪、安神定志等。②沐浴包：沐浴包是一种将中药和天然植物装入纱布袋中制成的剂型，于泡澡时添加在浴缸中使用。通过水的温热作用和中药成分的渗透作用，达到调和气血、疏通经络、缓解疲劳等目的。③香身散剂：香身散剂是一种以天然中药为原料，研成细末状或颗粒状的散剂，其成分可通过外敷或内服等方式进入人体，发挥调和气血、排毒养颜等功效。它广泛应用于芳香浴盐、芳香面膜等护肤美容产品中。

4. 熏吸疗法与剂型

中药熏吸疗法是一种利用中药或香料在特定容器中燃烧或加热后产生的烟雾，进行吸入治疗的方法。

中药熏吸疗法的主要剂型有以下几种。①香熏精油：通过蒸馏、压榨等工艺从植物中提取出的挥发性油状物，具有浓郁的香气和药理作用。香熏精油常用于香熏、按摩、熏蒸等治疗方法中，可以调和气血、舒缓情绪、治疗疾病。②熏香（烟熏剂）：由各种香料、中药等原料制成的香料，通过燃烧或熏蒸的方式释放香气，达到治疗和调理的目的。熏香常用于室内空气净化、调节气氛、舒缓神经等。③熏蒸剂：将中药煮沸后产生的蒸汽用于熏蒸身体或局部患处的治疗方法。其药效成分通过蒸汽的温热作用和渗透作用，可快速进入人体内，达到治疗效果。常用于治疗风寒感冒、腰腿疼痛、风湿痹痛等疾病。

综上所述，吸入疗法、嗅入疗法、芳香疗法及熏吸疗法理论中涉及的剂型主要包括原药剂、散剂、气雾剂、烟熏剂、精油等。随着科学技术的进步，中药吸嗅学的型剂研发正朝着更高效、更精准、更便捷的方向发展。未来中药吸嗅学的研发重点可能包括开发新型吸入器，优化中药粒径和剂量控制，提高中药的稳定性，以及研究新的吸入中药。新型吸入器的研发需要解决现有吸入器的一些问题，如提高中药的吸收率、减少中药在吸入过程中的损失，以及便于患者使用。同时，中药粒径和剂量控制的优化也是关键，这需要结合中药的性质、患者的吸入技巧等多方面因素，以确保中药能够有效地送达肺部并发挥作用。此外，提高中药的稳定性也是重要的研发方向，这可以通过改进中药的制备工艺、选择适当的中药载体等方法实现。

二、中药吸嗅学的质量控制

中药质量控制和评价是制约其现代化的瓶颈之一。中药吸嗅学的质量控制是质量管理的关键环节，主要包括中药的物理化学性质检测、稳定性检测、剂型的性能评价、吸嗅辅助器的性能评价。

中药的物理化学性质检测主要包括中药的纯度、含量、杂质等的检测。稳定性检测主要是评价中药在存储和使用过程中的稳定性。剂型的性能评价主要包括中药的粒径分布、流变性、气雾粒径等的评价。吸嗅辅助器的性能评价主要包括吸入器的出药量、出药速度、出药稳定性等的评价。吸入粉雾剂质量控制的研究项目一般包括外观、颜色、鉴别、装量或装量差异、含量、含量均一性、有关物质、水分、外来粒子、平均递送剂量、递送剂量均一性、微细粒子剂量、粒径分布和微生物限度。

为保证中药挥发油质量可控，建议从规范中药的品种出发，确保中药品种的一致性，从而有效减少中药挥发油的质量差异。由于中药不同药用部位所含的有效成分含量不同，仅通过检测挥发油中某单一化学成分的含量不能准确地评价中药挥发油的整体质量，故建议通过规范中药的药用部位并增加质量控制成分指标，来减少中药挥发油的质量差异。

中药的提取过程是中药质量传递的关键环节，在促进提取方法标准化的同时，仍要明确具体工艺参数，控制好中药挥发油的提取过程，以最大限度提升挥发油质量的稳定性、均一性。同时，制药企业还应严格把控含挥发油中药的存储条件，规范管理、统一标准，避免存储、加工等过程对中药挥发油质量造成影响。目前，中药挥发油原料药的质量控制相对较好，质量均一性和稳定性基本得到保证，但在工业生产中，挥发油大多直接喷洒在颗粒上，以致其挥发、氧化，使相关制剂的质量不易被控制。其主要原因如下：一方面，大多数中药挥发油相关制剂工艺涉及加热或溶剂蒸发等步骤，可能导致挥发油中部分成分挥发和降解，从而影响挥发油的质量；另一方面，中药挥发油提取设备也是需要完善的重要部分，加强其研发是当务之急，这不仅有利于提升中药挥发油的质量、提高产率、节约成本，而且可通过提取设备的标准化管理使挥发油的提取更加智能化，最终使相关制剂的质量更加可控。

中药挥发油制剂中挥发油的质量评价应从定性和定量两方面来把控，采用多指标多手段的质量控制模式来评价中药挥发油制剂的质量很有必要。目前，对儿童雾化吸入制剂及临床使用已采取了严格的质量控制措施，主要包括：①建立制剂厂内部质控体系；②成立专项护理组，包括心理护理、健康宣教、用药干预及体位干预，专项护理人员采取针对性的护理措施，有效提高患儿依从性，减少不良反应发生。陈振华等认为，中药质量评价方法已涵盖了光谱、色谱、生物组学、代谢组学等各领域的先进分析技术，且借助上述先进分析技术制定中药规范的质量标准将成为其发展的必然趋势。

吸嗅是一种有效的给药方式，具有快速、直接、避免首过效应等优点。然而，中药吸嗅学的质量控制是确保疗效和安全性的重要环节。面对中药吸嗅学质量控制的挑战，我们需要进一步研究中药的物理化学性质、吸嗅辅助器的设计和中药的稳定性，以提高吸嗅剂型的质量，提高患者的治疗效果，减少不良反应，提高患者的生活质量。

第四节　中药吸嗅学的心理学基础

中药吸嗅学是中医药学的一个分支学科，涉及心理学、中医药学和神经科学等多个领域。从心理学的角度来看，人的嗅觉与情感和记忆密切相关，因为嗅觉信息可以直接进入大脑的边缘系统和情绪中枢，与情感和记忆产生联系。研究表明，不同的气味会引起不同的情感和认知反应，而人的情感和认知反应又会影响他们对气味的感受和解释。中药吸嗅疗法可以通过吸入不同的中药成分，起到预防、治疗不同心理疾病的作用。同时，从心理学角度来看，中药吸嗅学还涉及嗅觉记忆和嗅觉联想。研究表明，人将气味与记忆联系在一起的能力非常强，某些气味能够在人的大脑中唤起强烈的记忆体验，这也为中药吸嗅学提供了独特的认知方式和丰富的信息。此外，嗅觉联想也是中药吸嗅学的重要内容之一。人们在无意识地进行嗅觉联想时，往往会将某种气味与某种情境或状态联系在一起，从而可以通过气味来诊断疾病或者调节身体健康。

1. 气味记忆

人对气味的记忆相当牢固，可以持续很多年，因此有医师利用气味疗法来唤回失忆患者与之相应的生活记忆。然而，对于气味这种难以用语言形容的感官体验，常常不能被有序、理性地记录，人们对于气味记忆的形成及维持的理解和认识还处于探索阶段。与视觉、听觉等感觉相比，嗅觉是最古老、最原始的感觉，嗅觉中枢属于神经系统的原皮质，有高度的保守性。嗅觉系统通过感知外界环境的化学信号，辨别相关气味的方位以寻找食物，辨别安全与危险，参与情感交流，同时嗅觉与其他行为相互作用，构成嗅觉学习和记忆的复杂生理过程。

嗅觉系统是气味记忆形成的器官基础，其主要由嗅上皮、嗅球和嗅皮质三部分组成。嗅觉受体在嗅上皮内被嗅觉感觉神经元识别后通过其轴突末端的嗅小球传递至嗅球，与嗅球内神经元建立突触联系，嗅球内神经元再与嗅觉皮质内神经元建立纤维联系，将传入的信号由嗅球传递到初级嗅皮质的嗅前核、梨状前皮质、下丘脑、杏仁体内侧嗅区，再由嗅中枢的次级嗅皮质传至海马，这样嗅上皮、嗅球和大脑嗅觉中枢就构成了嗅觉感受和传导及记忆形成的器官基础。

2. 嗅觉联想

嗅觉联想是指通过嗅觉体验引发的一种联想过程，也称为嗅觉记忆。当我们嗅到某种气味时，大脑会将这个气味与之前的经历和记忆联系起来，从而引发一系列相关的联想和情感。嗅觉联想的产生涉及人体的嗅觉系统和大脑的记忆系统。在鼻腔内有许多嗅觉受体细胞，它们能够感知到不同的气味分子并给大脑发送信号。这些信号经过嗅觉神经通路传递到大脑的嗅球和嗅皮质，进行初步的加工和分析。大脑的嗅觉中枢与记忆中枢紧密连接，这使得我们能够将嗅觉体验与记忆和情感联系起来。当我们嗅到某种特定的气味时，嗅觉中枢会与记忆相关的脑区进行交流，激活与该气味相关的记忆片段。这些记忆片段可能是与该气味相关的经历、场景、人物等。

嗅觉联想通常是一种非常强烈且瞬间的联想，能够迅速唤起相关的记忆和情感。例如，当我们闻到某种花香时，可能会立即回忆起童年时在花园中的游玩经历，或者与某个人的情感记忆相关联。这种嗅觉联想使得气味具有了特殊的情感和情绪色彩。嗅觉联想对每个人而言是个体化的，因为它涉及个人独特的嗅觉记忆和经历。不同的人对同一种气味可能会触发不同的联想和情感。同时，嗅觉联想也可能因人的记忆状态、情绪状态和环境条件等因素而有所变化。总之，嗅觉联想是一种通过嗅觉体验引发的联想和情感过程，将气味与记忆和情感联系起来，从而人能够在嗅觉刺激下迅速触发相关的记忆和情感体验。

3. 中药吸嗅学与心理学

心理学认为，人们通过"感觉"认识世界。嗅觉作为"感觉"的 5 种形式之一，不仅影响我们的情感、学习、记忆、情绪及行为，还在很多心灵过程及行为模式中扮演重要角色。中药吸嗅学则是基于心理学这架桥梁，借助芳香中药吸嗅治疗的方式，通过吸入不同种类植物自身化学物质挥发所带来的气味体验，从而得到不同心理状态的反馈，加深情感的层次感。

研究表明，气味可以触发人的情绪和记忆，产生心理和生理的反应。当我们闻到某种特定的气味时，会引发脑内与情感和记忆相关的神经回路，从而影响我们的心理体验和情绪状态。因此，中药吸嗅学可以通过气味和香气的刺激，对人的情绪和心理健康产生影响。例如，某些中药的气味被认为具有舒缓、镇定、提神、抗焦虑等功效，可以调节人的情绪和情感状态，缓解压力和焦虑感。此外，某些中药的气味还可以引起人的记忆和联想，帮助改善注意力和认知功能。

总之，中药吸嗅学是一门融合了心理学、中医药学和神经科学等多个学科的交叉学科，它通过中药精油等制剂对人体的影响，探究人体的感知、认知、情感等方面，为疾病诊断、治疗和健康调节提供了新的途径。

参考文献

[1] Su Y H, Lin J Y. Menthone inhalation alleviates local and systemic allergic inflammation in ovalbumin-sensitized and challenged asthmatic mice[J]. Int J Mol Sci, 2022, 23 (7) .

[2] Kennedy-Feitosa E, Oliveira-Melo P, Evangelista-Costa E, et al. Eucalyptol reduces airway hyperresponsiveness in rats following cigarette smoke-exposed[J]. Pulm Pharmacol Ther, 2020, 61: 101887.

[3] Csikos E, Cseko K, Ashraf A R, et al. Effects of thymus vulgaris L., Cinnamomum

verum J. Presl and Cymbopogon nardus (L.) Rendle essential oils in the endotoxin-induced acute airway inflammation mouse model[J]. Molecules, 2020, 25 (15).

[4] Liang M, Du Y, Li W, et al. SuHeXiang essential oil inhalation produces antidepressant- and anxiolytic-Like effects in adult mice[J]. Biol Pharm Bull, 2018, 41 (7): 1040-1048.

[5] 胡慧艳，任婧楠，李晓，等. 嗅闻佛手柑精油对阿尔兹海默症小鼠的神经保护作用研究 [J]. 华中农业大学学报，2022，41（1）：229-237.

[6] Fung T, Lau B, Ngai S, et al. Therapeutic Effect and Mechanisms of Essential Oils in Mood Disorders: Interaction between the Nervous and Respiratory Systems[J]. Int J Mol Sci, 2021, 22 (9).

[7] Barati F, Nasiri A, Akbari N, et al. The Effect of Aromatherapy on Anxiety in Patients[J]. Nephrourol Mon, 2016, 8 (5): e38347.

[8] Xiong M, Li Y, Tang P, et al. Effectiveness of aromatherapy massage and inhalation on symptoms of depression in Chinese community-dwelling older adults[J]. J Altern Complement Med, 2018, 24 (7): 717-724.

[9] Zhang N, Zhang L, Feng L, et al. Cananga odorata essential oil reverses the anxiety induced by 1- (3-chlorophenyl) piperazine through regulating the MAPK pathway and serotonin system in mice[J]. J Ethnopharmacol, 2018, 219: 23-30.

[10] Sanchez-Vidana D I, Po K K, Fung T K, et al. Lavender essential oil ameliorates depression-like behavior and increases neurogenesis and dendritic complexity in rats[J]. Neurosci Lett, 2019, 701: 180-192.

[11] 张轶，贺芳，何叶成，等. 薰衣草精油对抑郁症大鼠海马、杏仁核 pCREB 及 c-fos 表达影响的研究 [J]. 中华中医药学刊，2021，39（2）：194-198.

[12] Wolffenbuttel A N, Zamboni A, Becker G, et al. Citrus essential oils inhalation by mice: Behavioral testing, GCMS plasma analysis, corticosterone, and melatonin levels evaluation[J]. Phytother Res, 2018, 32 (1): 160-169.

[13] Villareal M O, Ikeya A, Sasaki K, et al. Anti-stress and neuronal cell differentiation induction effects of Rosmarinus officinalis L. essential oil[J]. BMC Complement Altern Med, 2017, 17 (1): 549.

[14] Vaziri F, Khosropoor M, Hidari M, et al. The effect of aromatherapy by lavender oil on infant vaccination pain: a double blind randomized controlled trial[J]. J Caring Sci,

2019, 8 (1): 17–21.

[15] Babatabar D H, Vahedian–Azimi A, Ghasemi S, et al. The effect of aromatherapy with rose and lavender on anxiety, surgical site pain, and extubation time after open–heart surgery: A double–center randomized controlled trial[J]. Phytother Res, 2020, 34 (10): 2675–2684.

[16] Sadeghi N, Azizi A, Asgari S, et al. The effect of inhalation aromatherapy with damask rose essence on pain intensity and anxiety in burned patients: A single–blind randomized clinical trial[J]. Burns, 2020, 46 (8): 1933–1941.

[17] Martins D F, Emer A A, Batisti A P, et al. Inhalation of Cedrus atlantica essential oil alleviates pain behavior through activation of descending pain modulation pathways in a mouse model of postoperative pain[J]. J Ethnopharmacol, 2015, 175: 30–38.

[18] Emer A A, Donatello N N, Batisti A P, et al. The role of the endocannabinoid system in the antihyperalgesic effect of Cedrus atlantica essential oil inhalation in a mouse model of postoperative pain[J]. J Ethnopharmacol, 2018, 210: 477–484.

[19] Lee G, Park J, Kim M S, et al. Analgesic effects of eucalyptus essential oil in mice[J]. Korean J Pain, 2019, 32 (2): 79–86.

[20] Wang C, Wang Y, Gong B, et al. Effective components and molecular mechanism of agarwood essential oil inhalation and the sedative and hypnotic effects based on GC–MS–Qtof and molecular docking[J]. Molecules, 2022, 27 (11): [页码不详].

[21] Zhong Y, Zheng Q, Hu P, et al. Sedative and hypnotic effects of compound Anshen essential oil inhalation for insomnia[J]. BMC Complement Altern Med, 2019, 19 (1): 306.

[22] Ahmed T F, Ahmed A, Imtiaz F. History in perspective: How Alzheimer's Disease came to be where it is. [J]. Brain Res, 2021, 1758: 147342.

[23] Boiangiu R S, Brinza I, Hancianu M, et al. Cognitive facilitation and antioxidant effects of an essential oil mix on scopolamine–induced amnesia in rats: Molecular modeling of in vitro and in vivo approaches[J]. Molecules, 2020, 25 (7): [页码不详].

[24] Cioanca O, Hancianu M, Mihasan M, et al. Anti–acetylcholinesterase and antioxidant activities of inhaled juniper oil on amyloid beta (1–42) –induced oxidative stress in the rat hippocampus[J]. Neurochem Res, 2015, 40 (5): 952–960.

[25] Okuda M, Fujita Y, Takada–Takatori Y, et al. Aromatherapy improves cognitive dysfunction in senescence–accelerated mouse prone 8 by reducing the level of amyloid beta

上篇 总论

第三章 中药吸嗅学的现代研究

and tau phosphorylation[J]. PLoS One, 2020, 15 (10): e240378.

[26] 郑景元，隋华，马梦雨，等 . 中医芳香疗法治疗失眠的研究进展 [J]. 中国民间疗法，2023，31（2）：121-125.

[27] 邵笑，韦荣泉，廖丹，等 . 穴位按摩联合芳香疗法在缓解骨肉瘤患者化疗相关性恶心呕吐的应用研究 [J]. 内蒙古中医药，2023，42（11）：80-81.

[28] Maia M O, Dantas C G, Xavier F L, et al. The Effect of Alpinia zerumbet Essential Oil on Post-Stroke Muscle Spasticity[J]. Basic Clin Pharmacol Toxicol, 2016, 118 (1): 58-62.

[29] Nasiri L Z, Hajimonfarednejad M, Riasatian M, et al. Efficacy of inhaled Lavandula angustifolia Mill. Essential oil on sleep quality, quality of life and metabolic control in patients with diabetes mellitus type Ⅱ and insomnia[J]. J Ethnopharmacol, 2020, 251: 112560.

[30] Dos R L L, Dos S J, Tufik S, et al. Lavender essential oil on postmenopausal women with insomnia: Double-blind randomized trial[J]. Complement Ther Med, 2021, 59: 102726.

[31] Hamzeh S, Safari-Faramani R, Khatony A. Effects of Aromatherapy with Lavender and Peppermint Essential Oils on the Sleep Quality of Cancer Patients: A Randomized Controlled Trial[J]. Evid Based Complement Alternat Med, 2020: 7480204.

[32] Ko L W, Su C H, Yang M H, et al. A pilot study on essential oil aroma stimulation for enhancing slow-wave EEG in sleeping brain[J]. Sci Rep, 2021, 11 (1): 1078.

[33] 李芷悦 . 抗疲劳复方精油的应用及其机理研究 [D]. 北京：北京中医药大学，2018.

[34] Amirhosseini M, Dehghan M, Mangolian S P, et al. Effectiveness of aromatherapy for relief of pain, nausea, and vomiting after percutaneous nephrolithotomy: A randomized controlled trial[J]. Complement Med Res, 2020, 27 (6): 440-448.

[35] Using aromatherapy to alleviate nausea symptoms in Phase 2 recovery patients[J]. AORN J, 2019, 110 (5): 17-18.

[36] 王宝君，董国菊，刘剑刚，等 . 宽胸气雾剂缓解冠心病心绞痛发作及对血管内皮功能的影响 [J]. 中国中医急症，2015，24（12）：2175-2178.

[37] 胡南红 . 氧驱雾化吸入穿琥宁治疗小儿急性支气管炎 82 例 [J]. 当代医学（学术版），2007（12）：20-21.

中药吸嗅学

[38] 孙红梅. 化瘀方配合药枕治疗小儿支气管哮喘缓解期 66 例 [J]. 河北中医, 2000（10）: 736–737.

[39] Tanvisut R, Traisrisilp K, Tongsong T. Efficacy of aromatherapy for reducing pain during labor: a randomized controlled trial[J]. Arch Gynecol Obstet, 2018, 297 (5): 1145–1150.

[40] Safajou F, Soltani N, Taghizadeh M, et al. The effect of combined inhalation aromatherapy with lemon and peppermint on nausea and vomiting of pregnancy: A double-blind, randomized clinical trial[J]. Iran J Nurs Midwifery Res, 2020, 25 (5): 401–406.

[41] Choi S Y, Park K. Effect of inhalation of aromatherapy oil on patients with perennial allergic rhinitis: A randomized controlled trial[J]. Evid Based Complement Alternat Med, 2016 (2): 2016.

[42] 排楠生，王祖红，李杰，等. 针灸结合芳香疗法治疗慢性前列腺炎的临床研究 [J]. 中医外治杂志, 2023, 32（1）: 38–40.

[43] 张双丽，赵怡楠，冯艺凡，等. 中药吸嗅学的内涵与外延 [J]. 中华中医药杂志, 2023, 38（8）: 3517–3521.

[44] 李玉坤，刘大胜，任聪，等. 中医芳香疗法的研究进展 [J]. 中国中医急症, 2020, 29（1）: 178–181.

[45] 王晓禹，吴国泰，杜丽东，等. 中药挥发油新型制剂及其质量控制的研究现状 [J]. 中国药房, 2021, 32（20）: 2551–2555.

[46] 雷会霞，苗明三. 基于数据挖掘的临床中药鼻腔用药特点分析 [J]. 中药药理与临床, 2023, 39（2）: 89–92.

[47] 贾维刚，徐庆，张志恒，等. 中药熏吸疗法治疗呼吸系统疾病的历史沿革与应用进展 [J]. 中国中医基础医学杂志, 2020, 26（7）: 1025–1029.

[48] 张璐，龚旭昊，范强，等. 一测多评法在含生物碱类成分中药质量控制中的应用研究 [J]. 中国兽药杂志, 2023, 57（9）: 50–63.

[49] 高蕾，马玉楠，王亚敏，等. 吸入粉雾剂质量控制研究的相关技术要求 [J]. 中国新药杂志, 2019, 28（3）: 332–334.

[50] 王晓禹，吴国泰，杜丽东，等. 中药挥发油新型制剂及其质量控制的研究现状 [J]. 中国药房, 2021, 32（20）: 2551–2555.

[51] 刘媛，臧振中，伍振峰，等. 中药挥发油质量控制的现状、问题与对策 [J]. 中药, 2018, 49（24）: 5946–5951.

[52] 张英，葛新顺，宋楠 . 质量控制在儿童雾化吸入中的应用效果 [J]. 河北医药，2023，45（14）：2234–2236&2240.

[53] 刘璐，张峻颖 . 挥发油生产工艺和质量控制研究进展 [J]. 中国处方药，2020，18（2）：14–16.

[54] 陈振华，刘苏珍，周斌，等 . 浅谈中药质量标准现状与几种质量评价方法 [J]. 时珍国医国药，2016，27（3）：694–696.

中药吸嗅学

第四章　中药吸嗅学的实验研究

第一节　概述

中医药作为中国传统医学的瑰宝，拥有数千年的历史和丰富的实践经验。中医药理论强调"治未病"和"整体观念"，注重调节人体内部的平衡。中药吸嗅疗法是芳香疗法的一种，通过吸嗅中药的特定芳香类成分，使中药的有效成分由鼻而入，上行入脑，下达于呼吸道，通行十二经，对人体产生广泛而深远的生理和药理效应。这种方法无须口服中药，减少了中药对胃肠道的刺激和肝肾的负担，具有简便易行、安全有效的特点。近年来，随着现代科技的进步和人们对健康需求的日益增长，中药吸嗅疗法的研究逐渐深入，在临床治疗和保健养生领域的应用也日益广泛。

中药吸嗅实验研究主要是针对中药的芳香成分进行系统的实验研究，通过吸嗅中药的特定芳香类成分，观察和分析这些成分对人体产生的生理、药理效应，从而探究其治疗或保健作用的一种科学方法。这种方法结合了中医药理论和现代科技手段，旨在挖掘和验证中药芳香类成分在治疗和保健方面的潜力，为中药的现代化和国际化提供科学依据。通过现代科技手段提取中药的精华成分，制备成方便使用的中药吸嗅剂，为中药吸嗅疗法的发展提供了有力的支持。研究挖掘和验证中药芳香类成分在治疗和保健方面的作用，也进一步拓展了中医药的应用范围。

中药吸嗅实验研究的主要目的是深入探讨中药芳香类成分在人体内的作用机制、疗效及安全性，为中药吸嗅疗法的临床应用提供科学依据。通过系统的实验研究，期望能够明确中药芳香类成分的具体作用靶点、信号通路等，揭示其在神经系统、心脑血管系统、呼吸系统等领域中的潜在应用价值。同时，也将关注中药吸嗅疗法的安全性问题，评估其对人体可能产生的不良反应和其他风险。在研究方法上，采用现代科技手段，如气相色谱－质谱联用技术、高效液相色谱技术等，对中药芳香类成分进行精确的提取和分析。同时结合临床观察和动物实验等多种研究方法，全面评估中药吸嗅疗法的疗效和安全性。通过中药吸嗅实验研究的开展，期望能够为中药吸嗅疗法的临床应用提供更加坚实的理论基础和实践指导。同时，能够促进中医药学与国际医学界的交流与合作，推动中医药学的国际化进程。

中药吸嗅实验研究方法主要包括文献研究法、中药芳香类成分的提取、中药吸嗅剂的制备、实验动物的饲养与管理、实验操作与数据记录及数据分析与结果解读等。中药吸嗅实验研究的方法在推动中药芳香疗法领域的发展中具有极其重要的意义。这些方法不仅为中药吸嗅疗法的研究提供了科学依据，还为其临床应用提供了有力的支撑。有助于科学验证与证据积累、作用机制的明确、技术创新的推动，以及临床应用的指导，在推动中药吸嗅疗法领域的发展中具有不可替代的作用。通过科学的实验设计和严谨的实验操作，我们能够深入探索中药芳香类成分的作用机制和疗效，为其临床应用提供有力支撑，并推动中医药学的国际化进程。

中药吸嗅实验研究的应用较为广泛，主要集中于神经系统。研究发现，具有挥发性的芳香中药精油在神经系统疾病的治疗中具有显著效果。例如，某些中药芳香类成分能够缓解紧张焦虑、改善抑郁情绪、提高睡眠质量等。这对于治疗阿尔茨海默病、卒中后抑郁等神经系统疾病提供了新的思路和方法。中药吸嗅疗法在心脑血管疾病及呼吸系统疾病的防治中也显示出潜在的治疗效果。通过吸嗅特定的中药芳香类成分，可以活血通络、开窍醒神，对心脑血管疾病患者产生积极的影响。研究表明，这种疗法能够改善心脑血管疾病患者的临床症状，提高生活质量。某些中药芳香类成分具有抗菌、抗炎、抗病毒等作用，可以直接作用于呼吸道黏膜，产生局部治疗作用，用于治疗感冒、咳嗽、哮喘等呼吸系统疾病。中药吸嗅疗法还可以用于保健养生。一些中药芳香类成分具有提神醒脑、舒缓疲劳、增强免疫力等功效，通过日常吸嗅这些中药芳香类成分，可以预防疾病、保健身体。

中药吸嗅实验研究在发展过程中也面临许多挑战：①芳香成分的提取、制备及吸嗅剂的标准化和质量控制仍有一定挑战。由于中药的复杂性和多样性，提取和制备过程中可能存在成分变化、纯度不足等问题，会影响实验结果的可靠性和准确性。②中药吸嗅疗法的作用机制尚未完全明确。虽然已有一些研究表明中药芳香类成分能够影响神经系统、心脑血管系统等，但具体的作用机制、靶点及信号通路等仍需进一步研究和探讨。③中药吸嗅疗法在临床应用中受到一定限制。一方面，由于中药的复杂性和多样性，难以进行大规模的临床试验来验证其疗效和安全性；另一方面，目前中药吸嗅疗法主要作为辅助治疗手段，其疗效可能受到其他治疗方法的干扰。④不同个体对中药芳香类成分的敏感性和反应可能存在差异。这可能导致实验结果在不同个体之间存在差异，影响中药吸嗅疗法的疗效评估和临床应用。

随着现代科技的不断进步和创新，中药吸嗅疗法将在更多的领域得到应用和发展，进一步推动中医药学的国际化进程。通过共同的努力和探索，中药吸嗅疗法将为人类的健康事业贡献更多的智慧和力量。

第二节　思路与方法

中药吸嗅作为一种传统与现代相结合的疗法，近年来逐渐受到关注。它主要通过吸入中药的特定芳香类成分，使中药成分直接进入呼吸系统，进而作用于全身，达到治疗或调理的效果。本文旨在探讨中药吸嗅实验研究的思路与方法，以期为相关研究提供参考。

中药吸嗅学作为中药学的一个新兴分支，主要研究中药的气味对人体健康的影响。近年来，随着中医药的国际化与现代化进程，中药吸嗅学的研究逐渐受到重视。动物实验作为中药吸嗅学研究的重要手段之一，对于揭示中药气味的作用机制、评估其疗效及安全性具有重要意义。

一、研究思路

1. 确立研究目的

中药吸嗅实验研究的第一步是明确研究目的，探究中药气味对人体健康的潜在作用，包括改善心理状态、增强免疫力、预防疾病等。通过动物实验，可以初步验证中药气味的疗效及安全性，为后续的临床研究提供科学依据。明确的研究目的有助于后续实验设计的针对性和有效性。

2. 设计实验方案

根据研究目的和中药品种，设计合理的实验方案。实验方案应包括实验对象、实验时间、实验环境、实验方法等关键要素。实验对象的选择应充分考虑年龄、性别、健康状况等因素；实验时间应合理安排，避免过长或过短；实验环境应保持稳定，减少外界干扰；实验方法应科学、严谨，确保实验结果的准确性和可靠性。

3. 筛选中药品种及制备制剂

根据研究目的，筛选出具有相关药效的中药品种，这需要对中药的药理作用、化学成分等有深入了解。在筛选过程中，可以结合文献研究、市场调研等手段，综合考虑中药的产地、品质、安全性等因素。将筛选出的中药加工成适合吸嗅的制剂形式，如中药香囊、中药精油等。制备过程中要注意保持中药的有效成分和安全性。对于不同的中药品种，可能需要采用不同的制备工艺和配方，以达到最佳的吸嗅效果。

4. 实验动物的选择

实验动物的选择应遵循以下原则：一是与人类生理结构相似，以便更好地模拟人类反应；二是易于饲养和管理，保证实验的可操作性。常用的实验动物包括小鼠、大鼠、兔子等。在选择实验动物时，还需考虑其品种、年龄、性别、体重等因素，以确保实验结果的准确性和可靠性。

5. 中药气味的制备与给药方式

中药气味的制备可采用水蒸气蒸馏法、超临界萃取法等方法提取中药挥发油或精油。中药气味的给药方式可包括自然挥发、雾化吸入、鼻饲等。在实验过程中，应严格控制给药浓度、给药时间、给药频率等因素，以确保实验结果的稳定性和可重复性。

6. 实验设计与分组

实验设计应遵循随机、对照、重复的原则。实验动物应随机分为实验组和对照组，实验组接受中药气味治疗，对照组则接受空白对照或安慰剂治疗。在实验过程中，应设置多个时间点进行观察和测量，以便全面了解中药气味的作用效果和持续时间。

7. 观察指标与检测方法

观察指标可包括生理指标（如心率、呼吸频率、血压等）、生化指标（如血糖、血脂、肝功能等）、免疫指标（如白细胞计数、抗体水平等）以及行为学指标（如焦虑评分、抑郁评分等）。检测方法可采用相应的仪器和设备进行定量或定性分析。分析过程中可以采用统计学方法，对数据进行处理和分析，以揭示中药吸嗅的效果及其机制。同时，也要结合文献研究和临床实践经验，对实验结果进行解释和验证。

8. 得出结论并撰写报告

实验结束后，根据实验结果得出结论，并撰写详细的实验报告。实验报告应包括研究目的、实验方法、实验结果和结论等关键内容。在撰写报告时，要注意条理清晰、逻辑严密，确保报告的准确性和可读性。

二、研究方法

1. 文献研究法

通过查阅相关文献，了解中药吸嗅的研究背景、现状、发展趋势等，了解中药吸嗅的理论基础和实践经验，根据文献回顾的结果，明确实验的目的、假设和预期结果。

2. 中药芳香类成分的提取

根据实验目的和所选中药的特点，采用适当的方法提取中药的芳香成分。常用的提取方法包括水蒸气蒸馏法、超临界流体萃取法、溶剂萃取法等。提取过程中要注意控制温度、压力、时间等参数，以确保提取物的纯度和活性。同时，还应对提取物进行质量检测和分析，确保其符合实验要求。

3. 中药吸嗅剂的制备

将提取得到的中药芳香类成分制备成方便使用的中药吸嗅剂。根据实验需要，可以将芳香成分与适当的载体或稀释剂混合，制成液体、固体或气溶胶等不同形式的吸嗅剂。制备过程中要注意保持吸嗅剂的稳定性和安全性。

4. 实验动物的饲养与管理

实验动物的饲养与管理应遵循相关法规和标准，确保实验动物的福利和健康。在实验过程中，应定期对实验动物进行观察和检查，记录其生理状态和健康状况。如有异常情况发生，应及时采取相应措施进行处理。

5. 实验操作与数据记录

在实验过程中，应严格按照实验方案进行操作，确保实验结果的准确性和可靠性。同时，通过观察和记录动物的表观指标、生化指标等检测手段，评估中药芳香类成分对实验动物的影响。在记录数据时，应注意数据的准确性和完整性，避免遗漏或错误。

6. 数据分析与结果解读

在实验结束后，应对实验数据进行统计分析和解读，以评估中药芳香类成分对实验对象的影响程度和显著性。采用合适的统计学方法对数据进行处理和分析，结合中医药理论和现代科技手段，对中药芳香类成分的作用机制、疗效及安全性进行解释和讨论。同时，将实验结果与已有的研究进行比较和验证，以进一步确认实验结果的可靠性和适用性。

中药吸嗅学实验研究是揭示中药气味作用机制、评估其疗效及安全性的重要手段之一。通过合理的实验设计和研究方法，可以初步验证中药气味的疗效及安全性，为后续的临床研究提供科学依据。未来，随着中医药的国际化与现代化进程加速推进，中药吸嗅学的研究将更加深入和广泛。同时，我们还应不断探索新的研究方法和技术手段，以推动中药吸嗅学研究的不断发展和进步。

第三节　中药吸嗅药效学研究

1. 中药吸嗅药效学研究的概念

中药吸嗅药效学研究是一个融合传统中医药理论与实践的现代研究领域，是指中药通过嗅觉或呼吸系统进行的治疗作用研究，尤其是在药理机制、药效物质基础、临床应用等方面。中药吸嗅疗法历史悠久，但其药效学研究起步较晚。随着现代医药科技的发展，学者们对中药吸嗅疗法的效果和机制有了更深层次的认识。研究显示，中药通过嗅觉或呼吸系统可以快速发挥治疗作用，且这种方法具有非侵入性和安全性。

2. 中药吸嗅药效学的研究方法

中药吸嗅药效学的研究方法主要包括文献回顾、现代药理学研究、临床实验等。文献回顾主要是搜集古代文献和现代研究资料，对中药吸嗅疗法的历史沿革和理论基础进行梳理。张锦瑞等通过检索中国知网、万方数据、维普中文期刊、PubMed 数据库、Web of Science 核心数据库、ScienceDirect 数据库等，搜集了 158 篇关于吸嗅治疗的临床研究文献。这些文献涵盖了治疗类型、治疗途径、主治病症、中药成分等多个维度，为吸嗅疗法临床应用指南的规范建立提供了数据支撑和参考。张泽宇等通过对古代与现代中药经鼻吸入法所治疾病、使用中药、给药形式等进行比较分析，发现古代多用粉末吸入给药，现代则以雾化吸入给药为主，且现代临床直接使用中药粉末吸入给药的情况较少。帅书苑等通过查阅相关文献结合现代研究进展，从单方、复方和有效成分 3 个方面对具有提神醒脑、提高认知的芳香中药精油的药效及相关作用机制进行了论述，为筛选安全有效的芳香精油提供新的研究思路，并为新型复方提神醒脑芳香中药精油的开发提供了理论依据。

现代药理学侧重于研究中药成分的药理作用机制，以及如何通过嗅觉系统影响人体生理功能。李文静使用脂多糖腹腔注射构建炎症应激小鼠抑郁模型，通过硫酸锌滴鼻灌洗构建嗅觉障碍模型，并应用苏合香精油进行干预，以探索苏合香吸嗅对抑郁小鼠的影响是否通过嗅觉进行介导。研究结果显示，苏合香精油吸嗅能显著降低急性应激诱发的小鼠抑郁和焦虑样行为，且能逆转炎症刺激诱发的小鼠抑郁样行为。此外，嗅觉功能测试显示，苏合香吸嗅可能通过嗅觉系统发挥其抗抑郁作用。崔洁琼等研究芳香中药复方制剂苍艾挥发油及主要成分丁香酚对抑郁样模型大鼠行为学改变和血清脑源性神经营养因子水平的影响，具体方法是模型组大鼠采用连续 35 天孤养结合慢性不可预知温和应激，复制抑郁样大鼠模型，造模成功后连续 7 天经鼻吸入给药。研究结果显示，经鼻吸入给药后，苍艾挥发油及主要成分丁香酚能改善大鼠抑郁样行为，升高血清脑源性神经营养因子水平，其抗抑郁作用分子机制可能与脑源性神经营养因子相关。有学者研究发现，迷迭香精油通过嗅觉途径改善 C57BL/6 鼠的学习记忆能力，可能与海马 CA1 区乙酰胆碱酯酶和谷氨酸受体 1 的变化有关，并通过增加海马内五羟色胺和 γ- 氨基丁酸的含量来改善血管性痴呆模型大鼠的学习记忆能力。有研究表明，迷迭香多糖能通过提高自由泳小鼠腓肠肌中的肌糖原、血清和肝脏中的超氧化物歧化酶、谷胱甘肽过氧化物酶的活性，降低血清中的乳酸、乳酸脱氢酶、肌酸激酶活性及血清和肝脏中的丙二醛的水平来有效延长小鼠负重游泳时间，这说明迷迷香可以通过作用于不同的神经递质发挥其抗疲劳、改善认知等作用。

现代临床实验则关注中药吸嗅疗法在具体病症治疗中的应用效果和安全性。有研究通过吸嗅冰菖散联合口服茴拉西坦的方式，评价该治疗方式对伴有嗅觉减退的痰瘀阻窍型老年遗忘型轻度认知功能障碍患者的临床疗效。研究显示，这种联合治疗方式能显著改善患者的认知功能，尤其是情节记忆能力，疗效显著优于单一中药治疗。此外，冰菖散可以改善患者的嗅觉功能，其机制可能与通过嗅觉通路调节海马区神经元的功能活动有关。杨佩秋等观察采用体位引流方式结合中药吸嗅治疗慢性上颌窦炎的临床效果，通过对治疗组患者采用体位引流结合中药吸嗅疗法治疗，并设对照组（采用上颌窦穿刺术，同时用抗生素静脉滴注或口服），结果显示治疗组的疗效明显优于对照组。

3. 中药吸嗅药效学的研究挑战和趋势

尽管中药吸嗅药效学取得了一定研究成果，但仍面临诸多挑战。例如，中药的成分复杂多样，其药效物质基础的深入研究需要更多的实验证据支持。中药吸嗅疗法的作用机制、药效、剂量、疗程等因素之间的关系也需要进一步明确。此外，传统研究方法与现代科技的结合还有待进一步深入。部分研究显示，中药通过嗅觉通路可以影响心血管系统、呼吸系统等，但具体机制尚不清晰。

未来，中药吸嗅药效学的研究有望更加深入，研究方法也将更为多样化和系统化。例如，可利用现代分离技术和分析方法，寻找并鉴定中药中的有效成分，对药效物质基础进行深入研究。通过现代生理学和分子生物学技术的结合，研究中药如何通过嗅觉通路影响疾病状态。建立标准化操作流程，创新给药方式，提高治疗效果和患者体验。鼓励跨学科合作，整合不同领域的优势，推进中药吸嗅疗法的发展。

第四节　常用中药吸嗅动物模型的复制方法

在目前的药理研究中，中药吸嗅法在治疗肺部疾病和脑部疾病中的应用频率最高。

1. 肺部疾病

罗倩等使用 Wistar 大鼠制备慢性阻塞性肺疾病模型。造模方法：在造模的第 1 天和第 14 天，给大鼠气管滴注 4mg/mL 脂多糖（LPS），共 20μL，其余时间将大鼠置于自制烟熏箱中，点燃 10 根香烟，持续烟熏 1.5 小时，连续烟熏 30 天。

于明霞等使用 SD 大鼠制备咳嗽变异性哮喘（CVA）风伏阴伤证大鼠模型。造模方法：① CVA 组：大鼠用卵蛋白氢氧化铝（OVA）腹腔注射合并卵蛋白氢氧化铝雾化激发致敏。在实验第 1、8 天分别给予大鼠腹腔注射卵蛋白氢氧化铝溶液 1mL（内含卵蛋白 100mg，氢氧化铝 0.25mL，生理盐水 0.75mL），从第 15 天开始，致敏大鼠每天吸入雾化 1% OVA 溶液，激发 20 分钟（流量 2mL/min），连续 14 天。② CVA 风伏阴伤组：在 CVA 组的基础上给予风伏阴伤的干预，分别于实验第 1、3、5、7、9、11、13、15 天，将大鼠置于透风笼中，在平均风速 5m/s、温度（23±2）℃、湿度 50% ~ 55% 的环境中刺激 1 小时，从第 15 天开始，每隔 2 天吹风 1 次，以保证大鼠伏风的状态，持续 4 次。

2. 脑部疾病

刘日群等使用昆明小鼠复制睡眠剥夺模型。造模方法：参照中枢疲劳建模方法，自制水上站立剥夺睡眠水箱（250mm×150mm×150mm），清醒状态下，小鼠可以站立，当身体肌肉张力降低，肌肉放松时，小鼠落水，迫使小鼠保持清醒，剥夺强度为每天 19 小时，重复 2 次，睡眠剥夺 19 小时后，将小鼠取出，风干毛发，休息 5 小时后继续睡眠剥夺。

高琼等使用 C57BL/6J 小鼠嗅觉障碍模型。造模方法：将 3– 甲基吲哚溶解于玉米油中，浓度为 15mg/mL，一次性腹腔注射给药 150mg/kg，24 小时后以小鼠找到鼠料颗粒时间 ≥ 200 s 为模型建立成功。

卞林翠等使用 SD 大鼠复制嗅球毁损模型。造模方法：大鼠麻醉，将头部固定于脑立体定位仪，于鼻额缝部位沿头颅正中切开头部皮肤、皮下软组织及骨膜，暴露颅骨、前囟，定位嗅球，用电钻在对应嗅球的颅骨处钻一孔（直径 25mm 左右），探针搅动破坏嗅球，并将残余组织吸出，创口用可吸收性明胶海绵填塞止血，缝合创口。

王敏等使用 SD 大鼠复制嗅球摘除模型。造模方法：大鼠麻醉，将头部固定于脑立体定位仪上，暴露颅骨，用电钻在前囟前 3.2mm 为后界开窗，暴露左侧嗅球，用厚度为 0.5mm 的刀片由后界垂直插入取出嗅球组织，并将残余组织吸净，创口用明胶海绵填塞止血，骨蜡封闭。

刘传颂等使用 C57BL/6 小鼠复制嗅上皮损毁模型。造模方法：麻醉后，用微量注射器向小鼠双侧鼻孔分别滴入 0.17mol/L 的 $ZnSO_4$ 和 0.7% Triton X–100（磷酸缓冲盐溶液，PBS 配制）混合液 50μL，每天 1 次，共 7 天。

郝野陆等使用 SD 大鼠复制创伤后应激障碍大鼠模型。造模方法：主要包括束缚应激、强迫游泳、乙醚麻醉和孤养四个部分。首先，将大鼠水平禁锢于圆锥形束缚器中 2 小时（使大鼠四肢及躯干束缚在束缚器中，仅尾巴可活动）；随后，立即强迫游泳 20 分钟，水深 40cm，水温 25℃；然后，恢复 15 分钟后用乙醚麻醉至意识丧失；最后，单独饲养 7 天。

张科楠等使用 ICR 小鼠制备阿尔茨海默病模型。造模方法：将小鼠麻醉后固定于脑立体定位仪，沿鼠脑中线位置剪开头顶皮肤，暴露前囟，以前囟为基点，以向后 0.4mm、旁开 1mm、向下 2mm 为中药注射点。吸取 5μL 浓度为 10μmol/L 的人 β 淀粉样蛋白（Aβ1–42），于 5 分钟内精确注射入脑室。注射完毕，先退针 1mm 留针，使中药充分弥散，2 分钟后缓慢退针，缝合。

夏传余等使用 SD 大鼠复制脑缺血再灌注模型。造模方法：大鼠麻醉后切开颈部皮肤暴露组织，钝性分离并暴露右侧的血管和神经，分离出颈总动脉、颈外动脉和颈内动脉。结扎颈外动脉和颈总动脉的近心端，用动脉夹夹闭颈内动脉，并在颈总动脉上剪开一小口，插入线栓，松开动脉夹，将线栓缓缓向颅内推进 1.8～2.0cm，结扎固定线栓和颈内动脉，逐层缝合肌。缺血 2 小时后，轻拉鱼线至颈外动脉主干，恢复血供。

贺利敏等使用昆明小鼠复制自闭症模型。造模方法：在小鼠妊娠的第 12.5 天给予孕鼠腹腔注射 600mg/kg 的丙戊酸钠和生理盐水，仔鼠出生 3 周后可离乳饲养，所产雄性仔鼠为自闭症模型鼠。

刘扬等使用 SD 大鼠复制抑郁模型。造模方法：使用慢性不可预见性中等强度刺激合并孤养方式造模，大鼠每天接受 1 种随机刺激，包括禁食（24 小时）、禁水（24 小时）、冷水游泳（4℃，5 分钟）、热水游泳（45℃，5 分钟）、昼夜节律颠倒、摇晃（5 分钟）、夹尾（3 分钟），持续刺激 4 周。

3. 其他

刘宏等使用 C57BL6 小鼠复制结肠炎相关性结直肠癌小鼠模型。造模方法：小鼠单次腹腔注射 10mg/kg 氧化偶氮甲烷溶液，1 周后饮用 3 个循环的 2.5% 葡聚糖硫酸钠溶液，每次饮用 5 天，间隔 14 天。解剖后的小鼠结肠内壁见肿块，经苏木精 – 伊红染色（Hematoxylin–eosin，HE）染色病理诊断为腺癌病变，可确认建模成功。

陈安琪等使用 SD 大鼠复制硝酸甘油型偏头痛模型。造模方法：大鼠皮下注射硝酸甘油注射剂（0.1mg/kg），给药 30 分钟后，观察到大鼠出现双耳发红、前肢频繁搔头、爬笼次数增多等烦躁表现，判断为建模成功。

第五节　中药吸嗅毒理学研究

一、吸嗅毒理概述

中药中的挥发性成分是吸嗅疗法的核心，常见的挥发性成分以挥发油（精油）为主。精油只需较少的用量即可达到治疗、预防疾病的目的，因此，精油的毒性需引起我们高度重视。一些学者在研究中药挥发油中的化合物种类时，也非常关注不同的化合物在皮肤吸收过程中给人体带来的安全性问题。研究发现不同的化合物在被皮肤吸收后以不同的速度进入血液中。比如，松节油、桉叶油、α– 蒎烯渗透到血管需要 20 分钟；丁子香酚、芳樟醇、大茴香脑、乙酸芳樟酯、香叶基酯、芸香酮需要 20 ～ 40 分钟，茴香油、香柠檬油、柠檬油、水杨酸甲酯乙醚需要 40 ～ 60 分钟，柠檬草油、肉桂醛需要 60 ～ 80 分钟，香菜籽油、芸香油、胡椒薄荷等需要 100 ～ 200 分钟。这些物质的渗透速度和分子量的大小、亲脂性有关。

中药精油的毒性主要分为急性毒性（使用精油后几分钟到几个星期出现）、中期毒性（使用精油后 3 个月至 12 个月出现）、长期毒性（几年后出现）三类。其中急性毒性主要是皮肤过敏反应（如出现红斑、水肿、溃烂等），可适当调节精油的用量或选择合适的赋形剂；中期毒性主要是大剂量服用中药精油导致的肝损伤或心律失常，可通过适当减少精油剂量或通过与相畏、相杀之品配伍，调其偏性、减其毒性；目前对于长期毒性的研究较少，我们可加强对中药精油相关毒性的实验研究，以补充学术空白。此外，还有文献报道称极少数精油的化学成分有致癌性、遗传毒性等，如甲基丁香酚在动物体内有致癌性，是一种致癌物。

二、吸嗅对各系统的毒性作用

1. 吸嗅对消化系统的影响

消化系统的基本生理功能是摄取、转运、消化食物和排泄废物。有研究指出，一些酮类、酯类和醛类化合物进入血液后会和血红蛋白结合，从而干扰血红蛋白的功能，尤其是过量使用的酮类化合物会在肝脏中积累，导致肝中毒。因此，在临床中，酮类化合物含量高的精油务必慎重使用或者不使用。比如在唇萼薄荷精油中的一种成分——长叶薄荷酮，在肝脏代谢过程中会产生薄荷呋喃，薄荷呋喃可与肝细胞产生不可逆的结合，导致肝脏被破坏。Germinara 等在薰衣草精油触杀谷象的实验中也发现，薰衣草精油对谷象有较强的触杀毒性，且随剂量和时间的增加而显著增加，呼吸道吸入半数致死浓度（LC_{50}）值和 LC_{90} 值分别为 1.5mg/L 和 4.1mg/L。牛平等发现，不同浓度的薰衣草精油对马铃薯甲虫幼虫均具有较强的拒食和胃毒作用，且在各浓度下表现出随着时间的延长，薰衣草精油的拒食作用逐渐减弱，10μL/mL 浓度的薰衣草精油拒食效果显著高于其他浓度。

刘小金等的研究探讨了复方精油高浓度单次吸嗅对小鼠的影响。结果发现，复方精油高浓度单次吸嗅对小鼠体重、血细胞相关指标及肝肾功能均无显著性影响，对脑、鼻、肺、肝、肾等组织无病理性损伤。说明复方精油吸入安全性良好，可以作为提神醒脑的安全性产品使用。冯小龙采用定量构效关系法对挥发油类中药主要化学成分进行安全性预测。结果显示，挥发油中的柠檬烯和芳樟醇未显示出遗传毒性，但 α- 蒎烯可能存在潜在的肝脏毒性风险，其在芳香疗法应用中可能表现出解痉和致痉的双重作用。

2. 吸嗅对皮肤系统的影响

皮肤是人体最大的器官，具有防御、调节体温等功能。柑橘类植物精油大多含有呋喃香豆素类化合物，这类化合物的存在使得该类精油具有一定的光敏毒性。精油浓度越高，刺激皮肤并引起变态反应或光过敏的可能性越大。如肉桂精油从肉桂皮中提取出来后，浓度会浓缩至 100 倍以上，肉桂精油中的桂皮醛能快速透过皮肤（透过率 > 60%），过度使用会导致皮肤黏膜的灼伤。100% 薰衣草精油和苦水玫瑰精油都具有一定的刺激性和致敏性。

叶翛然等人的研究探讨了复方精油对于非细菌感染性小儿高热的治疗效果，发现其能有效促进非细菌感染性小儿高热降低，帮助患儿恢复健康，但也会引发皮疹。吴玉兰等人对沉香精油的过敏反应进行了研究，发现动物在给药后出现了明显的水肿和扭体等不良反应，动物皮肤出现红肿、斑点、角质层增厚、水肿，淋巴细胞、嗜酸性粒细胞等炎症细胞的浸润，深皮层充血、出血，结缔组织坏死、变性，以及免疫球蛋白升高等现象。

3. 吸嗅对中枢神经系统的影响

神经系统疾病常发生于中枢神经系统、周围神经系统和植物神经系统，主要表现为感觉、运动和自主神经系统功能障碍。芳香类化合物通过鼻黏膜的吸收，气味分子被转化为化学信号，传递到大脑边缘系统和其他部位，影响脑电波，从而引起行为改变。动物毒理学研究资料显示，薄荷油对大鼠具有剂量依赖性脑损伤的毒性的作用，可在小脑内形成脓包样空洞。艾丽珍等人的研究探讨了不同浓度茶树精油治疗蠕形螨睑缘炎的有效性及安全性，研究发现，浓度为 25% 的茶树精油可能导致眼部发红、肿胀、流泪、眼刺痛等不良反应。樟脑是一种酮类化合物，广泛存在于多种精油中。研究表明，樟脑会引起中枢神经系统中毒。据统计，1973 年美国因摄入樟脑过度而发生的中毒事件超过 500 例。樟脑中毒的症状有缩瞳、频脉、心动过速和呼吸急促。除了酮类化合物外，一些醛类化合物也可能引起中毒。

三、注意事项

为预防中药精油引起不良反应，需注意以下几点：①对于皮肤过敏者，用前要做过敏试验；②孕妇，以及高血压、气喘、癫痫和急性心脏病患者慎用中药精油，应在医师指导下合理使用；③儿童、老人、易过敏体质者应在专业人士的指导下，选择含酮类物质较少的精油；④精油用于沐浴、熏蒸时，时间不宜过久；⑤精油不能直接入口、鼻、耳，若不慎接触，需用足够的植物油稀释以清洗，并迅速就医；⑥少部分精油（如柑橘类）使用后，需避免接触阳光，否则会导致过敏现象。

第六节　存在问题与展望

一、存在问题

中药吸嗅学有着悠久的历史，近年来，随着现代医学技术的不断发展，中药吸嗅学在疾病预防和治疗中得到广泛应用。然而，针对中药吸嗅的药理实验方法仍存在一些问题。例如，动物模型应当如何选择，给药时间多长为宜，给药的剂量如何折算，如何保证吸嗅疗法在动物实验中能合理应用等，均存在诸多争议。因此，还需针对中药吸嗅药理实验中存在的问题，结合开展的中药吸嗅药理实验研究进行深入探讨。

1. 缺少中药吸嗅实验动物模型选择的规范

动物模型的选择对于研究结果的可靠性十分重要，但在中药吸嗅实验研究中，往往缺乏对动物模型选择的科学规范和标准，这有可能导致实验结果的不稳定性，使得其难以复制，从而影响中药吸嗅实验的可重复性和科学性。不同种类的动物在生理和代谢方面存在差异，对于同一种中药的吸嗅反应也可能存在差异，所以动物模型的选择应充分考虑到中药的性质、适应证等因素。因此，建立起科学合理的中药吸嗅实验动物模型选择的规范对于提高实验结果的可信度至关重要。

2. 缺少中药吸嗅实验研究的规范

从中药加工到实验研究，中药吸嗅实验涉及多个环节，但至今尚未形成适用于中药吸嗅实验研究的规范体系。中药吸嗅疗法被视为一种外治法，但一些观点认为"外治之理，即内治之理"，即外用与内服应遵循统一的理论体系。尽管这一原则可以指导中药吸嗅的应用，但不能简单照搬。在目前所记载的吸嗅实验研究中，给药剂量、时间等设定多参考内服或其他外用给药方式。然而，多项临床研究表明，不同的给药方式对同一种中药的吸收水平和疗效产生的差异较大，中药吸嗅给药无须经过口腔内服，避免了中药对消化道的刺激，同时减少了肝脏的负担，微小剂量即可产生疗效。就用法用量而言，目前只有极少使用吸嗅法的研究明确注明了用量用法。例如，在一项探究复方精油吸嗅对睡眠剥夺小鼠的清醒维持作用及机制研究中，研究者注明了各精油配比、给药体积、时间、吸嗅装置等，这样的记录方式便于实验结果的复制和拓展应用。在实验操作的过程中，如果缺乏统一的操作指南和规范的操作流程，也会导致在复制实验时存在较大的操作差异性。例如，吸嗅疗法和使用装置的不同可能会导致实验结果的不稳定性，影响实验结果的可重复性和可信度。

3. 缺少中药吸嗅毒理学研究

在中药吸嗅实验研究中，不仅要考虑其药效，还需充分考虑不良反应。中药作为一种天然药物具有复杂的化学成分和药理作用，在吸入的过程中可能会导致呼吸道刺激、过敏反应等不良反应。然而，目前很多中药吸嗅实验仅关注其药效，而忽视其潜在的不良反应。缺乏中药吸嗅毒理学研究，将无法全面评估中药吸嗅对人体健康的影响，可能导致中药吸嗅疗法在临床应用中出现不良反应。因此，有必要加强中药吸嗅学的毒理学研究，全面评估中药吸嗅疗法的安全性和可靠性。

4. 缺少中药吸嗅实验的现代机制研究

虽然中药吸嗅疗法在古今都被广泛使用，并被认为具有疗效，但其具体的作用机制尚未完全阐明，需进一步研究。首先，中药的挥发性成分和化合物组成复杂多样，且存在相互作用，很难将吸嗅治疗的效果归因于单一成分或化合物，这为研究带来了一定的挑战。其次，中药吸嗅的生物学基础尚未完全明确，尽管我们知道人类鼻腔中存在嗅觉受体，但对于中药成分与这些受体的具体相互作用方式还存在许多未知之处。此外，中药吸嗅后产生的生理和药理效应也需要更深入研究。因此，有必要深入探讨吸嗅后中药在人体内的释放、吸收和作用机制。

二、展望

中药吸嗅实验是中医药研究中一种重要的实验手段。然而，随着现代科学技术的发展和医学研究的深入，中药吸嗅实验也面临着一系列挑战和机遇。我们应通过以下措施推动中药吸嗅实验的发展：①建立中药吸嗅实验动物模型选择规范和中药吸嗅实验研究规范，建立科学的评估体系，如制定药材品质标准、确定活性成分含量的测定方法等，以确保中药吸嗅的标准化、质量控制和安全性；②加强实验研究的规范化，制定中药吸嗅疗法的诊疗指南和操作规程，尤其对于现代吸嗅新疗法（如雾化吸入法、香熏吸入法等）应予以特别关注；③进行长期的安全性监测和不良反应评估，并将中药吸嗅给药与其他给药方式进行比较研究，进一步确认中药吸嗅疗法的疗效和安全性；④开展中药吸嗅现代研究，可以运用先进的化学分析技术，精确而全面地鉴定和量化中药中的挥发性成分，同时比较不同中药的化学组成和挥发性成分之间的差异；⑤开展分子生物学研究，深入了解中药成分与嗅觉受体之间的相互作用，包括中药成分与嗅觉受体的结合方式、信号传导途径，以及与神经递质的相互作用等方面；⑥建立中药吸嗅功能、临床用途与药理作用的数据库和分析方法，加大对中药吸嗅药理实验的研究，补充和完善数据库；⑦建立与中药吸嗅疗法临床应用相协调的吸嗅药理实验，对中药吸嗅疗法做出全面评价，促进中药吸嗅方式及装置的研究开发，拓展应用范围，更好地指导中药吸嗅临床用药。

参考文献

[1] 张双丽，赵怡楠，冯艺凡，等．中药吸嗅学的内涵与外延 [J]. 中华中医药杂志，2023，38（8）：3517-3521.

[2] 张锦瑞，苗明三．吸嗅疗法临床应用文献分析研究 [J]. 世界科学技术 – 中医药现代化，2023，25（8）：2865-2872.

[3] 张泽宇，毛竹君，兰济乐，等．中药经鼻吸入法的理论基础与古今应用比较 [J]. 浙江中医药大学学报，2024，48（4）：483-491.

[4] 帅书苑，郑琴，岳鹏飞，等．芳香中药及其活性成分提神醒脑机制的研究进展 [J]. 中药，2021，52（20）：6403-6412.

[5] 李文静．苏合香吸嗅对炎症抑郁小鼠行为学影响及初步机制研究 [D]. 石家庄：河北医科大学，2021.

[6] 崔洁琼，李华妍，段金凤，等．苍艾挥发油对孤养结合慢性应激抑郁样大鼠血清脑源性神经营养因子水平的影响 [J]. 中华中医药杂志，2022，37（12）：7045-7049.

[7] 丁姗．冰菖散嗅吸干预老年 aMCI 的临床疗效及功能磁共振变化研究 [D]. 南京：南京中医药大学，2020.

[8] 杨佩秋，刘淑文，葛丽丽，等．中药嗅吸并体位引流治疗慢性上颌窦炎的临床观察 [J]. 贵阳中医学院学报，2011，33（4）：90-91.

[9] 罗倩，张广平，彭博，等．痰热清注射液和雾化吸入液治疗慢性阻塞性肺疾病模型大鼠药效比较研究 [J]. 辽宁中医药大学学报，2024，26（8）：8-12&221.

[10] 于明霞，兰瑞恒，余思洋，等．咳嗽变异性哮喘风伏阴伤证大鼠模型建立与

中药吸嗅学

评价 [J]. 中国实验方剂学杂志，2024，30（16）：100–109.

[11] 刘日群，刘小金，李宇棋，等 . 复方精油吸嗅对睡眠剥夺小鼠的清醒维持作用及机制 [J]. 香料香精化妆品，2024（2）：15–20.

[12] 高琼，臧云鹏，刘稳 . 嗅觉训练对 3– 甲基吲哚诱导的嗅觉障碍小鼠嗅觉功能的影响 [J]. 中国医药导报，2024，21（6）：26–29.

[13] 卞林翠，王敏，贺利敏，等 . 玫瑰花蕾萃取物对嗅球毁损大鼠梨形皮质神经元损伤修复的影响及机制 [J]. 山东医药，2016，56（28）：5–8&114.

[14] 王敏，卞林翠，贺利敏，等 . 嗅球摘除后大鼠内嗅皮质区神经元变化的实验研究 [J]. 神经解剖学杂志，2016，32（2）：211–216.

[15] 刘传颂，操礼琼，李光武，等 . 迷迭香精油吸嗅对 C57BL/6 鼠学习记忆及海马 CA1 区乙酰胆碱酯酶表达的影响 [J]. 中国老年学杂志，2015，35（3）：736–738.

[16] 郝野陆，牛文民 . 石菖蒲挥发油吸嗅早期干预对 PTSD 模型大鼠行为学的影响及其机制研究 [J]. 现代中医药，2022，42（1）：28–34.

[17] 张科楠，罗俊，肖帅，等 . 镇心省睡益智方及其挥发油对记忆损伤小鼠的保护作用研究 [J]. 中药药理与临床，2019，35（5）：112–116.

[18] 夏传余，李光武 . 丁香酚吸嗅对 MCAO 模型鼠神经行为学影响 [J]. 铜仁学院学报，2018，20（6）：67–70.

[19] 贺利敏，李光武，王敏，等 . 辛夷挥发油经嗅觉通路改善自闭症模型昆明鼠学习记忆能力及其神经递质含量 [J]. 神经解剖学杂志，2016，32（4）：507–512.

[20] 刘扬，许慧，徐金勇，等 . 香兰素吸嗅对大鼠抑郁样行为及脑单胺类神经递质的影响 [J]. 中风与神经疾病杂志，2014，31（7）：606–609.

[21] 刘宏，陈芜，林俊芝，等 . 基于 STAT3 信号通路探讨花椒精油吸嗅改善 CAC 小鼠免疫微环境的机制 [J]. 中华中医药杂志，2024，39（1）：173–179.

[22] 陈安琪，龚成，孙佳晖，等 . 吸入不同浓度薰衣草精油对硝酸甘油型偏头痛大鼠作用的研究 [J]. 泸州医学院学报，2015，38（5）：465–468.

[23] 姚雷 . 解读精油的功效性和安全性 [J]. 中国化妆品，2016（Z6）：52–57.

[24] Germinara G S, Stefano M G D, Acutis L D, et al. Bioactivities of Lavandula angustifolia essential oil against the stored grain pest Sitophilus granarius[J]. Bulletin of Insectology, 2017, 70 (1): 129–138.

[25] 牛平，胡恒志，刘娟，等 . 薰衣草精油对马铃薯甲虫幼虫的拒食和胃毒活性研究 [J]. 植物检疫，2022，36（4）：1–5.

[26] 刘小金，刘日群，郑琴，等.经鼻吸入复方精油提神醒脑的药效、作用机制及初步安全性研究 [J].天然产物研究与开发，2023，35（9）：1591–1601.

[27] 冯小龙.挥发油类中药主要化学成分安全性预测研究 [J].世界科学技术 – 中医药现代化，2020，22（9）：3065.

[28] 钟瑞敏，王羽梅，曾庆孝，等.芳香精油在食品保藏中的应用性研究进展 [J].食品与发酵工业，2005，31（3）：93.

[29] 樊甜甜.真薰衣草精油和苦水玫瑰精油的安全性及功效性研究 [D].上海：上海交通大学，2017.

[30] 叶翛然，张奕星，林超，等.复方精油结合刮痧疗法治疗非细菌感染性小儿高热效果观察 [J].辽宁中医杂志，2022，49（10）：71–73.

[31] 吴玉兰，弓宝，白丛闻，等.沉香精油经皮给药的过敏实验研究 [J].现代中药与临床，2023，38（1）：1–7.

[32] 郑娜，徐宏，卢昌均，等.肉桂治疗神经系统疾病的研究进展 [J].中国比较医学杂志，2019，29（1）：114–118.

[33] 程阔菊，王晖，陈垦.薄荷醇的安全性研究进展 [J].辽宁中医杂志，2010，37（2）：377–380.

[34] 艾丽珍，余兰慧，赖瑶，等.不同浓度茶树精油治疗蠕形螨睑缘炎的有效性及安全性 [J].国际眼科杂志，2022，22（1）：104–108.

[35] 秦红娟.产程中应用芳香疗法对分娩结局的影响 [J].临床研究，2018，26（6）：36–37.

[36] 冯小龙.挥发油类中药主要化学成分安全性预测研究 [J].世界科学技术 – 中医药现代化，2020，22（9）：3065–3072.

[37] 苗明三，刘浩哲，彭孟凡，等.中药外用的现状、存在问题及未来发展思考 [J].南京中医药大学学报，2022，38（11）：961–969.

[38] 刘日群，刘小金，李字棋，等.复方精油吸嗅对睡眠剥夺小鼠的清醒维持作用及机制 [J].香料香精化妆品，2024（2）：15–20.

[39] 夏传余，李光武.丁香酚吸嗅对 MCAO 模型鼠神经行为学影响 [J].铜仁学院学报，2018，20（6）：67–70.

第五章　新技术在中药吸嗅研究中的应用

第一节　概述

　　吸嗅疗法是一种传统的中医治疗方法，我国芳香中药资源丰富，开发条件得天独厚，应用价值多元。芳香中药在历代防治时疫邪气方面有着广泛的应用，佩香、香熏、艾灸等方法是常用的治疗手段。随着科技的进步，吸嗅机制和吸嗅剂制备工艺的深入研究为芳香中药吸嗅治疗的科学性和实用性提供了更坚实的支撑。

　　利用功能性磁共振成像和脑电图等技术，研究人类大脑在接受吸嗅刺激时的神经活动，有助于揭示吸嗅过程中的神经机制。通过基因组学和蛋白质组学技术，研究嗅觉受体和嗅觉信号传导途径，可以深入了解各种嗅觉物质与受体的相互作用，从而为吸嗅疗法的药效机制提供更深层次的科学解释。开发生物传感器和纳米传感器以高灵敏地检测气味分子，从而帮助理解不同气味对人体生理和心理的影响，以及中药吸嗅治疗的作用机制。利用计算模拟和数值模型，研究吸嗅过程中气味分子与嗅觉受体之间的相互作用，从微观层面理解吸嗅机制，为吸嗅疗法的优化和改进提供理论基础。这些新技术的应用不仅促进了吸嗅疗法的科学化和现代化发展，也为探索人体嗅觉系统的奥秘提供了新的途径和手段。

　　吸嗅剂制备工艺的深入研究使得吸嗅剂制备过程更加高效和可控，提高了吸嗅剂的质量和效果。例如，使用超声波能量来加速药材中活性成分的释放和提取，提高吸嗅剂的药效成分含量和提取率，同时缩短制备时间。利用微波加热药材，促进药材细胞壁的破裂，加速活性成分的释放和提取，使得吸嗅剂的制备过程更加快速和高效。利用超临界流体（如二氧化碳）作为萃取介质，其具有较高的渗透性和溶解性，可有效提取药材中的活性成分，制备出高品质的吸嗅剂。利用纳米材料作为载体或催化剂，增强吸嗅剂对药材活性成分的吸附能力和稳定性，提高吸嗅剂的药效和持久性。这些新技术的应用不仅提高了吸嗅剂的制备效率和品质，还为吸嗅疗法的实践和推广提供了可靠的技术支持。

挥发式扩香器、雾化器、温热式扩香器、声波扩香器、风冷式扩香器等辅助设备通过超声、加热等技术进行扩散，亦可以提高吸嗅中药的药效。这些新技术的出现为中药吸嗅研究提供了更多可能性，推动了中药吸嗅的现代化研究和应用。

第二节　吸嗅方法

吸嗅方法可分为雾化吸嗅法、塞鼻吸嗅法、蒸汽吸嗅法和直接吸嗅法。

一、雾化吸嗅法

雾化吸嗅法是指使精油经过特殊装置化成小滴，呈雾状喷射出去，通过喷嘴或高速气流使精油分散成微小液滴的操作。被雾化的分散精油液滴可以捕集气体中的颗粒物质。

1. 共悬浮递送技术

共悬浮递送技术也可称作吸入磷脂微球技术，是利用低密度多孔磷脂微粒吸附不同密度的药物，提供稳定、均匀且易于分散的悬浮制剂，保证递送剂量稳定，能有效避免压力定量吸入器（pMDI）装置操作不规范（如振摇不足）引起的中药递送不一致的问题。有研究表明，利用共悬浮技术，低密度多孔磷脂微粒可同时将 3 种溶解度不同、物理性质不同、化学及药理性质不同的中药与四氟乙烷（HFA–134a）混合，制备成共悬浮型吸入制剂。

2. 纳米颗粒

纳米晶体中药的粒径为 1 ～ 1000 nm，可降低巨噬细胞的内吞效应。纳米晶体中药是纯中药颗粒，无须载体材料就能达到稳定状态。纳米晶体中药还可降低难溶性中药溶解时存在的潜在毒理学效应，提高用药安全性。因其表面积大，能增强与生物膜的结合，提高中药的饱和溶解度和溶出度，达到较高的生物利用度。纳米晶体的高表面积可帮助中药实现肺部双重释药（即立即释放和延长释放）行为。

3. 智能吸入装置

智能吸入装置是利用电子监控系统与互联网或其他设备相连接，通过外接或自身整合方式，提高患者的用药依从性，减少因设备或患者操作造成的服药错误。Propeller Health 公司开发了一套具有综合监控和反馈功能的外接智能系统，能记录患者的用药信息，实现医患间数据共享，以便于医生及时调整治疗方案。Adherium 公司研发的外接式 Hailie 吸入中药智能管理器，除具有提醒、记录、管理等功能外，还可将信息上传到手机。临床试验表明，该装置对儿童和成年人的用药依从性均有显著改善作用。

二、塞鼻吸嗅法

塞鼻吸嗅法是将复方精油制成适宜剂型（如丸、散、膏等）塞入鼻内，通过鼻腔吸收以治疗疾病的一种外治方法。这一方法通过鼻腔给药，经过鼻黏膜吸收进入血液，从而达到治疗疾病的目的。该疗法在我国应用已久，历代医籍中多有记载，及至现代仍广泛应用于临床。据传，扁鹊医治产晕就曾使用过鼻塞疗法。东汉张仲景的《伤寒杂病论》中有关于治疗寒湿证时"内药鼻中则愈"的记载。晋朝葛洪《肘后备急方》有"以绵渍好酒中须臾，置死人鼻中"的方法，救治"卒死中恶"病症的经验。唐代孙思邈《备急千金要方》《千金翼方》中，有以中药末塞鼻来治疗鼻塞、脑冷、流清涕、小儿鼻息肉等的记载。宋代《太平圣惠方》记载了以刺蓟、生地黄、生姜一同捣烂取汁而饮，以药渣塞鼻，以治鼻衄不止的方法。

三、蒸汽吸嗅法

蒸汽吸嗅法是通过口和鼻吸入气雾以治疗疾病的一种方法。吸入剂及气雾剂有助于呼吸道的黏膜排出分泌物、脓液和病原菌，并有刺激呼吸道自身清洁的作用。常见方法有以下几类。

（1）壶式雾化法

将中药放入有嘴的壶中，加水适量，盖好壶盖，加热煮沸，蒸汽则从壶嘴中冒出。患者坐在壶嘴旁边，口鼻周围涂以凡士林（防止烫伤），然后将气雾吸入。每天

2 ～ 4 次，每次 15 ～ 20 分钟。

（2）杯式与瓶式雾化法

将中药放入搪瓷杯中，加水煮沸，使其产生气雾；或将中药放入砂锅中加水煎煮，使其产生气雾；或将中药放在药锅中煎煮后，将药液倒入保温瓶中，使其冒出气雾。患者（口鼻周围皮肤涂凡士林，以防烫伤）吸入气雾治疗。每天 2 ～ 4 次，每次 20 ～ 30 分钟。

（3）气雾剂雾化法

将药液加喷射剂适量，制成气雾剂，如市售的复方异丙肾气雾剂等。使用时将塑料喷雾头按上，将瓶倒置，把喷头对准口腔，然后挤压阀门推动钮，药液即呈雾状喷出，进入气管和肺泡中。每天 2 ～ 3 次，每次喷 2 ～ 4 次。

（4）机器雾化法

机器雾化法是专门用于气雾吸入治疗的机器。将所需的药液通过机器化成气雾，患者用口鼻吸入即可。用药量根据患者具体情况（病情轻重、年龄、体质、疾病性质、使用中药的种类等）而定。

四、直接嗅闻法

直接嗅闻法是通过直接吸嗅的方式，使中药的挥发性成分直接进入鼻腔，还有一部分会直接进入肺部或附着在呼吸道、支气管的黏膜上。所以呼吸道问题，如流鼻涕、咳嗽等，使用直接嗅闻法尤其是深呼吸，能让中药更好地发挥作用，亦是使用最多、方法最便捷的吸嗅方法。

第三节　新技术简介与应用

中药吸嗅方法研究的新技术能利用现代科技手段解析中药的气味成分和作用机制。

气相色谱 - 质谱联用技术（GC-MS）可以分析中药中的挥发性成分，识别不同药材的特征气味，从而研究其药效成分和作用机制。近年来还出现了电子鼻技术，通过模拟人类嗅觉系统，利用传感器阵列对中药气味进行快速、准确的检测和识别，有助于快速筛选有效成分和评估中药的质量。这些新技术的应用促进了中药吸嗅方法研究的发展，为中药的深入研究和应用提供了新的思路和手段。

功能性磁共振成像（fMRI）可以用来研究中药吸嗅对大脑活动的影响。通过让受试者吸入不同中药的气味，并监测其脑部活动变化，可以了解中药气味对神经系统的影响，从而揭示中药吸嗅治疗的神经机制。

微生物组学可以用来研究中药吸嗅对人体微生物群落的影响。中药吸嗅释放的气味分子可能与人体内的微生物相互作用，影响生长和代谢，进而影响人体健康。通过分析中药吸嗅后人体微生物组的变化，可以探究中药吸嗅对人体内微生物组成和功能的调节作用，为中药的临床应用提供更多的科学依据。

纳米传感器技术可以用来检测和分析中药气味中微量成分的变化。纳米传感器具有高灵敏度和高选择性，可以实时监测中药吸嗅过程中气味成分的变化，帮助研究人员了解中药的挥发性成分、浓度变化，以及与人体生理反应的关系。这种技术的应用可以更加精准地评估中药吸嗅的效果和机制，为中药治疗提供更加精细化的调控手段。

基于人工智能和机器学习的技术可以被应用于中药吸嗅研究。例如，利用大数据分析中药气味与疾病之间的关联，或者建立气味模式识别系统，快速准确地鉴别中药的种类和质量。

基于生物信息学和计算化学的方法也在中药吸嗅研究中得到应用。通过构建分子模型、模拟中药吸嗅过程中的分子相互作用，可以揭示中药活性成分与人体气味受体之间的作用机制，从而深入理解中药吸嗅对人体的影响。这种计算模拟方法可以加速中药吸嗅研究的进程，为中药的开发和应用提供更多的理论指导和预测。综合利用这些新技术，可以更全面、深入地认识中药吸嗅的科学基础，为中药的临床应用和研究提供更多的可能性。

还有一些新兴技术如微流控芯片和纳米材料技术，可以被用于建立更快速、更灵敏的中药吸嗅分析平台。微流控芯片可以实现对微量样品的快速处理和分析，而纳米材料的特殊性能可以增强传感器的灵敏度和稳定性，从而提高中药吸嗅分析的效率和准确性。

这些新技术的不断涌现为中药吸嗅研究提供了更多可能性，有助于深化对中药吸嗅机制的理解，并推动中药的现代化研究和应用。

第四节　香熏机及辅助设备在吸嗅中的应用

中药吸嗅学是采用中药吸嗅疗法达到防治疾病目的，并研究其用药规律和机制的学科。随着人们对健康和舒适的关注不断增加，中药吸嗅疗法作为一种自然、非侵入性的治疗方法受到了越来越多人的青睐。香熏机及其辅助设备在中药吸嗅疗法中扮演着至关重要的角色，它们能够释放精油的香气，为使用者带来身心愉悦的体验。

一、香熏机的原理和分类

香熏机是一种通过挥发精油中的活性成分来产生香气的设备。通过香熏机可以将单方或者复方精油扩散到空气之中，能使居室空气保持一定的药物浓度。香熏机通过超声波震荡设备产生的高频震荡，将水分子及溶解的植物精油分解成直径为 $0.1 \sim 5\mu m$ 的纳米级冷雾散发于周围的空气之中，使空气充满香味，这些香味还可以调动不同情绪，让人心情愉悦，轻松自在。根据其工作原理和使用场景的不同，香熏机可以分为以下几种类型。

加热式香熏机：通过加热精油来释放香气，通常使用蜡烛或电力作为加热源。

超声波香熏机：利用超声波技术将水和精油混合，并将其雾化成微细的粒子，然后释放到空气中。

风冷式香熏机：利用风力使空气经过含有精油的过滤媒介，然后将香气分散到室内。

二、其他辅助设备

精油疗法是吸嗅疗法的重要组成部分，在吸嗅学和精油研究领域也发挥着重要作用。将精油的研究成果与香熏机相结合，可以实现更加个性化和有效的治疗效果。中药精油还可以通过多种辅助设备进行扩散，以提高其药效，具体如下。

电热挥发器：利用电热将精油加热，使其挥发到空气中，快速达到治疗效果。

蒸汽吸入装置：将精油加入热水中，通过蒸汽吸入的方式让精油进入呼吸系统，有助于治疗呼吸道问题。

车载香熏装置：安装在车内的香熏装置，通过汽车的空调系统或者 USB 接口，释放精油，提供驾驶时的舒缓和放松。

喷雾器：将稀释后的精油喷洒到空气中，可以快速地将精油扩散到周围环境中，提高治疗效果。

挥发器：利用挥发性的材料，如棉花或木片，将精油吸附并缓慢释放，使其持续扩散到周围环境中。

吸入器：一种将精油直接吸入到鼻腔的设备，可以快速地让精油进入呼吸系统，发挥治疗作用。

香熏灯：通过加热水和精油释放香气，可以在室内扩散精油，达到舒缓等治疗效果。

超声雾化器：利用超声波将精油与水分子振动成微小颗粒，产生细微的雾化，让精油更容易扩散到空气中。

汽化器：将精油溶解在水中，通过加热产生蒸汽，将精油分子扩散到空气中。

扩香器：通过风力或者超声波等技术，将精油释放到空气中，起到舒缓、调节情绪的作用。

加湿器：通过加湿的同时释放精油，达到改善空气质量、调节情绪的效果。

这些辅助设备能够根据不同的使用场景和需求，提供多种方式，将中药精油扩散到空气中，以达到更好的药效。未来，随着科学技术的不断发展和研究的深入，相信精油及其在吸嗅学中的应用将迎来更加广阔的发展前景。

第五节　吸嗅中药的成药性

成药性的概念和应用源于以单一成分为治疗主体的化学药物领域，而中药的"多成分"属性，使得中药成药性的研究不能简单套用化学药物成药性的内容，但又要以化学药物成药性为基础来认知。吸嗅中药的成药性研究既要遵循"中药成药性"的原则，又要依据"吸嗅"的特点进行展开。

一、吸嗅中药成药性的本质分析

中药成药性是指在多成分共存的复杂体系中，各成分间相互作用，中药整体发挥药理作用的基础上，能够满足进入临床 I 期试验的药物代谢动力学和安全性的性质。因此，吸嗅中药的成药性也应遵循这两点。吸嗅中药成药性研究中的关键问题是成分分析与作用机制，即包括吸嗅起效的成分基础、吸嗅过程的转运机制、吸嗅气味信号的转导途径等。吸嗅中药成药性的研究依然要符合成药性定义中"可进入临床 I 期试验的相关性质总和"的本质。

1. 吸嗅中药进入临床 I 期试验的药物代谢动力学分析

药物代谢动力学包括药物在体内的吸收、分布、代谢、排泄等，是 I 期临床试验的重点内容，也是 II 期临床试验给药方案的依据。例如，吸嗅中药在大脑中的主要转导途径为鼻黏膜 – 嗅球 – 嗅皮层 – 脑。在分析精油成分时，可以针对这一过程中的成分进行详细分析。然而，确定精油吸入的具体成分及其吸入量仍然是目前吸嗅研究中的一个难点，这也限制了吸嗅中药药代动力学的研究。研究某一个或几个主要有效成分的吸收和分布是吸嗅中药药代动力学研究困境的可能解决途径。此外，在临床前研究中，通过代谢组学技术也可以检测、分析不同组织中精油成分的含量与分布。精油吸嗅的吸入量在临床前研究中可以通过空气压缩机、吸嗅箱等装置、控制挥发性成分的流速等参数，实现"体外定量"。在临床研究中，还可能需要借助雾化器等装置对吸入量进行控制。但 I 期临床试验大样本的特点使得这一方法的实现有一定挑战。

2. 吸嗅中药进入临床 I 期试验的安全性分析

吸嗅中药的作用机制与呼吸系统密切相关，除遵循药物安全性评价的一般要求，还应重点考察对呼吸系统的潜在毒性，包括一般观察、呼吸功能检测、组织病理学检查等。同时，由于可能采用或增设非吸入给药方式，还应关注中药的局部和全身作用。

在临床前实验中，动物的笼侧观察是其呼吸系统功能评价的方法之一。基本观察内容包括皮肤和皮毛的变化、眼睛和黏膜的变化、呼吸和循环系统的变化、神经系统的变化，以及运动和行为模式的变化，重点观察内容包括震颤、抽搐、流涎、腹泻、嗜睡、睡眠和昏迷。但是，动物的临床观察通常不足以完全评估呼吸功能。

受动物呼吸道解剖结构的影响，吸入制剂的组织病理学检查应较常规给药途径更为细致，还可能涉及特殊病理染色。检查应涵盖所有肺叶，并至少包括鼻咽组织的4个部位，如鼻咽管，以充分评价吸入制剂对鳞状上皮、过渡性上皮（非纤毛呼吸上皮）、呼吸性上皮（纤毛呼吸上皮）和嗅觉上皮，以及鼻相关淋巴组织的影响；至少涵盖喉的3个部位，如会厌底部；至少涵盖气管的2个部位，包括穿过肺外支气管分叉隆起的一个纵向和横向截面，以及支气管淋巴结。

安全性评价应包括对肺泡灌洗液和肺中细胞因子、免疫细胞、活性蛋白等的测定。经济合作与发展组织化学品（OECD）提供了支气管肺泡灌洗术（BAL）检查及其参数的详细建议。其中，必须进行的支气管肺泡灌洗术分析项目包括乳酸脱氢酶、总蛋白或白蛋白、肺泡巨噬细胞、淋巴细胞、中性粒细胞和嗜酸性粒细胞的细胞计数及差异。肺部灌洗可能影响组织病理学检查，可通过增加动物组、对未灌洗肺额外进行多个切面的检查以降低影响。

二、可供参考的吸嗅剂型

1. 定量吸入气雾剂

气雾剂是指将原料药或中药和附加剂与适宜的抛射剂共同置于具有特定阀门系统的耐压容器中，使用时借助抛射剂的压力将内容物呈雾状物喷出的肺部吸入制剂。定量吸入气雾剂是指定每1揿药量的气雾剂，由于其便于携带、定量给药，且价格远低于干粉吸入剂，使得其成为处方数量较多、使用时间较长的肺部给药制剂。

2. 干粉吸入剂

干粉吸入剂是指固体微粉化原料中药单独或与合适的载体混合后，以胶囊、泡囊或多剂量贮存形式，采用特定的干粉吸入装置，由患者将雾化中药吸入至肺部的制剂。大部分干粉吸入剂受水分的影响，给处方工艺及体外评价研究带来不便。干粉吸入剂不需要抛射剂，但需要患者吸入，有最小吸气量的要求，疗效受患者吸气能力的影响。

3. 软雾剂

软雾剂是一种手持式、无抛射剂、多剂量的新型吸入制剂。软雾剂剂型中药通过特定的给药装置，产生两个预定角度的液体细射流，这两个细射流的相互碰撞，进而产生柔软的薄雾。软雾剂产生雾的能量来源于装置上弹簧产生的机械能，不需要液体抛射剂，不需要患者主动吸入，患者对装置的依从较小。软雾剂具有喷雾速度慢、喷雾持续时间长、口咽部沉积少、细粒子量占比大、用药剂量小的优点。

4. 雾化吸入制剂

气雾剂、粉雾剂、软雾剂单次给药剂量较小，雾化吸入制剂可以将含有中药的溶液或悬浮液雾化成大剂量的小液滴，且不受患者呼吸行为的影响，这是定量吸入气雾剂、干粉吸入剂、软雾剂无法满足的。雾化吸入制剂有喷射型、振动型、网状型和超声波型几种。喷射型和超声波型雾化剂需借助外力使用，用药时间较长，且不能准确定量。目前已研究出智能雾化系统，该系统与喷气型或振动型雾化器相连，可实现准确定量与靶向给药。此外，还有手持式雾化吸入剂。

以上剂型中，软雾剂与雾化吸入制剂同为液体剂型，与精油吸嗅的方式更为接近，在临床研究中参考价值更高。

参考文献

[1] 丁姗. 冰菖散嗅吸干预老年 aMCI 的临床疗效及功能磁共振变化研究 [D]. 南京：南京中医药大学，2020.

[2] 何蕾. 芳香植物精油对于缓解焦虑情绪的功效性研究 [D]. 上海：上海交通大学，2015.

[3] 程惠芳，刘志刚，雷学恒，等. 薰衣草精油通过抑制凋亡、上调海马 BDNF/proBDNF 表达改善大鼠卒中后抑郁 [J]. 河北医科大学学报，2023，44（11）：1248-1254.

[4] 马卓云，王洪新. 岳西小黄姜精油提取优化及成分分析 [J]. 天然产物研究与开发，2024，36（4）：562-571.

[5] 刘菲斐，陈晋，陈健乐，等. 基于化学计量学鉴定不同甜橙精油挥发性成分 [J]. 食品科学，2024，45（7）：155-163.

[6] 王秀莲，向往，熊婕，等. 菊花精油的提取及其抑菌性能的研究 [J]. 工业微生物，2023，53（6）：63-68.

[7] 岳重群，朱月，陈滕，等. 复方艾纳香提神醒脑缓释纳米微胶囊的制备和评价 [J]. 广东化工，2024，51（8）：128-131.

[8] 赵嘉欣，黄文海，张俊鸿，等. 荔枝核香薰疗法对慢性不可预见性应激抑

郁模型大鼠海马及血清 5-HT，DA 的干预作用 [J]. 现代医药卫生，2023，39（24）：4158-4162.

[9] 苏长海，卢立山. 吸入法治疗哮喘发展史 [J]. 中国药师，2008（8）：985-987.

[10] 中华医学会儿科学分会呼吸学组. 儿童支气管哮喘防治常规（试行）[J]. 中华儿科杂志，2004（2）：24-30.

[11] 杨爱君.《儿童支气管哮喘诊断与防治指南（2016 年版）》解读 [J]. 中国医刊，2018，53（3）：253-257.

[12] 鲁成浩，刘阿利，王庆娟，等. 经口吸入制剂的研究进展 [J]. 中国医药工业杂志，2022，53（2）：175-183.

[13] 游一中. 用于压力定量吸入气雾剂的 Aerosphere TM 创新共悬浮递送技术 [J]. 中华结核和呼吸杂志，2019，42（6）：477-480.

[14] Vehring R, Lechuga-Ballesteros D, Joshl V, et al. Cosuspensions of microcrystals and engineered microparticles for uniform and efficient delivery of respiratory therapeutics from pressurized metered dose inhalers[J]. Langmuir, 2012, 28 (42): 15015-15023.

[15] Merchant R K, Inamdar R, Quade R C. Effectiveness of population health management using the propeller health asthma platform: a randomized clinical trial[J]. J Allergy Clin lmmunolPract, 2016, 4 (3): 455-463.

[16] Barrett M, Combs Y, Su J G, et al. AlRLouisvile: adressing asthma wthtechnolgy, crowdsourcing, cross-sector coaboration, and policy[J]. Heah Af Mlwood, 2018, 3 (74): 525-534.

[17] 史磊，曹思思，杨清，等. 中医闻吸疗法考略及应用 [J]. 中医杂志，2023，64（10）：978-982.

[18] 王立宁，徐川东，于海娜，等. 中药蒸汽雾化吸入法治疗喉上皮增生性病变的疗效观察 [J]. 中国中西医结合耳鼻咽喉科杂志，2017，25（1）：50-52.

[19] 任桂林，蒲清荣，刘增金，等. 有序多孔辅料载体调控中药精油挥发释药的研究进展 [J]. 中成药，2024，46（4）：1225-1229.

[20] 万杨，赵朝光，周彬. 气相色谱－质谱法定量检测鱼露中 4 种关键香气化合物 [J]. 保鲜与加工，2023，23（4）：44-48.

[21] 曾立斌，任远. 中药鼻腔给药制剂及安全性评价方法研究进展 [J]. 中药药理与临床，2007（5）：252-255.

[22] 刘日群，刘小金，李宇棋，等. 复方精油吸嗅对睡眠剥夺小鼠的清醒维持作

用及机制 [J]. 香料香精化妆品，2024（2）：15-20.

[23] 王进进 . 芳香入鼻窍，玄妙通周身 [J]. 中医健康养生，2023，9（9）：19-21.

中药吸嗅学

吸嗅中药各论

第六章　解表药

第一节　辛凉解表药

桉叶油
OLEUM EUCAILPTI

【来源】本品为桃金娘科植物蓝桉 *Eucalyptus globulus* Labill. 或同属其他植物的叶经水蒸气蒸馏得到的挥发油。

【性味】辛、苦，平。

【功能主治】疏风解热、祛湿解毒。用于普通感冒及流行性感冒、肠炎、腹泻、皮肤瘙痒、神经痛；外用治疗烧伤，驱蚊虫。

【用法用量】用量 9 ～ 15g。外用适量。

【化学成分】1,8- 桉叶油素、α- 蒎烯、α- 松油醇、β- 蒎烯、对伞花烃、γ- 松油烯、反式 – 松香芹醇、乙酸松油酯、蓝桉醇和喇叭茶醇等。

【使用注意】消化道炎症、溃疡患者慎用。

【药理作用】

抗菌消炎

桉叶油对可引起呼吸道疾病的金黄色葡萄球菌、化脓性链球菌、肺炎链球菌、流感嗜血杆菌、肺炎克雷伯菌等具有很强的抑制作用。研究表明，桉叶油可破坏金黄色葡萄球菌细胞壁膜结构的完整性，进而抑制其生长。

参考文献

[1] 田玉红 . 天然香料桉叶油 [J]. 生命世界，2021，383（9）：34-35.

[2] 陈默，余永莉 . 桉叶油的化学成分及其生物活性研究进展 [J]. 中国现代医药杂志，2014，16（4）：97-100.

[3] 刘瑞秀，覃英克，齐维金，等 . 桉叶油的提取工艺优化及对金黄色葡萄球菌的作用 [J]. 化学试剂，2023，45（7）：87-93.

淡豆豉

SOJAE SEMEN PRAEPARATUM

【来源】本品为豆科植物大豆 *Glycine max*（L.）Merr. 的干燥成熟种子（黑豆）的发酵加工品。

【性味归经】苦、辛，凉（亦说性微温）。归肺、胃经。

【功能主治】解表，除烦，宣发郁热。用于感冒，寒热头痛，烦躁胸闷，虚烦不眠。

【用法用量】6 ~ 12g。

【化学成分】大豆苷、染料木苷、6″- 乙酰基 - 大豆苷、6″- 乙酰基 - 染料木苷、丁香酸、染料木素、大豆素、6- 甲氧基 - 大豆素、黄豆黄素、黄豆黄苷、胡萝卜苷、尿苷等。

【古代吸嗅应用记载】《疡医大全》："从高坠下，瘀血攻心，用淡豆豉一合，煎汤饮之。或生姜汁同麻油和匀，温服之，再将净土五升蒸熟，以旧布重裹，分为二包，更换熨之，痛止即已。如气绝沉重，撬开口，以热尿灌之，用半夏末吹鼻中，以艾灸脐，将被伤人盘足坐往，提起头发，使气从上升，则可活矣。"

【药理作用】

抗炎

将金银花、连翘、薄荷、荆芥穗、淡豆豉、牛蒡子、桔梗、淡竹叶、甘草等中药制成滴鼻剂，临床用于鼻炎或感冒患者，有效率高达 75%。

参考文献

[1] 袁珊琴，于能江，赵毅民，等．淡豆豉中的化学成分 [J]. 中药，2008，294（8）：1172–1174.

[2] 胡斌，王秋红，姜海，等．淡豆豉抗菌活性及化学成分分析 [J]. 中国实验方剂学杂志，2019，25（6）：163–167.

[3] 伍玉甜，黄镇光．银翘滴鼻剂的制备及应用 [J]. 广东药学，2000（3）：28.

谷精草

ERIOCAU LIFLOS

【来源】本品为谷精草科植物谷精草 *Eriocaulon buergerianum* Koern. 的干燥带花茎的头状花序。

【性味归经】辛、甘，平。归肝、肺经。

【功能主治】疏散风热，明目退翳。用于风热目赤，肿痛羞明，眼生翳膜，风热头痛。

【用法用量】5 ～ 10g。

【化学成分】谷精草素、槲皮万寿菊素、万寿菊素、槲皮素、粗毛豚草素、粗毛豚草素 –7–*O*– 糖苷、亚甲基二氧基黄烷、γ– 醋酸生育酚、十四烷酸、3,7,11– 三甲基 –2,6,10– 十二碳三烯酸甲酯、6,10,14– 三甲基 –2– 十五烷酮、十五烷酸、软脂酸、邻苯二甲酸二丁酯、（*Z,Z,Z*）–9,12,15– 十八烷三烯酸甲酯、二十八烷等。

【使用注意】阴虚血亏所致之目疾者不宜使用；过敏体质者慎用。

【古代吸嗅应用记载】《本草纲目》："谷精草为末，嗅鼻，调糊贴脑，烧烟熏鼻。"

《本草纲目》："脑痛眉痛：谷精草二钱，地龙三钱，乳香一钱，为末。每用半钱，烧烟筒中，随左右熏鼻。"

《圣济总录纂要》："谷精草末、铜绿研，各一钱，硝石半钱，研，共研和匀。每用一匙，吹入鼻内。或偏头疼，随病左右吹鼻中。"

《普济方》："川芎、细辛（去叶、土）、香白芷、藿香叶（去土），以上四味各七钱，踯躅花、谷精草，上二味各半两。上杵为细末。每用先含新汲水一口，然后挑少许，揢在鼻内，以手揉两太阳穴。"

参考文献

周文丽，颜晓波，严洲萍. 谷精草研究 [J]. 医学信息，2011，24（4）：2490-2491.

薄荷

MENTHAE HAPLOCALYCIS HERBA

【来源】本品为唇形科植物薄荷 *Mentha haplocalyx* Briq. 的干燥地上部分。

【性味归经】辛，凉。归肺、肝经。

【功能主治】疏散风热，清利头目，利咽，透疹，疏肝行气。用于风热感冒，风温初起，头痛，目赤，喉痹，口疮，风疹，麻疹，胸胁胀闷。

【用法用量】3 ～ 6g。

【化学成分】薄荷醇、薄荷酮、异薄荷酮、胡薄荷酮、异胡薄荷醇、胡椒酮、桉油精、芳樟醇、香芹酮、香芹酚、柠檬烯、3-辛醇、3-辛酮、α-蒎烯、β-蒎烯、α-松油醇、乙酸松油酯、乙酸薄荷酯、刺槐素、白杨素、橙皮素、橙皮苷、蒙花苷、柚皮苷、藿香苷、田蓟苷、香蜂草苷、香叶木苷、木犀草素、香叶木素、栀子黄素B、橙皮素-7-O-β-D-葡萄糖苷、木犀草素-7-O-芸香糖苷、芹菜素-7-O-芸香糖苷、5-羟基-6,7,8,4′-四甲氧基黄酮、5-羟基-6,7,8,3′,4′-五甲氧基黄酮、5,6-二羟基-7,8,3′,4′-四甲氧基黄酮、5,6,4′-三羟基-7,8-二甲氧基黄酮、齐墩果酸、熊果酸、桦木酸、p-薄荷-3-烯-1α,2α,8-三醇、（3S,5R,6R,7E,9S）-四甲基环己烯-7-烯-3,5,6,9-四醇-3-O-β-D-吡喃葡糖苷、苯甲酸、根皮酸、龙胆酸、琥珀酸、咖啡酸、丁香酸、原儿茶醛、原紫草酸、紫草酸、紫草酸乙酯、迷迭香酸、迷迭香酸甲酯、迷迭香酸乙酯、丹参素、丹酚酸B、丹酚酸G、丹酚酸E、反式-丹酚酸J、反式-桂皮酸、大黄酸、大黄酚、大黄素、大黄素甲醚、芦荟大黄素、丹参酮Ⅰ、丹参

酮 II_A、二氢丹参酮 I、亚甲基丹参醌、1,2- 二氢丹参醌等。

【使用注意】 阴虚血燥，肝阳偏亢，表虚汗多者忌服。

【古代吸嗅应用记载】《串雅全书》："治头风。火硝一两，青黛、川芎、薄荷各一钱，为末口含，冷水用此吹鼻。"

《外科集验方》："天麻、防风、细辛、红豆各一钱，荆芥穗、乳香、没药、官桂各半钱，当归、薄荷叶各二钱，川乌、盆硝各一钱，麝香少许，荜茇一钱。上为细末，每用一字或半钱，口含水，鼻嗅之，任左右。牢牙散治牙龈绽肉，牙疳肿疼，牙齿动摇欲落，牙黄口臭。"

【药理作用】

1. 改善学习记忆能力

研究发现，每日吸嗅薄荷醇的大鼠，其空间学习能力和记忆能力均得到改善，通过检测发现，其海马区乙酰胆碱酯酶和谷氨酸受体的蛋白表达均明显降低。

2. 抗精神疲劳

研究发现，鼻吸入薄荷油的小鼠，其强迫游泳不动时间和戊巴比妥钠诱导的睡眠时间均显著缩短，可见鼻吸入薄荷油可改善精神疲劳症状，具有良好的抗精神疲劳作用。

【临床应用】

1. 改善认知功能

研究人员为轻度认知功能障碍（MCI）的患者给予薄荷复合精油芳香疗法，发现通过吸嗅薄荷复合精油可通过降低患者血清中的乙酰胆碱酯酶（AChE）含量，改善轻度认知功能障碍患者的认知能力。

2. 减少鼻腔黏膜出血

研究人员为需经鼻腔吸痰的老年病患者采用复方薄荷滴鼻液润滑鼻腔，发现在经鼻吸痰时应用复方薄荷滴鼻液润滑鼻腔可以有效减少鼻腔黏膜出血及损伤。

3. 改善角膜炎

研究人员用硼砂、防风、冰片、蝉蜕、菊花、薄荷、黄芩、金银花制成的药液熏蒸角膜炎患者眼部，发现其可有效改善患者临床症状。

参考文献

[1] 迟玉广，李中阳，黄爱华，等.不同产地薄荷饮片中挥发性成分的比较分析[J].安徽医药，2016，20（9）：1661-1664.

[2] 魏亮，方洪壮，吴比，等.东北野生薄荷挥发油成分及抑菌活性研究[J].安徽农业科学，2019，47（10）：170-172&178.

[3] 华燕青.薄荷化学成分及其提取方法研究进展[J].陕西农业科学，2018，64（4）：83-86.

[4] 钟昆芮.薄荷化学成分及其茎叶差异性研究[D].北京：北京中医药大学，2016.

[5] 甄亚钦，田伟，支雅婧，等.UPLC-MS/MS分析薄荷配方颗粒与传统饮片中非挥发性成分的相关性[J].中国中药杂志，2021，46（5）：1134-1140.

[6] 张昱，马惠玲，麦曦，等.基于UHPLC-Q-TOF-MS/MS技术鉴定薄荷在大鼠体内的入血成分及代谢产物[J].中药，2017，48（19）：3927-3934.

[7] 刘莉茵，方文恒，陈君，等.薄荷醇吸嗅对大鼠学习记忆及海马区乙酰胆碱酯酶及谷氨酸受体1表达的影响[J].国际药学研究杂志，2012，39（3）：238-241&260.

[8] 梁浩明，龙晓英，卢耀文，等.鼻吸入薄荷油对小鼠精神疲劳行为及脑内氨基酸类神经递质的影响[J].中药新药与临床药理，2015，26（5）：649-654.

[9] 孙凡，石敏，徐守宇，等.薄荷复合精油吸嗅对轻度认知功能障碍患者乙酰胆碱酯酶影响的研究[J].中国实用医药，2019，14（10）：19-21.

[10] 葛宝兰，马莉.复方薄荷滴鼻液在经鼻吸痰病人中的应用[J].护理研究，2015，29（26）：3248-3249.

[11] 古尼沙·艾比布拉，苟自珍.中药熏眼疗法对角膜炎患者的治疗效果观察[J].世界最新医学信息文摘，2016，16（3）：107-108.

浮萍
SPIRODELAE HERBA

【来源】本品为浮萍科植物紫萍 *Spirodela polyrrhiza*（L.）Schleid. 的干燥全草。

【性味归经】辛，寒。归肺经。

【功能主治】宣散风热，透疹，利尿。用于麻疹不透，风疹瘙痒，水肿尿少。

【用法用量】3 ～ 9g。外用适量，煎汤浸洗。

【化学成分】豆甾醇、单棕榈酸甘油酯、胡萝卜苷、棕榈酸、芹菜素 8–C–（2″–O– 阿魏酰基）–β–D– 葡萄糖苷、荭草素、牡荆素、木犀草素 7–O–β–D– 葡萄糖苷、芹菜素 7–O–β–D– 葡萄糖苷等。

【使用注意】体虚自汗者勿用。

【古代吸嗅应用记载】《太平圣惠方》："治鼻衄久不止……乌贼鱼骨半两去甲，上捣细罗为散，少少吹入鼻中即止。如未止，更著少许干浮萍草末，吹入鼻中，即瘥。"

参考文献

[1] 凌云，万峰，郑俊华 . 浮萍甾醇类和脂类化学成分研究 [J]. 中药，1998（11）：565–566.

[2] 何文妮，叶敏，王宝荣，等 . 浮萍中黄酮类化学成分的分离与鉴定 [J]. 沈阳药科大学学报，2010，27（11）：871–875.

蔓荆子
VITICIS FRUCTUS

【来源】本品为马鞭草科植物单叶蔓荆 *Vitex trifolia* L.var.*simplicifolia* Cham. 或蔓荆 *Vitex trifolia* L. 的干燥成熟果实。

【性味归经】辛、苦，微寒。归膀胱、肝、胃经。

【功能主治】疏散风热，清利头目。用于风热感冒，头痛，齿龈肿痛，目赤多泪，目暗不明，头晕目眩。

【用法用量】5～10g。

【化学成分】5,3′–二羟基–6,7,4′–三甲氧基二氢黄酮、猫眼草酚D、紫花牡荆素、4β,10α–香木兰烷二醇、(E)–3,3′–二甲氧基–4,4′–二羟基二苯乙烯、覆盆子酮、对羟基苯乙酮、α–羟基香荚兰乙酮、苄基–β–D–葡糖苷、云杉苷、4–（4′–羟基苯基）–2–丁酮–4′–O–β–D–吡喃葡糖苷等。

【使用注意】血虚有火之头痛目眩，胃虚者不宜使用。

【古代吸嗅应用记载】《太平惠民和剂局方》："曾青散：治一切风热毒气上攻，两眼多生眵泪，怕日羞明，隐涩难开，眶烂赤肿，或痒或痛，及时行暴赤，眼睛昏涩痛，悉皆治之。白姜（炮）、防风（去芦）各一两，蔓荆子（去皮）二两，曾青四两。上为细末，每用少许末，搐入鼻中，立有功效。"

《兰室秘藏》："碧云散：治头痛。细辛、郁金、芒硝已上各一钱。蔓荆子、川芎已上各一钱二分。石膏一钱三分、青黛一钱五分、薄荷叶二钱、红豆一个。上为极细末，口含水，鼻内嗅之。"

参考文献

[1] 房士明，樊官伟，姚进龙，等.蔓荆的化学成分及药理活性研究进展[J].中药，2015，46（24）：3757–3765.

[2] 徐尧，何永志，李安平，等.蔓荆子化学成分的研究[J].国际药学研究杂志，2019，46（11）：848–854.

牛蒡子
ARCTII FRUCTUS

【来源】本品为菊科植物牛蒡 *Arctium lappa* L. 的干燥成熟果实。

【性味归经】辛、苦，寒。归肺、胃经。

【功能主治】疏散风热，宣肺透疹，解毒利咽。用于风热感冒，咳嗽痰多，麻疹，风疹，咽喉肿痛，痄腮，丹毒，痈肿疮毒。

【用法用量】6～12g。

【化学成分】牛蒡子苷、牛蒡子苷元、牛蒡酚、异牛蒡酚、异拉帕酚 C、罗汉松脂素、松脂素、落叶松脂素醇、3,4- 二羟基苯丙烯酸 -4-O-β-D- 葡萄糖苷、3-O-咖啡酰奎宁酸、3,4- 二羟基苯丙烯酸、3,5- 二咖啡酰奎宁酸、1,5- 二咖啡酰奎宁酸、3,4- 二咖啡酰奎宁酸、雅槛兰树油烯、β- 桉叶醇、α- 香树脂醇、β- 香树脂醇、β-谷甾醇、β- 胡萝卜苷等。

【使用注意】气虚便溏者慎用。

【临床应用】

治疗鼻窦炎

鼻窦炎患者用牛蒡子、黄连煎剂滴鼻，鼻塞、头胀症状均减轻。

参考文献

[1] 冯婉琳，李婧 . 牛蒡子的化学成分及心血管药理研究进展 [J]. 内蒙古医科大学学报，2022，44（1）：101-104&112.

[2] 牛效清 . 牛蒡子通鼻窍有殊功 [J]. 中医杂志，1997（11）：646.

葛根
PUERARIAE LOBATAE RADIX

【来源】本品为豆科植物野葛 *Pueraria lobata*（Willd.）Ohwi 的干燥根。

【性味归经】甘、辛，凉。归脾、胃、肺经。

【功能主治】解肌退热，生津止渴，透疹，升阳止泻，通经活络，解酒毒。用于外感发热头痛，项背强痛，口渴，消渴，麻疹不透，热痢，泄泻，眩晕头痛，中风偏瘫，胸痹心痛，酒毒伤中。

【用法用量】10～15g。

【化学成分】葛根素、大豆苷、大豆苷元、染料木素、鹰嘴豆芽素 A、染料木苷、芒柄黄花素、芒柄花苷、3′- 羟基葛根素、葛根素木糖苷、3′- 甲氧基葛根素、葛根素芹菜糖苷、异甘草素、没食子酸、4-O-β-D- 吡喃葡萄糖氧基苯甲酸、反式 - 对香豆酰基乙醇酸、槐二醇、大豆皂醇、大豆苷醇等。

【使用注意】虚寒者忌用，胃寒呕吐者慎用。

【古代吸嗅应用记载】《医碥》："鼻痛，葛根、竹叶、青黛、薄荷、防风、石膏、升麻、石斛。外用宣脑散，取鼻中黄水。食物卒从鼻中缩入，介介痛不出，以牛脂或羊脂如指头大，内鼻中，吸入须臾，脂消则物与同出。"

【药理作用】

通窍

通窍散瘀滴鼻剂中含有葛根素，有研究用通窍散瘀滴鼻剂对急性期脑中风大鼠进行滴鼻治疗，效果良好。

【临床应用】

治疗肩部疼痛

早中期肩峰下撞击综合征患者采用葛根、麻黄、桂枝、生姜、甘草、芍药、红花、伸筋草、透骨草、防风、桑枝、花椒等药材进行熏洗，其肩部疼痛明显缓解。

参考文献

[1] 史晨旭，杜佳蓉，吴威，等. 葛根化学成分及药理作用研究进展 [J]. 中国现代中药，2021，23（12）：2177-2195.

[2] 贾山，张紫薇，孙如煜，等. 通窍散瘀滴鼻液与微乳刺激性及其中药效成分葛根素大鼠在体鼻循环吸收比较研究 [J]. 天津中医药大学学报，2018，37（1）：67-71.

[3] 刘红正，部顺兴，陶晓冰，等. 葛根汤加味熏洗治疗早中期肩峰下撞击综合征疗效观察 [J]. 现代中西医结合杂志，2018，27（10）：1079-1082.

升麻

CIMICIFUGAE RHIZOMA

【来源】本品为毛茛科植物大三叶升麻 *Cimicifuga heracleifolia* Kom.、兴安升麻 *Cimicifuga dahurica*（Turcz.）Maxim. 或升麻 *Cimicifuga foetida*L. 的干燥根茎。

【性味归经】辛、微甘，微寒。归肺、脾、胃、大肠经。

【功能主治】发表透疹，清热解毒，升举阳气。用于风热头痛，齿痛，口疮，咽喉肿痛，麻疹不透，阳毒发斑，脱肛，子宫脱垂。

【用法用量】3～10g。

【化学成分】升麻酸、马栗树皮素、咖啡酸甲酯、4–O–乙酰基咖啡酸、芥子酸、咖啡酸、阿魏酸、异阿魏酸、番石榴酸、2–异咖啡酸番石榴酸、2–阿魏番石榴酸、2–异阿魏番石榴酸、2–阿魏番石榴酸–1–甲酯、2–异阿魏番石榴酸–1–甲酯、富井酸、2–阿魏富井酸–1–甲酯、2–异阿魏富井酸–1–甲酯、升麻酸、升麻酸B、3–乙酰基咖啡酸、咖啡酸葡萄醋苷、升麻素、升麻素葡糖苷、北升麻瑞、北升麻宁、凯林苷、棕榈酸等。

【使用注意】麻疹已透，阴虚火旺，以及阴虚阳亢者，均当忌用。

【临床应用】

治疗慢性鼻窦炎

将丁香、升麻、麻黄、黄芪、葛根、甘草等制成滴鼻液，慢性鼻窦炎患者用之治疗，效果甚佳。

参考文献

[1] 陈李乙，李佳欣，张美晴，等 . 升麻药材化学成分及药理作用研究进展 [J]. 中药，2023，54（5）：1685–1704.

[2] 刘蓓蓓，陈胜璜，陈四保 . 升麻化学成分及其抗肿瘤活性研究进展 [J]. 中南药学，2012，10（1）：53–54&56–58.

[3] 孙培芙，臧青运. 香鼻液治疗慢性鼻窦炎 200 例 [J]. 中国民间疗法，2011，19（12）：17–18.

柴胡
BUPLEURI RADIX

【来源】本品为伞形科植物柴胡 *Bupleurum chinense* DC. 或狭叶柴胡 *Bupleurum scorzonerifolium* Willd. 的干燥根。

【性味归经】辛、苦，微寒。归肝、胆、肺经。

【功能主治】疏散退热，疏肝解郁，升举阳气。用于感冒发热，寒热往来，胸胁胀痛，月经不调，子宫脱垂，脱肛。

【用法用量】3 ～ 10g。

【化学成分】柴胡皂苷 a、柴胡皂苷 c、柴胡皂苷 d、柴胡皂苷 e、柴胡皂苷 f、柴胡皂苷 i、柴胡皂苷 m、柴胡皂苷 n、柴胡皂苷 b1、柴胡皂苷 b2、柴胡皂苷 h、柴胡苷 V、柴胡苷 X、柴胡苷 XII、柴胡苷 VII、柴胡苷 VIII、柴胡苷 XI、柴胡皂苷 b3、柴胡皂苷 b4、柴胡皂苷 g、山柰酚、槲皮素、异鼠李素、（–）–β– 榄香烯、（–）–β– 杜松烯、乙心醇、庚醛、α– 蒎烯、2– 正戊基呋喃、月桂醛、（Z）–6– 十三烯 –4– 炔、白菖烯、大根香叶烯 D、石竹烯氧化物、α– 石竹素、L– 阿拉伯糖基、核糖基、D– 木糖基、L– 鼠李糖基、Ⅰ 型聚鼠李半乳糖醛酸（RG-I）、Ⅱ 型聚鼠李半乳糖醛酸（RG– Ⅱ）、D– 葡萄糖基（D– 木糖、D– 葡萄糖）、D– 半乳糖基、脱肠草素、茛菪亭、七叶亭、白蜡素亭、蒿属香豆素、白柠檬素等。

【使用注意】真阴亏损、肝阳上亢及阴虚火旺者禁服。

【药理作用】

1. 抗炎

用柴胡挥发油和黄芩苷制备成柴胡黄芩滴鼻剂，给发热大鼠进行滴鼻治疗，其抗炎作用明显。

2. 抗癫痫

用柴胡皂苷滴鼻液给癫痫小鼠滴鼻治疗，治疗后取脑检测发现，柴胡皂苷滴鼻液入血和入脑速度极快，推测其可发挥速效救急作用。

【临床应用】

1. 治疗感冒

用柴胡、鹅不食草、辛夷制成复方柴胡滴鼻液，给感冒患者滴鼻治疗，治愈率较高。

2. 治疗发热

用柴胡注射剂给发热儿童滴鼻治疗，其体温下降明显，且无不良反应。用柴胡液给发热患者滴鼻，症状明显缓解。

参考文献

[1] 兰宝恒，吴泽青. 柴胡的化学成分及药理作用研究进展 [J]. 新乡医学院学报，2023，40（2）：174-180.

[2] 刘婧昕. 柴黄滴鼻剂的研究 [D]. 哈尔滨：黑龙江中医药大学，2017.

[3] 戴雅洁，陈晓兰，唐红艳，等. 柴胡皂苷经不同给药途径血药和脑药动力学的比较研究 [J]. 中国中药杂志，2017，42（14）：2767-2772.

[4] 张秀全，潘桂珍. 复方柴胡滴鼻液的配制和应用 [J]. 中药，1994（4）：48-49.

[5] 王桂英，门玉房. 柴胡注射液滴鼻用于小儿退热的疗效观察 [J]. 中国乡村医药，2001（1）：32-33.

[6] 刘友玲. 柴胡液滴鼻退热 121 例护理体会 [J]. 中国实用护理杂志，1986（3）：8-9.

菊花
CHRYSANTHEMIF LOS

【来源】本品为菊科植物菊 *Chrysanthemum morifolium* Ramat. 的干燥头状花序。

【**性味归经**】甘、苦，微寒。归肺、肝经。

【**功能主治**】散风清热，平肝明目，清热解毒。用于风热感冒，头痛眩晕，目赤肿痛，眼目昏花，疮痈肿毒。

【**用法用量**】5～10g。

【**化学成分**】金合欢素、金合欢素 –7–O–β–D– 葡萄糖苷、金合欢素 –7–O–（6″ –O– 丙二酰基）–β–D– 吡喃葡萄糖苷、金合欢素 –7–O– 半乳糖苷、刺槐苷、金合欢素 –7–O–（3″ –O– 乙酰基）–β–D– 吡喃葡萄糖苷、金合欢素 –7–O–（6″ –O– 乙酰基）–β–D– 半乳糖苷、金合欢素 –7–O–α–L– 鼠李糖基 –（1→6）[（2–O– 乙酰基）– β–D– 葡萄糖基 –（1→2）]–β–D– 葡萄糖苷、芹菜素、芹菜素 –7–O–β–D– 葡萄糖苷、芹菜素 –7–O–（6″ –O 丙二酰基葡萄糖苷）、芹菜素 –7–O– 葡萄糖醛酸苷、芹菜素 –7–O– 芸香糖苷、芹菜素 –7–O–（6″ –O– 乙酰基）–β–D– 葡萄糖苷、芹菜素 –7– 甲醚、木犀草素、木犀草素 –7–O–β–D– 葡萄糖苷、木犀草素 –7–O–（6″ –O 丙二酰基）–β–D– 葡萄糖苷、木犀草素 –7–O 葡萄糖醛酸苷、木犀草素 –7–O– 芸香糖苷、木犀草素 –7,3′– 二 –O–β–D– 葡萄糖苷、木犀草素 –4′– 甲氧基 –7–O–（6′ –O 乙酰基）–β–D– 葡萄糖苷、香叶木素、香叶木素 –7–O–β–D– 葡萄糖苷、香叶木素 –7–O– 葡萄糖醛酸苷、香叶木素 –7–O–β–D–（6″ –O–p 羟苯乙酰基）– 葡萄糖苷、香叶木素 –7–O–（6″ –O– 丙二酰基）–β–D– 葡萄糖苷、香叶木素 –7–O 半乳糖苷、香叶木素 –7–O–（6″ – 乙酰基）–β–D 葡萄糖苷、香叶木素 –7–O–β–D–（6″ –O– 丙二酸单酰）– 葡萄糖苷、牡荆黄素 –2–O– 鼠李糖苷、异泽兰黄素、麦黄酮、5,7,3′,4′四羟基 –6,5′– 二甲氧基黄酮、5,3′,4′– 三羟基 –6,7 二甲氧基黄酮、Ψ– 蒲公英甾醇、款冬二醇、向日葵三醇 C、半日花三醇 B0、棕榈酸 16β,22α– 二羟基假蒲公英甾醇酯、棕榈酸 16β– 羟基假蒲公英甾醇酯、款冬二醇 α– 环氧化物、蒲公英甾醇、阿里二醇、β– 香树素、马尼拉二醇、高根二醇、龙吉苷元、齐墩果烯二醇、向日葵三醇 A1、4,5– 二咖啡酰基奎宁酸、4– 咖啡酰基 –5 阿魏酰基奎宁酸、5– 芥子酰基奎宁酸、绿原酸、咖啡酸、咖啡酸甲酯、咖啡酸乙酯、咖啡酸丁酯、奎宁酸、4–O– 咖啡酰基奎宁酸、1,3–O– 二咖啡酰奎宁酸、3,4–O– 二咖啡酰基奎宁酸、3,5–O– 二咖啡酰奎宁酸、4– 甲氧基桂皮酸等。

【**使用注意**】气虚，脾虚胃寒，食少便溏或泄泻者慎用；阳虚，头痛恶寒者忌用；过敏体质者慎用。

【古代吸嗅应用记载】《儿科要略》:"脑疳。因疳热熏蒸,上侵及脑,治宜龙脑丸、龙胆丸之属,或用吹鼻龙脑散,或用黄葵花、菊花、釜下墨、硝石、柏叶各等分,共为散,吹入鼻中,良久,鼻中有恶物似泥者泄下数条,此即病根,下后可愈。"

【药理作用】

抗炎

将苍耳子、蔓荆子、白芷、桑叶、菊花、辛夷、川芎和薄荷等制成中药喷雾剂,治疗耳肿胀小鼠。使用过后,小鼠耳肿胀程度明显缓解。

【临床应用】

鼻渊

研究表明,鼻渊患者雾化吸入用苍耳子、辛夷、薄荷、白芷、菊花、金银花、连翘制成的水煎液,疗效甚佳。

参考文献

[1] 瞿璐,王涛,董勇喆,等. 菊花化学成分与药理作用的研究进展 [J]. 药物评价研究,2015,38(1):98–104.

[2] 周意. 鼻鼽宁喷雾剂的制备及质量标准研究 [D]. 武汉:湖北中医药大学,2020.

[3] 侯保民. 加味苍耳散煎液超声雾化吸入治疗鼻渊 29 例 [J]. 中国社区医师,2003(23):39.

桑叶
MORI FOLIUM

【来源】本品为桑科植物桑 *Morus alba* L. 的干燥叶。

【性味归经】甘、苦,寒。归肺、肝经。

【功能主治】疏散风热,清肺润燥,清肝明目。用于风热感冒,肺热燥咳,头晕头痛,目赤昏花。

【用法用量】5～10g。

【化学成分】黄芪苷、异槲皮苷、山奈酚、山奈酚 –3,7– 吡喃葡糖苷、山奈酚 –3–O–α–L– 鼠李糖 –（1–6）–β–D– 吡喃葡糖苷、山奈酚 –3–O–6– Ⅱ –O– 乙酰基 –β–D– 吡喃葡糖苷、槲皮素 –3,7–D–O–β–D– 吡喃葡糖苷、槲皮素 –3–O–β–D– 吡喃葡萄糖 –（1–6）–β–D– 吡喃葡糖苷、槲皮素 –3–O–（6–O– 丙二酰基）–β–D– 吡喃葡糖苷、槲皮素 –3–O–6– Ⅱ –O– 乙酰基 –β–D– 吡喃葡糖苷、芦丁、异鼠李亭 –O– 乙酰基 – 吡喃葡糖苷、桑辛素、1– 脱氧野尻霉素、N– 甲基 – 脱氧野尻霉素、2–O–α–D– 半乳吡喃糖苷 –1– 脱氧野尻霉素、荞麦碱、3– 表荞麦碱、4–O–β–D– 吡喃葡糖苷荞麦碱、β– 谷甾醇、豆甾醇、菜油甾醇等。

【使用注意】凡腹部阴寒，内无实热，大便溏泄，风寒咳嗽者，皆忌服。凡肝燥者，皆禁用。

【古代吸嗅应用记载】《本草纲目》："集简方：赤眼涩痛，桑叶为末，纸卷烧烟，熏鼻取效。海上方也。"

《普济方》："治暴赤眼肿：用桑叶为末，裹纸内烧烟熏，效。"

【药理作用】

抗炎

将岗梅根、千里光、桑叶、一点红制备成雾化液让疱疹性咽峡炎患者吸入。研究表明，该雾化液能够明显提高治疗效果，显著缩短患者体温恢复时间和口咽部溃疡、疱疹消退时间。

参考文献

[1] 王婷婷，马天宇，李琪，等 . 桑叶化学成分及生物活性研究进展 [J]. 食品与药品，2018，20（5）：390–393.

[2] 冯容，李伟伟，梁瀚元，等 . 壮药清解雾化液治疗小儿疱疹性咽峡炎的效果研究 [J]. 现代医药卫生，2021，37（21）：3597–3599.

木贼

EQUISETI HIEMALIS HERBA

【来源】本品为木贼科植物木贼 *Equisetum hyemale* L. 的干燥地上部分。

【性味归经】甘、苦，平。归肺、肝经。

【功能主治】疏散风热，明目退翳。用于风热目赤，迎风流泪，目生云翳。

【用法用量】3 ～ 9g。

【化学成分】芹菜素、槲皮素、山奈素、木犀草素、山奈酚 –3–β–D–（2–*O*–β–D– 双葡萄糖）–7–β–D– 葡萄糖苷、山奈素 –3– 葡萄糖苷 –7– 葡萄糖苷、山奈酚 –3– 芸香糖 –7– 葡萄糖苷、槲皮素 –3–*O*–β–D– 葡萄糖苷、山奈酚 –7–*O*–β–D– 葡萄糖苷、山奈酚 –3,7– 双葡萄糖苷、2– 甲氧基 –3–（1– 甲基乙基）– 吡嗪、十五烷、9– 辛基 – 十七烷、3– 己烯 –1– 醇、十七烷、四十三烷、2,6– 二甲基 – 十七烷、二十二烷、阿魏酸、咖啡酸、香草酸、对羟基苯甲酸、对甲氧基肉桂酸、延胡索酸、戊二酸甲酯、间甲氧基肉桂酸等。

【使用注意】气血虚者慎服。

【临床应用】

1. 治疗鼻出血

给鼻出血患者给予木贼浓煎液滴鼻，鼻出血症状很大程度上得以缓解。

2. 提高免疫力

用木贼草、香附、金银花、薏苡仁、紫草水煎后熏洗寻常疣患者患部，疣体脱落，效果明显。

参考文献

[1] 潘旭，张昌浩 . 木贼化学成分和药理作用研究近况 [J]. 吉林医药学院学报，2018，39（3）：216–218.

[2] 张少禹，苗林艳，李颖.木贼治疗小儿鼻出血30例[J].实用中医药杂志，2000（1）：16.

[3] 关正荣.中药熏洗治疗寻常疣69例[J].陕西中医，2011，32（6）：709-710.

第二节　辛温解表药

紫苏叶

PERILLAE FOLIUM

【来源】本品为唇形科植物紫苏 *Perilla frutescens*（L.）Britt. 的干燥叶（或带嫩枝）。

【性味归经】辛，温。归肺、脾经。

【功能主治】解表散寒，行气和胃。用于风寒感冒，咳嗽呕恶，妊娠呕吐，鱼蟹中毒。

【用法用量】5～10g。

【化学成分】紫苏醛、紫苏酮、异白苏烯酮、芹菜素、木犀草素、野黄芩苷、黄芩素 –7– 甲醚、芹菜素 –7– 二葡萄糖苷、芹菜素 –7– 葡萄糖苷、芹菜素 –7– 咖啡酰葡萄糖苷、木犀草素 –7– 二葡萄糖苷、槲皮素、8– 羟基 –6,7– 二甲氧基黄烷酮、5,8– 二羟基 –7– 甲氧基黄烷酮、迷迭香酸、迷迭香酸乙酯、迷迭香酸甲酯、肉桂酸、咖啡酸、咖啡酸甲酯、三甲氧基肉桂酸、阿魏酸、阿魏酸甲酯、（Z,E）–2–（3,4– 二羟苯基）乙烯咖啡酸酯、（Z,E）–2–（3,5– 二羟苯基）乙烯咖啡酸酯、咖啡酰奎尼酸、香豆酒石酸、原儿茶醛、3,4– 二羟基苯甲酸甲酯等。

【使用注意】阴虚、气虚及温病者慎服。

【临床应用】

防治感冒

鲜紫苏叶、鲜生姜适量，取少许姜汁与鲜紫苏叶揉搓塞入双鼻孔，或挤压少许药汁滴入双鼻孔，均可起到防治感冒的作用。

参考文献

[1] 张运晖，赵瑛，欧巧明．紫苏叶化学成分及生物活性研究进展 [J]. 甘肃农业科技，2020，539（12）：69–76.

[2] 南晖．中药塞鼻巧治病 [J]. 医药与保健，2001（10）：12.

生姜
ZINGIBERIS RHIZOMA RECENS

【来源】本品为姜科植物姜 *Zingiber officinale* Rosc. 的新鲜根茎。

【性味归经】辛，微温。归肺、脾、胃经。

【功能主治】解表散寒，温中止呕，化痰止咳。用于风寒感冒，胃寒呕吐，寒痰咳嗽。

【用法用量】3 ~ 10g。

【化学成分】α– 姜黄烯、α– 红没药烯、α– 柠檬醛、姜烯、β– 倍半水芹烯、α– 法呢烯、生姜醇、橙花醛、生姜烯醇、β– 红没药烯、姜酮、姜辣二酮、桧烯、6– 姜烯酚、8– 姜烯酚、10– 姜烯酚、6– 姜酚、8– 姜酚、10– 姜酚、三十一烷醇、正二十四烷酸、β– 谷甾醇、1– 羟基 –7– 甲氧基酮、优酮、1，6– 二羟基酮、1– 去氢姜辣二酮、3，5– 二酮 –1，7– 二 –（3– 甲氧基 –4– 羟基）苯基庚烷、（3*S*，5*S*）–3，5– 二羟基 –1–（4– 羟基 –3– 甲氧基苯基）癸烷等。

【使用注意】阴虚内热者忌服。

【古代吸嗅应用记载】《保婴撮要》："一小儿月内发搐鼻塞，乃风邪所伤，以六君子汤加桔梗、细辛，子母俱服，更以葱头七茎、生姜二片，细擂摊纸上，合置掌中令热，急贴囟门，少顷鼻利搐止。"

《本草撮要》："得生姜捣汁入麝少许搐鼻内。治年久头风。"

【药理作用】

抗晕动

有研究通过观察小鼠雾化吸入生姜精油、橘皮精油、食醋后的晕动症状、旷地行为实验和爬绳实验，发现生姜精油、橘皮精油、食醋对小鼠均起到不同程度的抗晕动作用。

【临床应用】

1. 恶心呕吐

生姜可降逆止呕，有"呕家圣药"之称。有研究表明，妊娠剧吐患者采用生姜精油吸嗅联合内关穴按压进行治疗，发现生姜精油吸嗅联合内关穴按压可有效改善妊娠剧吐患者的临床症状，提高生活质量。

研究人员按照 1：1 比例制作生姜精油和薰衣草精油的复方精油，让肿瘤化疗患者将含有该复方精油的脱脂棉放于枕边，在化疗前及晚上睡前 1 小时吸嗅该精油香气 2 小时，共使用 5 天后观察。结果表明，复方精油具有减少肿瘤化疗患者心理痛苦、预防化疗后恶心呕吐的作用。

在乳腺癌患者化疗开始时给予吸氧联合生姜鼻疗法，发现其能有效预防乳腺癌化疗后的急性呕吐反应。

2. 慢性支气管炎

将茯苓、桔梗、白术、陈皮、厚朴、生姜、苦杏仁、法半夏、橘红、炙甘草、桔梗制成水煎剂，令慢性支气管炎患者雾化吸入。研究人员发现，经此法治疗后，患者气道炎症反应明显改善。

参考文献

[1] 鲁萌萌，李文茹，周少璐，等 . 生姜精油化学成分及其抗菌活性 [J]. 微生物学通报，2021，48（4）：1121-1129.

[2] 张杰，常义生，曾铖，等 . 生姜提取物中化学成分研究 [J]. 安徽农业科学，

2015，43（25）：287-288&290.

[3] 宣伟东，卞俊，袁兵，等 . 生姜化学成分的研究 [J]. 中药，2008，39（11）：1616-1619.

[4] 刘茜，兰彪盛，焦亚军，等 . 雾化吸入不同植物精油对小鼠的抗晕动病作用 [J]. 实用预防医学，2019，26（1）：109-110&113.

[5] 唐晓燕，毛莹，叶少芳，等 . 生姜精油嗅吸联合内关穴按压对妊娠剧吐病人症状的影响研究 [J]. 全科护理，2022，20（33）：4695-4697.

[6] 郭晓峰，朱娟，陈颖 . 芳香疗法对肿瘤患者化疗后心理痛苦和恶心呕吐的影响 [J]. 中国当代医药，2022，29（3）：67-70.

[7] 付攸缘，黄丽梅，陈凯霓，等 . 吸氧联合生姜鼻疗法预防乳腺癌化疗后急性呕吐的疗效观察 [J]. 全科护理，2014，12（21）：1921-1922.

[8] 袁齐，赵萍 . 中药雾化吸入联合穴位贴敷对慢性支气管炎患者免疫功能和气道炎症的影响 [J]. 四川中医，2022，40（8）：85-87.

罗勒

OCIMI HERBA

【来源】本品为唇形科植物罗勒 *Ocimum basilicum* L. 的干燥全草。

【性味归经】辛，温。归胃、肝经。

【功能主治】消肿止痛，活血通经，解热消暑，调中和胃。用于月经不调，痛经，胃痛，腹胀，隐疹瘙痒，跌打损伤。

【用法用量】3 ～ 9g。

【化学成分】正己酸、芳樟醇、薄荷酮、5- 甲基 -2- 异丙基环己酮、薄荷醇、α- 松油醇、2,4- 二异丙基 -1,1- 二甲基环己酮、反式 - 香苇醇、β- 香茅醇、长叶薄荷酮、香芹酮、胡椒酮、2- 乙酰基环庚酮、1- 环己酮 -2- 甲基 -2-（3- 甲基 - 氧代丁烷）、正壬酸、香荆芥酚、β- 雪松烯、薄荷烯酮、9- 乙氧基 -9- 硼双环 [3,3,1] 壬烷、2- 十一醛、β- 波旁烯、斯巴醇、葵酸油酯、丁香油烃、3- 乙基 - 邻二甲苯、2,2- 二甲基 - 环己酮酸、橙花叔醇、香茅酸、β- 紫罗酮、十八烷基氯化铵、薄荷呋喃、γ- 杜松烯、异茉莉酮 I、α- 白菖蒲烯、甲基花生四烯酸、异斯巴醇、斯巴醇

（-）、斯巴醇（+）、榄香醇、喇叭茶萜醇、蛇麻烯氧化物、羽毛柏烯、八氢四甲基萘甲醇、τ- 杜松醇、α- 杜松醇、石竹烯氧化物、肉豆蔻基氯化物、十四酸、植烷、六氢化法尼基丙酮、异丁基邻苯二甲酸酯、十六酸甲酯、辛基邻苯二甲酸丁酯、棕榈酸、癸酰氯、亚麻油酸、硬脂酸、β- 羟基苯甲醛、正二十一烷、二十六烷、槲皮素、槲皮素 -3-O-β-D- 半乳糖苷、槲皮素 -3-O-β-D- 葡萄糖苷、槲皮素 -3-O-β-D- 葡萄糖苷 -2″- 没食子酸酯、山柰酚 -3-O-β-D- 葡萄糖苷、山柰酚、异杨梅树皮苷、芦丁、槲皮素 -3-O-（2″- 没食子酰基）- 芸香苷、槲皮素 -3-O-α-L- 鼠李糖苷、芹菜素、异杨梅树皮苷、山柰酚及其苷类、中国蓟醇、滨蓟素等。

【使用注意】气虚血燥者慎服。

【药理作用】

抗菌

将香茅精油、肉桂精油和罗勒精油复配，进行联合熏蒸。研究表明，复配精油对大肠杆菌和沙门氏菌表现出协同增效作用，而对金黄色葡萄球菌则表现为拮抗作用。

参考文献

[1] 董泽科，徐先祥，吴雅清，等. 罗勒的化学成分和药理作用研究进展 [J]. 中国民族民间医药，2013，22（9）：46-48.

[2] 战妍妃，周洪雷，李传厚，等. 罗勒化学成分及药理作用研究概述 [J]. 山东中医杂志，2020，39（9）：1026-1030.

[3] 段雪娟，张潼，曾洁滢，等. 植物精油的熏蒸抗菌活性及其机理研究 [J]. 食品工业科技，2023，44（9）：135-145.

芫荽子
CORIANDRI SEMEN

【来源】本品为伞形科植物芫荽 *Coriandrum sativum* L. 的干燥成熟果实。

【性味归经】辛，微温。归肺、胃经。

【功能主治】发表，透疹，开胃。用于风邪外感，疹出不畅，食欲不振。

【用法用量】6～10g。

【化学成分】芳樟醇、α-蒎烯、罗勒烯、二氢-2-樟脑烯醇、顺式-氧化芳樟醇、反式-氧化芳樟醇、7-羟基芳樟醇、8-羟基芳樟醇、4-香芹柠烯醇丙酸酯、丙酸檀香酯等。

【古代吸嗅应用记载】《急救广生集》："痘初起难透，芫荽子三两浓煎汤，喷儿床帐数次，闻气即透。"

参考文献

李丛民，尚军，任云辉，等.来凤芫荽子油化学成份分析[J].香料香精化妆品，2001（6）：1-2.

麻黄

EPHEDRAE HERBA

【来源】本品为麻黄科植物草麻黄 *Ephedra sinica* Stapf、中麻黄 *Ephedra intermedia* Schrenk et C.A.Mey. 或木贼麻黄 *Ephedra equisetina* Bge. 的干燥草质茎。

【性味归经】辛、微苦，温。归肺、膀胱经。

【功能主治】发汗散寒，宣肺平喘，利水消肿。用于风寒感冒，胸闷喘咳，风水浮肿。蜜麻黄润肺止咳，多用于表证已解，气喘咳嗽。

【用法用量】2～10g。

【化学成分】L-麻黄碱、D-伪麻黄碱、L-甲基麻黄碱、D-甲基伪麻黄碱、L-去甲麻黄碱、D-去甲伪麻黄碱、L-α-松油醇、γ-桉叶醇、1,4-桉叶素、1,8-桉叶素、4-蒈烯、柠檬烯、芹菜素、木犀草素、金圣草黄素、茶花粉黄酮-3-O-β-D-葡萄糖苷、茶花粉黄酮-3-O-β-D-甘露糖苷、草棉黄素-7-O-β-D-葡萄糖苷、草棉黄素-3-O-α-L-鼠李糖基-8-O-β-D-葡萄糖苷、山奈酚-4'-O-β-D-葡萄糖苷、异牡荆素-2″-O-α-L-鼠李糖苷、牡荆素、白天竺葵苷元等。

【使用注意】表虚自汗者、阴虚盗汗者、虚喘者慎用。

【古代吸嗅应用记载】《本草纲目》："呃逆（虚寒）……麻黄（烧烟嗅之立止）。"

《外治寿世方》："（虚寒呃逆）麻黄：酒煎，嗅其热气，或烧麻黄烟嗅。"

《急救广生集》："脑漏方。紫苏、麻黄、细辛、本、川芎、细茶各等分。上药煎数滚，放碗内，用漏斗盒上，将鼻熏之，头汗出为度。后用陈竹蛀末，吹入鼻。"

【药理作用】

1. 收缩颅内外血管

研究表明，麻黄素滴鼻可缓解偏头痛。

2. 抗炎

研究人员发现，哮喘小鼠雾化吸入麻黄水提物后，其支气管肺组织中白细胞介素 –13、嗜酸性粒细胞趋化因子蛋白的表达均明显降低，支气管及其周围组织炎症细胞浸润减少。

【临床应用】

1. 鼻塞

用盐酸麻黄碱滴鼻液给鼻塞失眠患者进行滴鼻治疗，其鼻腔通气效果明显好转。

2. 急性喉炎

小儿急性喉炎患者吸入雾化生理盐水、麻黄碱、地塞米松、庆大霉素、病毒唑制成的液体，20 分钟后，患者吸气困难及喉鸣症状都有不同程度的缓解。

参考文献

[1] 田楠楠，杨茜和，朱雅暄，等. 麻黄的化学成分及其药效作用和药代特征 [J]. 中国中药杂志，2022，47（13）：3409–3424.

[2] 张微微，郝小淑，杨建新，等. 麻黄素滴鼻治疗偏头痛的研究 [J]. 中国疼痛医学杂志，2000，（3）：136–139.

[3] 王娇，熊瑛，熊彬，等 . 麻黄水提物雾化吸入对哮喘小鼠气道炎症的影响 [J]. 重庆医学，2013，42（3）：304–307.

[4] 白玉臣 . 盐酸麻黄碱滴鼻液致慢性幻觉症 2 例 [J]. 河北医学，2014，20（9）：1584.

[5] 李奇今，徐晓想，刘建设 . 熏洗配服药治疗膝关节风湿痛 [J]. 湖北中医杂志，1987（5）：39.

[6] 张萍，闫伟利 . 麻黄碱等雾化吸入治疗小儿急性喉炎临床应用 [J]. 医学信息，2010，23（11）：4040–4041.

桂枝

CINNAMOMI RAMULUS

【来源】本品为樟科植物肉桂 *Cinnamomum cassia* Presl 的干燥嫩枝。

【性味归经】辛、甘，温。归心、肺、膀胱经。

【功能主治】发汗解肌，温通经脉，助阳化气，平冲降气。用于风寒感冒，脘腹冷痛，血寒经闭，关节痹痛，痰饮，水肿，心悸，奔豚。

【用法用量】3 ～ 10g。

【化学成分】脱落酸、蚱蜢酮、2,3- 二羟基 -1-（4- 羟基 -3,5- 二甲氧基苯基）-1- 丙酮、赤型 -1,2,3- 三羟基苯丙烷、1- 苯基 -1,3- 丙二醇、香豆素、肉桂酸、对羟基肉桂酸、邻羟基肉桂酸、邻甲氧基肉桂酸、肉桂醛、阿魏酸、咖啡酸乙酯等。

【使用注意】孕妇慎用。

【临床应用】

1. 治疗鼻炎

用黄芪、白术、防风、桂枝、白芍、大枣、炙甘草、苍耳子、辛夷等煎煮成汤剂，对鼻炎患者的鼻部进行熏蒸，疗效较好。

将辛夷、苍耳、白芷、桂枝研末后用纱布包成小球，塞入鼻炎患者鼻中，2 小时后取出，患者自觉鼻腔通畅，头痛明显好转。

2. 缓解心绞痛

取桂枝、辛夷，文火煎煮制成"桂辛滴鼻剂"，于冠心病患者心绞痛发作时进行滴鼻，15 分钟后，患者自觉心绞痛症状明显缓解。

参考文献

[1] 靳永亮，陈冠宜，刘文琴，等 . 桂枝化学成分研究 [J]. 广西植物，2022，42（5）：860-865.

[2] 张勉，刘景，刘毅 . 中药内服及熏鼻治疗变应性鼻炎 120 例临床分析 [J]. 实用中医药杂志，2008，185（6）：349-350.

[3] 寻励之 . 中药塞鼻法治疗鼻窦炎确有良效 [J]. 四川中医，1987（12）：51.

[4] 张兴，李玉声，李秀娟 . 桂辛滴鼻液治疗冠心病心绞痛 [J]. 黑龙江中医药，1995（1）：25.

辛夷
MAGNOLIAE FLOS

【**来源**】本品为木兰科植物望春花 *Magnolia biondii* Pamp.、玉兰 *Magnolia denudata* Desr. 或武当玉兰 *Magnolia sprengeri* Pamp. 的干燥花蕾。

【**性味归经**】辛，温。归肺、胃经。

【**功能主治**】散风寒，通鼻窍。用于风寒头痛，鼻塞流涕，鼻鼽，鼻渊。

【**用法用量**】3 ～ 10g，包煎。外用适量。

【**化学成分**】香草酸 –4–*O*–β–D– 葡萄糖苷、3– 甲氧基 –4– 羟基苯 –1–*O*–β–D– 葡萄糖苷、香草酸甲酯、咖啡酸、3,4,5– 三甲氧基苯 –1–*O*–β–D– 葡萄糖苷、苄基 –*O*–β–D– 半乳糖苷、紫丁香苷、香草酸葡萄糖酯、香草酸、1′–（3,4– 二羟基肉桂酰）环戊烷 –2′,3′– 二醇、东莨菪苷、7– 甲氧基香豆素 –6–*O*–β–D– 葡萄糖苷、莨菪亭等。

【**使用注意**】鼻病因于阴虚火旺者忌服。

【古代吸嗅应用记载】《奇效简便良方》："（脑漏）辛夷末一两，拌入烟吸之（或艾叶当烟吸，妙）。"

《外治寿世方》："藁本、细辛各五分，白芷一钱，辛夷八分，共研细末，用纸条四条卷实，将火点着，以烟熏鼻，日熏二次。即效。"

【药理作用】

抑制鼻黏膜通透性

用辛夷挥发油纳米滴鼻剂给大鼠滴鼻，研究发现，辛夷挥发油对大鼠鼻黏膜毛细血管通透性有抑制作用。

【临床应用】

1. 治疗鼻炎

用辛夷制成药烟，鼻炎患者吸入，并配合穴位按摩治疗，2 天后鼻塞症状大有改善，头痛头晕也减轻。

2. 治疗感冒

将带根葱白、白胡椒、辛夷加水煮沸后趁热倒入茶杯内，将茶杯周围围上毛巾，用药液的热气熏口鼻。轻者蒸汽吸入后，鼻塞、流清涕等症状均迅速减轻或痊愈。

参考文献

[1] 冯卫生，王建超，何玉环，等 . 辛夷化学成分的研究 [J]. 中国药学杂志，2015，50（24）：2103–2106.

[2] 张婧延，吴敏 . 辛夷挥发油纳米滴鼻剂对鼻黏膜通透性的实验研究 [J]. 浙江中医药大学学报，2009，33（6）：868–869.

[3] 侯周武 . 辛夷药烟熏鼻配合穴位按摩治疗鼻炎初探 [J]. 时珍国医国药，2008，159（11）：2803.

[4] 冯章巧，吐逊江，阿力木 . 葱白辛夷汤熏鼻治感冒 [J]. 中国民间疗法，2003（8）：25–26.

蔊菜
RORIPPAE HERBA

【来源】本品为十字花科植物蔊菜 *Rorippa indica*（L.）Hiern. 和无瓣蔊菜 *Rorippa dubia*（Pers.）Hara 的全草。

【性味归经】辛、苦，微温。归肺、肝经。

【功能主治】清热利尿，活血通经，镇咳化痰，健胃理气，解毒。用于感冒，热咳，咽痛，风湿性关节炎，黄疸，水肿，跌打损伤等病。

【用法用量】内服：煎汤，10 ～ 30g，鲜品加倍；或捣绞汁服。外用：适量，捣敷。

中药吸嗅学

【化学成分】蔊菜素、蔊菜酰胺，以及有机酸、黄酮类化合物、生物碱等。

【使用注意】凡外感时邪及内有宿热者不宜服用。

鹅不食草
CENTIPEDA HERBA

【来源】本品为菊科植物鹅不食草 *Centipeda minima*（L.）A.Br.et Aschers. 的干燥全草。

【性味归经】辛，温。归肺经。

【功能主治】发散风寒，通鼻窍，止咳。用于风寒头痛，咳嗽痰多，鼻塞不通，鼻渊流涕。

【用法用量】6 ～ 9g。外用适量。

【化学成分】蒲公英甾醇乙酸酯、棕榈酸、木栓酮、短叶老鹳草素、青蒿酸、β- 谷甾醇、苯甲酸、胡萝卜苷、猫眼草酚 D、3- 甲氧基槲皮素、短叶老鹳草素、堆心菊内酯、山金车内酯 D、山金车内酯 C、小堆心菊素 C、原儿茶酸、8,10- 二羟

基 –9– 异丁酰百里香酚、8– 羟基 –10– 异丁酰 –9–（2– 甲基丁酰）百里香酚、8,10–去氢 –9,10– 二异丁酰百里香酚、9– 羧基百里酚、9– 羟基百里酚、8– 羟基 –9,10– 二异丁酰百里香酚等。

【使用注意】热证忌用。

【古代吸嗅应用记载】

《医学集成》："吹鼻散：鹅不食草五钱，青黛、川芎各一钱，研末，吸入鼻中。"

【临床应用】

治疗鼻炎

取适量鹅不食草药粉与红霉素眼膏充分混合，均匀成面团状，涂于慢性鼻炎患者双侧鼻腔内，治疗效果明显。

用黄芪、细辛、鹅不食草、辛夷、苍耳子等制成滴鼻液，给鼻炎患者滴鼻治疗。治疗后其打喷嚏、流涕症状，以及变应原检测、鼻分泌物涂片试验结果均有明显改善。

参考文献

[1] 王育苗 . 鹅不食草化学成分的研究 [J]. 海峡药学，2019，31（8）：84–86.

[2] 吴凌莉，刘扬，陈美红，等 . 鹅不食草的化学成分研究 [J]. 中南药学，2016，14（4）：351–354.

[3] 杨德义 . 鹅不食草拌红霉素眼膏塞鼻治疗慢性鼻炎 89 例 [J]. 中国民间疗法，2014，22（10）：24.

[4] 赵岩，刘孟安，刘志学，等 . 鼻炎清滴鼻液治疗过敏性鼻炎的临床研究 [J]. 新中医，2008，405（2）：60–61.

香薷
MOSLAE HERBA

【来源】本品为唇形科植物石香薷 *Mosla chinensis* Maxim. 或江香薷 *Mosla chinensis* 'Jiangxiangru' 的干燥地上部分。

【性味归经】辛，微温。归肺、胃经。

【功能主治】发汗解表，化湿和中。用于暑湿感冒，恶寒发热，头痛无汗，腹痛吐泻，水肿，小便不利。

【用法用量】3 ～ 10g。

【化学成分】咖啡酸、阿魏酸正十八酯、β– 胡萝卜苷、熊竹素、儿茶素、棕榈酸、亚油酸、亚麻酸、琥珀酸、丁二酸、百里香酚等。

【使用注意】气虚、阴虚、表虚多汗者不宜选用。

【临床应用】

1. 治疗流行性脑脊髓膜炎

有研究者将香薷油制成涂鼻剂，对流行性脑脊髓膜炎患者进行治疗，疗效良好，且香薷油涂鼻剂刺激性小，患者易于接受。

2. 治疗外感发热

在治疗小儿外感发热时，采用荆芥、香薷、艾叶、青蒿熏洗全身，降温效果明显，维持时间长。

参考文献

[1] 郑旭东，胡浩斌 . 香薷化学成分的研究 [J]. 化学研究，2006（3）：85–87.

[2] 丁晨旭，纪兰菊 . 香薷化学成分及药理作用研究进展 [J]. 上海中医药杂志，2005（5）：63–65.

[3] 广州铁路局长沙分局卫生防疫站 . 香薷油膏涂鼻剂和香薷油喷雾剂对流行性脑脊髓膜炎带菌者防治效果初步观察 [J]. 医学研究通讯，1977（4）：17–18.

[4] 姜宁 . 温浴熏洗方治疗小儿外感发热的疗效观察 [J]. 中国中医药科技，2018，25（2）：271–272.

荆芥

SCHIZONEPETAE HERBA

【来源】本品为唇形科植物荆芥 *Schizonepeta tenuifolia* Briq. 的干燥地上部分。

【性味归经】辛，微温。归肺、肝经。

【功能主治】解表散风，透疹，消疮。用于感冒，头痛，麻疹，风疹，疮疡初起。

【用法用量】5 ～ 10g。

【化学成分】L-薄荷酮、胡薄荷酮、石竹烯、亚麻酸、植酮、三甲基硅酯棕榈酸、邻苯二甲酸二丁酯、薄荷呋喃、马苄烯酮、异薄荷酮、柠檬烯、香橙烯、苯甲醛、棕榈酸、α-细辛脑、α-生育醌、植醇、熊果酸、异海松酸、异海松醇、1,5,9-表脱氧马前苷、1,5,9-表脱氧番木鳖酸、芹菜素、山奈酚、芦丁、木犀草素-7-*O*-葡萄苷、木犀草素、去甲中国蓟醇、5,8,3′,4′-四羟基-6,7-二甲氧基黄酮、5,6,4′-三羟基-7,8-二甲氧基黄酮、芫花素、金谷醇、刺槐素蓟黄素、8-羟基蓟黄素、鼠尾草素等。

【使用注意】表虚自汗、阴虚头痛者忌服。

【古代吸嗅应用记载】《普济方》："治疮疥。硫黄、荆芥穗、黑狗脊、蛇床子各等分。上为末，油调成膏，先以火炙疮令痒，抓破，依前方嗅后擦疮。"

【临床应用】

治疗过敏性鼻炎

取桔梗、杏仁、防风、荆芥、羌活、蒿本各 10g，蝉衣、细辛、辛夷各 8g，牛蒡子、薄荷各 12g，生姜 3 片，葱白、甘草各 6g，水煎后用鼻闻嗅。每次 15 分钟，每日 3 次，连续治疗 3 ～ 5 日。此法对过敏性鼻炎疗效甚佳。

参考文献

[1] 刘英男，牛凤菊，辛义周，等 . 荆芥的化学成分、药理作用及临床应用研究进展 [J]. 中国药房，2020，31（11）：1397–1402.

[2] 刘国应 . 中药闻吸疗鼻炎 [J]. 农村百事通，2011，500（24）：72.

胡荽

CORIANDRI HERBA

【来源】本品为伞形科植物芫荽 *Coriandrum sativum* L. 的干燥全草。

【性味归经】辛，温。归肺、胃经。

【功能主治】发汗透疹。用于麻疹初期，透出不畅。

【用法用量】3 ～ 6g。外用适量，煎汤熏洗。

【化学成分】本品含挥发油、苹果酸钾、维生素 C、正癸醛、芳樟醇等。

【使用注意】热毒壅盛而疹出不畅者忌服。

【古代吸嗅应用记载】《冯氏锦囊秘录》："胡荽，善通气小腹，能拔毒四肢，开心窍，上止头痛，散痧疹，内消谷食，利五脏，顺二肠，痘疮不齐，煎酒可喷。塞之鼻中，能去目翳。"

参考文献

王婷，王凤杰，苗明三 . 芫荽化学、药理及临床应用特点分析 [J]. 中医学报，2016，31（12）：1954–1956.

苍耳子

XANTHII FRUCTUS

【来源】本品为菊科植物苍耳 *Xanthium sibiricum* Patr. 的干燥成熟带总苞的

果实。

【性味归经】辛、苦，温；有毒。归肺经。

【功能主治】散风寒，通鼻窍，祛风湿。用于风寒头痛，鼻塞流涕，鼻衄，鼻渊，风疹瘙痒，湿痹拘挛。

【用法用量】3～10g。

【化学成分】苍耳亭、苍耳皂素、苍耳烯吡喃、苍耳农、油酸、硬脂酸、亚油酸、棕榈酸、6,10,14-三甲基十五酮、4-氨基-1,5-戊二酸、2,6,10-三甲基十五烷、十六烷基酸乙酯、2,6-二叔丁基-4-甲基苯酚、十八碳烯酸乙酯、(Z,Z)9,12-十八碳二烯酸甲酯、石竹烯、反式-2-己烯醛、邻苯二甲酸二丁酯、α-松油醇、伞花烃、己醛、(Z)-9,17-十八碳二烯醛、癸醛、花生酸、反油酸、亚麻酸、十七酸、辛酸、肉豆蔻酸、十一酸、十五烷酸、十六烯酸、咖啡酸、3-咖啡酰奎宁酸、隐绿原酸(4-咖啡酰奎宁酸)、新绿原酸(5-咖啡酰奎宁酸)、1,3-二咖啡酰奎宁酸、原儿茶醛、3,4-二咖啡酰奎宁酸、异绿原酸A(3,5-二咖啡酰奎宁酸)、异绿原酸C(4,5-二咖啡酰奎宁酸)、1,3,5-三咖啡酰奎宁酸、阿魏酸、3,4,5-三咖啡酰奎宁酸、3-咖啡酰奎宁酸钾、4-咖啡酰奎宁酸甲酯、咖啡酸胆碱酯、5-咖啡酰奎宁酸甲酯、1,4-二咖啡酰奎宁酸、1,5-二咖啡酸奎宁酸、反丁烯二酸乙酯和绿原酸甲酯等。

【使用注意】血虚之头痛、痹痛忌服。

【临床应用】

1. 治疗中耳炎

中耳炎患者煎煮苍耳子、辛夷、白芷、薄荷后用鼻吸入其蒸汽，反复多次，症状可逐步减轻至痊愈。

2. 治疗鼻炎

鼻窦炎患者煎煮苍耳子、辛夷、连翘、蒲公英、当归、菊花、薄荷、黄芪后用鼻吸入其蒸汽，疗效显著。

变应性鼻炎患者用以苍耳子为主药的苍耳子散加减方滴鼻剂滴鼻治疗，疗效确切。

参考文献

[1] 程云霞，马天宇，时新刚，等 . 苍耳子化学成分及药理作用研究进展 [J]. 食品与药品，2019，21（6）：496-499.

[2] 陈秀峰，卢娜，周思平，等 . 苍耳子散熏鼻联合鼓膜按摩治疗儿童分泌性中耳炎急性期 50 例 [J]. 江西中医药大学学报，2018，30（3）：44-47.

[3] 刘跃 . 加味苍耳子散外熏内服治疗鼻渊 79 例 [J]. 天津中医，2002（1）：19.

[4] 王瀚儒 . 中药经典方"苍耳子散"加减滴鼻治疗变应性鼻炎的临床疗效观察 [D]. 银川：宁夏医科大学，2021.

藁本
LIGUSTICI RHIZOMA ET RADIX

【来源】本品为伞形科植物藁本 *Ligusticum sinense* Oliv. 或辽藁本 *Ligusticum jeholense* Nakai et Kitag. 的干燥根茎和根。

【性味归经】辛，温。归膀胱经。

【功能主治】祛风，散寒，除湿，止痛。用于风寒感冒，巅顶疼痛，风湿痹痛。

【用法用量】3 ～ 10g。

【化学成分】3- 丁基苯酞、蛇床酞内酯、新蛇床酞内酯、β- 水芹烯、反式 - 罗勒烯、薰衣草醇、α- 水芹烯、α- 蒎烯、柠檬烯、异松油烯、榄香素、肉豆蔻醚、γ- 木罗烯、甲基丁香酚、阿魏酸、异阿魏酸、胡萝卜苷、香草酸、柑橘黄酮、川陈皮素等。

【使用注意】凡阴血亏虚，肝阳上亢，火热内盛之头痛者忌服。

【临床应用】

治疗鼻炎

将荆芥、防风、羌活、川芎、白芷、薄荷、菊花、藁本、辛夷、细辛、山奈、檀香混匀，装入枕头，鼻窦炎患者每晚枕其睡觉，疗效甚佳。

参考文献

[1] 唐忠 . 藁本化学成分及药理研究 [J]. 中国医药指南，2011，9（30）：34-35.

[2] 丁以洲 . 药枕治疗过敏性鼻炎、鼻窦炎 [J]. 四川中医，1987（1）：8.

葱白

ALLII CAESPITOSI BULBUS

【来源】本品为百合科植物葱 *Allium fistulosum* L. 或分葱 *Allium fistulosum* L.var. *caespitosum* Makino 的干燥鳞茎。

【性味归经】辛，温。归肺、大肠经。

【功能主治】发表，通阳，解毒。用于伤寒之寒热头痛，阴寒腹痛，胸痹，小便不通。

【用法用量】10 ～ 15g。外用适量，捣敷或煎水洗。

【化学成分】碳酸二酯、碳酸二乙酯、草氨酸乙酯、亚硫酸二丙酯、甲基硫代磺酸甲酯、亚硫酸二乙酯、红葱乙素、异红葱乙素、异槲皮苷、槲皮素 –3,4– 二 –*O*–β–D– 吡喃葡萄糖、芦丁、3,7– 二甲基 –2,6– 二辛烯醛、C2– 甲基 – 庚稀等。

【使用注意】表虚多汗者慎服。

【临床应用】

1. 缓解新生儿鼻塞

新鲜葱白贴在新生儿鼻背上，可以很好地缓解新生儿鼻塞。

2. 治疗感冒

感冒患者用葱白、白胡椒、辛夷加水煮沸后趁热倒入茶杯内，把茶杯围上毛巾，用药液的热气熏口鼻，鼻塞、流清涕等症状均迅速减轻。

3. 治疗哺乳期乳腺炎

将生半夏、葱白等量，共捣为泥，做成枣核大小的栓剂，哺乳期乳腺炎患者将之塞入健侧鼻腔，用药 1～2 天，其乳腺炎之症状、体征消失，排乳通畅。

参考文献

[1] 李肖，蔡依，周天天，等 . 大葱的生物活性及化学成分研究进展 [J]. 中国调味品，2018，43（8）：196-200.

[2] 白利辉 . 应用葱白贴鼻减轻新生儿鼻塞 [J]. 护理学报，2009，16（11）：56.

[3] 冯章巧，吐逊江，阿力木 . 葱白辛夷汤熏鼻治感冒 [J]. 中国民间疗法，2003（8）：25-26.

[4] 曲华清，张茹 . 半夏葱白栓塞鼻治疗急性乳腺炎 38 例 [J]. 中国民间疗法，2003（3）：19.

细辛
ASARI RADIX ET RHIZOMA

【来源】本品为马兜铃科植物北细辛 *Asarum heterotropoides* Fr. Schmidt var. *mandshuricum*（Maxim.）Kitag.、汉城细辛 *Asarum sieboldii* Miq.var.*seou1ense* Nakai 或华细辛 *Asarum sieboldii* Miq. 的干燥根和根茎。

【性味归经】辛，温。归心、肺、肾经。

【功能主治】解表散寒，祛风止痛，通窍，温肺化饮。用于风寒感冒，头痛，牙痛，鼻塞流涕，鼻衄，鼻渊，风湿痹痛，痰饮喘咳。

【用法用量】1～3g。散剂每次服 0.5～1g。外用适量。

【化学成分】甲基丁香酚、黄樟醚、肉豆蔻醚、榄香脂素、细辛醚、草蒿脑、卡枯醇、3,5- 二甲氧基甲苯、β- 倍半水芹烯、α- 蒎烯、3- 蒈烯、4- 蒈烯、莰烯、月桂烯、优葛缕酮、龙脑、石竹烯、愈创木烯、橙花叔醇、百秋李醇、马兜铃烯、圆柚酮、细辛脂素、芝麻脂素、柚皮素、山奈酚等。

【使用注意】气虚多汗、阴虚阳亢头痛、血虚头痛、阴虚燥咳或者肺热咳嗽者忌用。

【古代吸嗅应用记载】《普济方》："麝香散治耳聋吸鼻。麝香、细辛、干姜、菖蒲根焙，各一分。上为散，患左耳吸右鼻，患右耳吸左鼻，不拘时。"

《古今医统大全》："治偏头风痛。用雄黄、细辛等分为末，左边痛嗅入右鼻，右边痛嗅入左鼻，立效。"

【药理作用】

抗抑郁

有研究用细辛提取物 β– 细辛醚给抑郁症模型小鼠滴鼻给药，发现给药后小鼠海马中的脑源性神经营养因子（BDNF）及其受体络氨酸激酶受体 B（TrkB）的表达均明显上调，表明 β– 细辛醚具有快速抗抑郁作用。

【临床应用】

1. 治疗偏头痛

偏头痛患者熏吸加内服用苍耳子、辛夷、川芎、当归、红花、细辛、柴胡、防风、独活、全蝎、僵蚕、附子煎煮而成的汤药，连续使用几天后症状有所缓解。

2. 治疗血管性头痛

血管性头痛患者使用以白芷、细辛、辛夷、川芎、薄荷脑、麝香等制成的头痛嗅吸剂，疗效显著。

3. 治疗支气管炎

有研究人员将辛夷、苍耳子、细辛、白芷、冰片、泽泻、薄荷、石菖蒲、瓜蒂、黄芪等粉碎研末后，制备成滴鼻剂，给鼻窦支气管炎患者滴鼻治疗，其在改善症状、控制炎症、增强鼻黏膜及全身抵抗力方面疗效显著。

参考文献

[1] 刘美婷，王连嵋，孟晶，等 . 细辛的化学成分、药理及毒理研究进展 [J]. 中国

实验方剂学杂志，2023，29（10）：224-234.

[2] 黄梦娇，乔旺，汪颖姣，等.β- 细辛醚对抑郁模型小鼠的快速抗抑郁作用 [J].现代食品科技，2020，36（1）：16-21.

[3] 赵方美.中药薰吸并口服治疗偏头痛 86 例疗效观察 [J].中国社区医师，1999（1）：29.

[4] 朱新勇，张月娥，张龙雨，等.头痛嗅吸剂治疗血管性头痛 78 例 [J].陕西中医，1998（9）：404.

[5] 宋阿冬，朱立春，冯秋斌，等.辛冰组方吹鼻治疗小儿副鼻窦支气管炎临床观察 [J].中国中医急症，2010，19（12）：2024&2053.

羌活
NOTOPTERYGII RHIZOMA ET RADIX

【来源】本品为伞形科植物羌活 *Notopterygium incisum* Ting ex H.T.Chang 或宽叶羌活 *Notopterygium franchetii* H.de Boiss. 的干燥根茎和根。

【性味归经】辛、苦，温。归膀胱、肾经。

【功能主治】解表散寒，祛风除湿，止痛。用于风寒感冒，头痛项强，风湿痹痛，肩背酸痛。

【用法用量】3 ～ 10g。

【化学成分】异欧前胡素、孕烯醇酮、镰叶芹二醇、佛手柑内酯、去甲呋喃羽叶芸香素、苯乙基反式 - 阿魏酸酯、柠檬油素、异紫花前胡苷元、羌活醇 -（18-*O*-20′）- 羌活酚、茴香酸对羟基苯乙酯等。

【使用注意】阴亏血虚者、阴虚头痛者慎用。血虚痹痛者忌服。

【古代吸嗅应用记载】《普济方》："太阳经嚏药（出试效方）。防风二分，羌活二（三）分，红豆三（二）个。上为细末，鼻内搐之。"

《文堂集验方》："痛时头重如山。脉细是也。麻黄根（炒）、苦丁香各五分，红豆十粒，羌活（炒）、连翘各二钱。为细末，搐入鼻中效。"

《急救广生集》："脑漏。真艾（一两），辛夷（二钱），羌活、独活、防风、本、细辛（各五分）。共为末，掺艾内卷作条，点火熏鼻即愈。"

【药理作用】

止痛

研究人员复制大鼠偏头痛模型，用逍遥滴鼻液（包括徐长卿、羌活、白芷等）进行滴鼻治疗。结果发现，逍遥滴鼻液可显著改善模型大鼠的偏头痛症状。

【临床应用】

1. 头痛

将川芎、细辛、羌活、薄荷脑、茶叶、荆芥、桔梗、防风等中药制成粉剂，头痛患者于发作时取一小撮药，置头痛侧鼻孔前吸入之，反复几次，患者头痛减缓，疗效显著。

2. 腰背肌筋膜炎

用羌活、桂枝、伸筋草、透骨草、苏木、刘寄奴、红花、川芎、千年健、威灵仙、香加皮、防风制成羌活熏洗方，腰背肌筋膜炎患者每日熏蒸，疗效甚佳。

参考文献

[1] 林立五，时嘉敏，王建忠，等 . 羌活的化学成分研究 [J]. 华西药学杂志，2020，35（1）：28–31.

[2] 周永红，王新陆，胡怀强，等 . 逍遥滴鼻液对实验性偏头痛模型大鼠行为症状的影响 [J]. 中国比较医学杂志，2005（3）：157–160.

[3] 林凤山，薛亚平，常继红，等 . 中药鼻吸入剂治疗功能性头痛 496 例临床观察 [J]. 中医杂志，1989（8）：29–30.

[4] 冯云亮，赵光弟 . 羌活熏洗方熏洗治疗腰背肌筋膜炎的疗效观察 [J]. 中医临床研究，2017，9（13）：97–98.

防风

SAPOSHNIKOVIAE RADIX

【来源】本品为伞形科植物防风 *Saposhnikovia divaricata*（Turcz.）Schischk. 的干燥根。

【性味归经】辛、甘，微温。归膀胱、肝、脾经。

【功能主治】祛风解表，胜湿止痛，止痉。用于感冒头痛，风湿痹痛，风疹瘙痒，破伤风。

【用法用量】5～10g。

【化学成分】3'-*O*-当归酰亥茅酚、3'-*O*-乙酰亥茅酚、亥茅酚、亥茅酚苷、5-*O*-甲基维斯阿米醇、升麻素、5-*O*-甲基维斯阿米醇苷、升麻素苷、补骨酯素、花椒毒素、香柑内酯、欧前胡素、异欧前胡素、珊瑚菜内酯、异香柑内酯、石防风素、（3'*S*）-羟基-石防风素、异紫花前胡苷、紫花前胡苷元、秦皮啶、异秦皮啶、东莨菪素、5-甲氧基-7-（3,3-二甲基烯丙氧基）-香豆素、防风灵、白芷内酯、紫花前胡素、紫花前胡醇当归酰酯、人参炔醇、α-蒎烯、己醛、戊醇、己醇、辛醛、壬醛、辛醇、辛酸、乙酰苯、7-辛烯-4-醇、萘、十八烷二烯酸、镰叶芹醇、环己烯、菖蒲烯、葵烯醛、葵二烯醛、β-谷甾醇、胡萝卜苷、D-甘露醇、防风嘧啶、汉黄芩素、5-羟基-8-甲氧基补骨脂素、克利米可辛A、杨芽黄素等。

【使用注意】阴血亏虚、热病动风者不宜使用，血虚痉急或头痛不因风邪者忌服。

【古代吸嗅应用记载】《普济方》："太阳经嚏药（出试效方）。防风二分，羌活二（三）分，红豆二（三）个。上为细末。鼻内搐之。"

【临床应用】

治疗鼻炎

将防风、白芷、川木通、鱼腥草、苍耳子、辛夷、薄荷制成滴鼻液，用于鼻炎患者的治疗，效果满意。

参考文献

[1] 刘双利，姜程曦，赵岩，等．防风化学成分及其药理作用研究进展 [J]. 中药，2017，48（10）：2146–2152.

[2] 孟卫东，张国栋．复方防风滴鼻液的临床制备及应用 [C]. 山东省药学会医院药学专业委员会，山东大学齐鲁医院临床药理研究所．2006 年山东省医院药学学术研讨会论文汇编．[出版地不详]：[出版者不详]，2006：120–121.

白芷
ANGELICAE DAHURICAE RADIX

【来源】本品为伞形科植物白芷 *Angelica dahurica*（Fisch.ex Hoffm.）Benth.et Hook.f. 或 杭 白 芷 *Angelica dahurica*（Fisch.ex Hoffm.）Benth.et Hook.f.var. *formosana*（Boiss.）Shan et Yuan 的干燥根。

【性味归经】辛，温。归胃、大肠、肺经。

【功能主治】解表散寒，祛风止痛，宣通鼻窍，燥湿止带，消肿排脓。用于感冒头痛，眉棱骨痛，鼻塞流涕，鼻衄，鼻渊，牙痛，带下，疮疡肿痛。

【用法用量】3 ～ 10g。

【化学成分】柠檬烯、松油烯、莰烯、α- 蒎烯、β- 水芹烯、莰酮、聚伞花素、环十二烷、十二碳醇、罗勒烯、萜品烯、橄香烯、1- 石竹烯、α- 香柑油烯、α- 古芸烯、1- 十五烯醇、（Z）-9- 十五碳烯醇、欧前胡素、异欧前胡素、补骨脂素、水合氧化前胡素、佛手苷内酯、白当归脑、花椒毒酚、氧化前胡素、白当归素等。

【使用注意】阴虚血热者不宜。

【古代吸嗅应用记载】《本草徵要》："土贝母与川贝之润肺、浙贝之止咳不同，旨在消肿，兼能解毒。鼻内肿窄，而气难通。并非息肉者，与芙蓉叶、苍耳子、白芷、菖蒲、路路通等同行有益。同时，可用冰片、白芷二药，共研吸之。"

《备急千金要方》："当归、薰草、古今录验用木香。通草、细辛、麋仁、各十八铢，芎劳、白芷、各半两，羊髓四两。猪脂亦得。上八味，㕮咀，以微火合煎三上三下。白芷色黄，膏成去滓，取如小豆大，内鼻中，日二。先患热后鼻中生赤烂疮者，以黄芩、栀子代当归、细辛。"

【药理作用】

降压

研究人员在研究中药吸嗅给药后对中暑大鼠血压影响中发现，厚朴、白芷、石菖蒲这三味中药在一定程度上可以降低中暑大鼠的血压。

【临床应用】

治疗头痛

头痛患者用白芷、川芎、冰片的粉末进行吸鼻治疗，效果良好。

用白芷、细辛、辛夷、川芎、薄荷脑、麝香等制成的吸嗅剂，可有效缓解血管性头痛患者的症状。

参考文献

[1] 李冰，宋欢，王露露，等．白芷的化学成分和药理作用研究进展 [J]. 人参研究，2022，34（6）：50-52.

[2] 朱维，李飞，杨中林，等．7 种中药鼻吸嗅给药后对中暑大鼠血压的影响 [J]. 亚太传统医药，2013，9（5）：13-15.

[3] 熊桂东，李宪武．川芎白芷散鼻吸治疗头痛 120 例 [J]. 中国社区医师，2005（8）：45.

[4] 朱新勇，张月娥，张龙雨，等．头痛嗅吸剂治疗血管性头痛 78 例 [J]. 陕西中医，1998（9）：404.

第七章　清热药

第一节　清热解毒药

迎春花
FOLIUM ET FLOS JASMINI NUDIFLORI

【来源】本品为木犀科植物迎春花 *Jasminum nudiflorum* Lindl. 的干燥叶和花。

【性味归经】苦、微涩，平。归肝、心包、膀胱经。

【功能主治】解毒消肿，清热利尿，止血止痛。用于发热头痛，小便热痛，跌扑损伤，外伤出血，口疮，痈疖肿痛，下肢溃疡。

【用法用量】10 ～ 20g。外用：适量，捣烂敷或煎水洗，或调麻油敷。

【化学成分】迎春花黄色素，以及裂环烯醚萜类、黄酮类、挥发油类、脂肪酸类、多糖类化合物等。

【使用注意】血虚目疾慎服；忌用铁器煎药。

【临床应用】

治疗鼻炎

将锻鱼脑石、迎春花、鹅不食草、苍耳子、青黛、冰片等各药研细，鼻窦炎患者将其吸入鼻腔中，可起到治疗作用。

参考文献

[1] 王佩珩，周宜君，张洪志，等 . 迎春花的有效化学成分及其生物学活性研究概况 [J]. 黑龙江农业科学，2015，252（6）：152-155.

[2] 谢舒勃 . 鼻窦炎的中药治疗 [J]. 中成药研究，1981（6）：43.

鱼腥草

HOUTTUYNIAE HERBA

【来源】本品为三白草科植物蕺菜 *Houttuynia cordata* Thunb. 的新鲜全草或干燥地上部分。

【性味归经】辛，微寒。归肺经。

【功能主治】清热解毒，消痈排脓，利尿通淋。用于肺痈吐脓，痰热喘咳，热痢，热淋，痈肿疮毒。

【用法用量】15 ～ 25g，不宜久煎；鲜品用量加倍，水煎或捣汁服。外用适量，捣敷或煎汤熏洗患处。

【化学成分】甲基正壬酮、月桂醛、癸酰乙醛、香叶乙酯、冰片乙酯、柠檬烯、槲皮素、槲皮苷、异槲皮苷、瑞诺苷、金丝桃苷、阿芙苷、芦丁、广寄生苷、山柰酚 $-3-O-\beta-$ 芸香糖苷、槲皮素 $-3-O-\beta-D-$ 半乳糖基 $-7-O-\beta-D$ 葡萄糖苷、染料木素、染料木素 $-4'-O-\beta-D-$ 葡萄糖苷、黄烷 $-3-$ 醇、马兜铃内酰胺 A Ⅱ、马兜铃内酰胺 B Ⅱ、马兜铃内酰胺 F Ⅰ、去甲头花千金藤二酮 B、橙黄胡椒酰胺苯甲酸酯、橙黄胡椒酰胺乙酸酯、$N-$ 反式 $-$ 阿魏酰酪胺、橙黄胡椒酰胺、绿原酸、新绿原酸、隐绿原酸、咖啡酸、琥珀酸、苯甲酸、$\beta-$ 谷甾 $-4-$ 烯 $-3-$ 酮、$\beta-$ 谷甾 $-3,6-$ 二酮、胡萝卜苷等。

【使用注意】体质虚寒及阴性外疡者忌食。

【药理作用】

抗炎

研究人员通过对鼻炎模型小鼠用鱼腥草鼻用滴鼻剂进行滴鼻治疗，以研究其抗炎作用，发现鱼腥草能够有效改善鼻炎动物的一般状态及鼻黏膜局部状况，对鼻炎的病理学改变具有抑制作用和修复作用，并能有效控制致病细菌的局灶性感染。鱼腥草还能够抑制因醋酸所致的小鼠腹腔毛细血管通透性增加，具有显著的抗炎活性。

【临床应用】

1. 治疗急性支气管肺炎

鱼腥草注射液和生理盐水混合雾化吸入的方法，在急性支气管肺炎的治疗中效果显著。

2. 鼻黏膜组织重塑

鼻内镜手术的慢性鼻-鼻窦炎伴和不伴鼻息肉患者可用鱼腥草滴鼻液治疗。研究人员发现鱼腥草滴鼻液可促进黏膜上皮化，能明显减缓鼻黏膜重塑过程的发生与发展，促进鼻黏膜功能恢复。

参考文献

[1] 武营雪，丁倩云，刘静，等 . 鱼腥草化学成分、药理及质量控制研究进展 [J]. 药物分析杂志，2022，42（1）：108–120.

[2] 汤杰，方建国，万进，等 . 鱼腥草鼻用喷雾剂拮抗大鼠实验性鼻炎的药效学研究 [J]. 中国医院药学杂志，2008（15）：1255–1258.

[3] 章敏姬 . 复方丹参合鱼腥草雾吸佐治下呼吸道感染 126 例 [J]. 浙江中西医结合杂志，2002（3）：43–44.

[4] 徐翔，葛亮，刘蓓，等 . 鼻内镜术后鱼腥草滴鼻液与糠酸莫米松鼻喷雾剂联合局部应用对鼻黏膜组织重塑的影响研究 [J]. 中国耳鼻咽喉头颈外科，2020，27（1）：43–46.

金银花

LONICERAE JAPONICAE FLOS

【来源】本品为忍冬科植物忍冬 *Lonicera japonica* Thunb. 的干燥花蕾或带初开的花。

【性味归经】甘，寒。归肺、心、胃经。

【功能主治】清热解毒，疏散风热。用于痈肿疔疮，喉痹，丹毒，热毒血痢，风热感冒，温病发热。

【用法用量】6 ～ 15g。

【化学成分】断氧马钱子苷、金吉苷、8- 表金吉苷、獐牙菜苷、7- 酮马钱素、断氧马钱子苷半缩醛内酯、表断氧马钱子苷半缩醛内酯、5*S*- 羧基异胡豆苷、坎卡酯苷、1,2-*O*- 二咖啡酰基 -3- 羟基 - 环戊醇、4,5-*O*- 二咖啡酰基奎宁酸、咖啡酸、绿原酸、紫丁香苷、芦丁、烟酰胺等。

【使用注意】脾胃虚弱者慎用。

【临床应用】

1. 治疗上呼吸道感染

临床用吸入雾化双黄连粉针剂（金银花、连翘、黄芩）的方法治疗上呼吸道感染，疗效可靠，无不良反应。

2. 治疗鼻炎

板蓝根、山豆根、金银花、玄参、桔梗、杏仁、薄荷、冰片、生甘草制成的煎剂，通过气雾吸入治疗鼻炎，效果显著。

鼻窦炎患者用鱼腥草、金银花、白芷、川芎、薄荷、辛夷、黄芩、赤芍等制成的水煎剂进行熏蒸治疗，疗效显著。

参考文献

[1] 肖蕾，包正雪，郁阳，等 . 金银花化学成分及抗菌消炎活性研究 [J]. 中南药学，2022，20（8）：1773-1780.

[2] 徐占兴，王金清 . 雾吸双黄连治疗上呼吸道感染 210 例疗效分析 [J]. 天津中医，1997（1）：26-27.

[3] 方敏 . 中药气雾治疗鼻咽喉疾病 [J]. 中国中西医结合耳鼻咽喉科杂志，1994（2）：93.

[4] 秦萍，张愉，张超 . 中药熏蒸配合西药治疗鼻窦炎疗效观察 [J]. 陕西中医，2013，34（2）：196-197.

连翘

FORSYTHIAE FRUCTUS

【来源】本品为木犀科植物连翘 Forsythia suspensa（Thunb.）Vahl 的干燥果实。

【性味归经】苦，微寒。归肺、心、小肠经。

【功能主治】清热解毒，消肿散结，疏散风热。用于痈疽，瘰疬，乳痈，丹毒，风热感冒，温病初起，温热入营，高热烦渴，神昏发斑，热淋涩痛。

【用法用量】6～15g。

【化学成分】连翘酯苷 A、连翘兰 A、表松脂素、牛蒡子苷元、松脂素、连翘脂素、连翘苷、对羟基苯乙酸、香草酸、咖啡酸甲酯、绿原酸、对羟基苯乙醇、没食子酸、原儿茶醛、丹参素甲酯、对羟基苯甲酸、阿魏酸、异鼠李素、山奈酚、芦丁、橙皮苷、紫云英苷、金丝桃苷、黄芩苷、翻白叶苷 A、商陆种酸、五福花苷酸、齐墩果酸、白桦脂酸、熊果酸、连翘环艺醇苷 C、连翘醇、异连翘醇、连翘醇酯、连翘环艺醇苷 A 等。

【使用注意】脾胃虚寒及气虚脓清者不宜用。

【古代吸嗅应用记载】《古今图书集成医部全录》："血虚头痛……当归、川芎、连翘、熟地各二钱，水煎，去渣，入龙脑薄荷末二钱，乘沸泡之，鼻吸其气，候温即服，服即安卧，效。"

【临床应用】

治疗鼻渊

鼻渊患者通过雾化吸入苍耳子、辛夷、薄荷、白芷、菊花、金银花、连翘制成的煎剂进行治疗，3 个疗程内患者症状减轻，明显好转。

参考文献

[1] 郭宝，朱向东 . 中药连翘化学成分及药理活性最新进展 [J]. 化工管理，2022，645（30）：59-61.

[2] 侯保民 . 加味苍耳散煎液超声雾化吸入治疗鼻渊 29 例 [J]. 中国社区医师，2003（23）：39.

中药吸嗅学

板蓝根
ISATIDIS RADIX

【来源】本品为十字花科植物菘蓝 *Isatis indigotica* Fort. 的干燥根。

【性味归经】苦，寒。归心、胃经。

【功能主治】清热解毒，凉血利咽。用于瘟疫时毒，发热咽痛，温毒发斑，痄腮，烂喉丹痧，大头瘟疫，丹毒，痈肿。

【用法用量】9 ～ 15g。

【化学成分】靛蓝、靛玉红、β- 谷甾醇、γ- 谷甾醇、精氨酸、谷氨酸、酪氨酸、脯氨酸、缬氨酸、γ- 氨基丁酸、黑芥子苷、靛苷、色胺酮、1- 硫氰酸 -2- 羟基丁 -3- 烯、腺苷、棕榈酸、蔗糖等。

【临床应用】

治疗流感

流感患者用板蓝根注射液滴鼻进行治疗，治疗后其鼻塞、咽痛、关节痛等症状均得到缓解。

参考文献

[1] 陈烨，范春林，王英，等 . 板蓝根的化学成分研究 [J]. 中国中药杂志，2018，43（10）：2091–2096.

[2] 程旭光，何春华 . 板蓝根注射液滴鼻防治流感 [J]. 中国社区医师，1986（6）：37.

白花蛇舌草
HEDYOTIS HERBA

【**来源**】本品为茜草科植物白花蛇舌草 *Hedyotis diffusa* Willd. 的干燥全草。

【**性味归经**】苦、甘，微寒。归肝、脾、胃、大肠、小肠经。

【**功能主治**】清热解毒，利湿退黄，活血消肿。用于肠痈，咽喉肿痛，湿热黄疸，小便不利；外用治疮疖肿毒，毒蛇咬伤。

【**用法用量**】15 ～ 60g。外用适量。

【**化学成分**】十五酸十七酯、豆甾醇、2- 羟基 –1- 甲氧基 –3- 甲基蒽醌、熊果酸、齐墩果酸、白桦脂酸、芦丁、槲皮素、反式 – 对羟基肉桂酸、反式 – 对甲氧基肉桂酸、山奈酚等。

【**使用注意**】孕妇慎用。

【**古代吸嗅应用记载**】《离欲上人遗方》："白花蛇舌草、野油菜、断肠草共鲜用捣汁滴鼻内。亦可治鼻痔和鼻疳牙痛。"

参考文献

王婷，梁艳妮，侯宝龙，等 . 白花蛇舌草化学成分及其抗肿瘤活性研究 [J]. 天然产物研究与开发，2022，34（8）：1281–1288&1300.

第二节　清热凉血药

牡丹皮
MOUTAN CORTEX

【来源】本品为毛茛科植物牡丹 *Paeonia suffruticosa* Andr. 的干燥根皮。

【性味归经】苦、辛，微寒。归心、肝、肾经。

【功能主治】清热凉血，活血化瘀。用于热入营血，温毒发斑，吐血衄血，夜热早凉，无汗骨蒸，经闭痛经，跌扑伤痛，痈肿疮毒。

【用法用量】6 ～ 12g。

【化学成分】金圣草黄素、山柰酚、槲皮素、芹菜素、芹菜素 –7–O–β–D– 葡萄糖苷、野漆树苷、芹菜素 –7–O–β–D– 芦丁糖苷、木犀草素、木犀草素 –7–O–β–D– 吡喃葡萄糖苷、柯伊利素 –7–O–β–D– 吡喃葡萄糖苷、山柰酚 –7–O–β–D– 吡喃葡萄糖苷、山柰酚 –3–O–β–D– 吡喃葡萄糖苷、（＋）– 儿茶素、二氢山柰酚、二氢山柰酚 –7–O–β–D– 吡喃葡萄糖苷、异鼠李黄素、丹皮酚、丹皮酚苷、3– 羟基 –4– 甲氧基苯乙酮、2,3– 二羟基 –4– 甲氧基苯乙酮、2,5– 二羟基 –4– 甲氧基苯乙酮、丹皮酚新苷、丹皮酚原苷、芍药苷、氧化芍药苷、苯甲酰芍药苷、苯甲酰氧化芍药苷、没食子酰芍药苷、没食子酰氧化芍药苷、齐墩果酸、常春藤皂苷元、白桦脂醇、白桦脂酸、β– 谷甾醇、β– 胡萝卜苷、豆甾醇、菜油甾醇、反式 – 白藜芦醇、5– 羟基异香草酸、苯甲酸、没食子酸、没食子酸甲酯、对羟基苯甲酸、香草酸甲酯、丁香酸甲酯、咖啡酸、延胡索酸、延胡索酸单乙酯等。

【使用注意】孕妇慎用。

【临床应用】

治疗过敏性鼻炎

以棉签蘸取少量牡丹皮煎液，擦洗鼻腔，对过敏性鼻炎有较好的止痒、消肿效果。

参考文献

[1] 王新娣，石晓峰，王斌利，等. 牡丹化学成分的研究进展 [J]. 中成药，2018，40（1）：171-176.

[2] 蒲昭和. 中药鼻疗治五官疾病 [J]. 中南药学，2017，47（5）：28.

肿节风
SARCANDRAE HERBA

【来源】本品为金粟兰科植物草珊瑚 *Sarcandra glabra*（Thunb.）Nakai 的干燥全草。

【性味归经】苦、辛，平。归心、肝经。

【功能主治】清热凉血，活血消斑，祛风通络。用于血热发斑发疹，风湿痹痛，跌打损伤。

【用法用量】9 ～ 30g。

【化学成分】银线草内酯、草珊瑚内酯 F、草珊瑚内酯 G、草珊瑚内酯 H、白术内酯Ⅳ、白术内酯Ⅲ、槲皮素 –3–O–α–L– 鼠李糖苷、秦皮苷、东莨菪素苷、6，7–二甲氧基香豆精 –8– 乙二醇 –2′ –O–β–D– 吡喃葡萄糖苷、刺木骨苷 B1、4,4′ – 双异嗪皮啶、3,3′ – 双异秦皮啶、6,7– 二甲氧基香豆素、延胡索酸、琥珀酸、棕榈酸、迷迭香酸等。

【使用注意】阴虚火旺者及孕妇禁服。

【药理作用】

免疫调节

研究人员用肿节风的有效成分迷迭香酸给哮喘模型小鼠进行滴鼻给药治疗，发现其能显著抑制白细胞介素 –4（IL–4）、白细胞介素 –5（IL–5）和白细胞介素 –13（IL–13）水平，并能显著降低 IL–4 和 γ– 干扰素（IFN–γ）的比值，说明迷迭香酸具有免疫调节的作用。

【临床应用】

治疗鼻炎

采取窦腔内注入肿节风的方法治疗鼻窦炎，其疗效稳定。

参考文献

[1] 韩倩，武晓林. 肿节风化学成分和药理作用研究进展 [J]. 吉林农业，2017，401（8）：63–64.

[2] 梁正敏，黄丽菊，朱宣霖，等. 肿节风有效成分迷迭香酸对哮喘小鼠 Th1/Th2 型细胞因子水平的影响 [J]. 黑龙江畜牧兽医，2017，531（15）：201–203.

[3] 柯国华，胡红涛. 肿节风治疗鼻窦炎 140 例报告 [J]. 时珍国医国药，2004（5）：291.

第三节　清热泻火药

石膏
GYPSUM FIBROSUM

【来源】本品为硫酸盐类矿物石膏族石膏，主含含水硫酸钙（$CaSO_4 \cdot 2H_2O$）。

【性味归经】甘、辛，大寒。归肺、胃经。

【功能主治】清热泻火，除烦止渴。用于外感热病，高热烦渴，肺热喘咳，胃火亢盛，头痛，牙痛。

【用法用量】15 ～ 60g，先煎。

【使用注意】凡阳虚寒证，脾胃虚弱，以及血虚、阴虚发热者慎用。

【古代吸嗅应用记载】《普济方》："治咳嗽。款冬花、石膏（即寒水石火）、薄荷、桂皮上等分为细末。用芦筒吸进。"

【临床应用】

治疗小儿高热

小儿高热用石膏溶液滴鼻治疗，体温下降明显。

参考文献

唐友福 . 石膏溶液滴鼻治疗小儿高热 80 例疗效观察 [J]. 中级医刊，1997（1）：55.

野菊花
CHRYSANTHEMI INDICI FLOS

【来源】本品为菊科植物野菊 *Chrysanthemum indicum* L. 的干燥头状花序。

【性味归经】苦、辛，微寒。归肝、心经。

【功能主治】清热解毒，泻火平肝。用于疔疮痈肿，目赤肿痛，头痛眩晕。

【用法用量】9 ～ 15g。

【化学成分】α– 姜黄素、β– 半水芹烯、樟脑、单萜、倍半萜、二聚合倍半萜、顺式马鞭草烯醇、广藿香烷、十烷酮、儿茶素、杨梅苷、槲皮素苷、杨梅素苷、金丝桃苷、圣草酚、落新妇苷、花旗松素、槲皮苷、紫云英苷、柚皮素苷、山柰酚、香橙素、杨梅素、槲皮素、柚皮素、条叶蓟素、异鼠李素、木犀草素、白杨素、绿原酸、咖啡酸、3,4- 二咖啡酰奎宁酸、3,5- 二咖啡酰奎宁酸、香草酸等。

【临床应用】

1. 治疗新生儿急性上呼吸道感染

治疗新生儿急性上呼吸道感染时，在基础治疗上加以野菊花雾化吸入，可有效缓解感染症状，起到较好的抗炎作用。

2. 治疗鼻内腔镜术后炎症

用猪胆汁膏、黄芩、苍耳子、金银花、野菊花、鹅不食草、藿香、薄荷脑制成的胆黄苍花液，鼻内腔镜术后患者用其进行灌鼻、雾化吸入治疗，术后感染率大大下降。胆黄苍花液既减轻了患者痛苦，又对控制炎性渗出及形成痂皮起到了一定的作用。

3. 预防流行性感冒感冒

野菊花艾叶香点燃使用可有效预防流行性感冒，对空气有消毒作用。

参考文献

[1] 曹双，刘瑞，张秋月，等 . 野菊花化学成分和药理作用研究进展 [J]. 广东化工，2023，50（3）：203-204&198.

[2] 孙继红，吕宏宏 . 野菊花中药雾化吸入在新生儿急性上呼吸道感染中的应用分析 [J]. 中国妇幼保健，2015，30（27）：4731-4733.

[3] 李引，辛雨玲，李向华，等 . 胆黄苍花灌洗液对鼻内窥镜术后术腔形态学的影响 [J]. 河北中医，2013，35（4）：511-512.

[4] 沈医气管炎防治协作组 . 野菊花艾叶香预防感冒及空气消毒效果的观察 [J]. 中国医科大学学报，1976（2）：19-21.

夏枯草

PRUNELLAE SPICA

【来源】本品为唇形科植物夏枯草 *Prunella vulgaris* L. 的干燥果穗。

【性味归经】辛、苦，寒。归肝、胆经。

【功能主治】清肝泻火，明目，散结消肿。用于目赤肿痛，目珠夜痛，头痛眩晕，瘰疬，瘿瘤，乳痈，乳癖，乳房胀痛。

【用法用量】9～15g。

【化学成分】芦丁、芸香苷、金丝桃苷、木犀草素、木犀草苷、槲皮素、橙皮苷、汉黄芩素、山柰酚、月桂酸、花生油酸、亚油酸、异硬脂酸、反式－咖啡酸、顺式－咖啡酸、熊果酸、齐墩果酸、迷迭香酸、乌苏酸、蔗糖、木糖、甘露糖、葡萄糖、果糖、豆甾醇、β－谷甾醇、α－菠甾醇等。

【使用注意】脾胃虚弱者慎用。

【临床应用】

缓解高血压

夏枯草、淡竹叶、野菊花、木香、决明子、半夏、蔓荆子、桑叶、薄荷、川芎、白芍、红花、丹参、蚕砂、生石膏、磁石等制成药枕，能有效缓解高血压患者的多种症状，对偏头痛也有很好的治疗作用。

参考文献

[1] 王巧琼，杨冬梅，陈临江，等.中药夏枯草化学成分及药理作用研究概述 [J].广东化工，2021，48（24）：6-7&10.

[2] 蒋志君.闻香治病话药枕 [J].开卷有益，2002（3）：44.

栀子
GARDENIAE FRUCTUS

【来源】本品为茜草科植物栀子 *Gardenia jasminoides* Ellis 的干燥成熟果实。

【性味归经】苦，寒。归心、肺、三焦经。

【功能主治】泻火除烦，清热利湿，凉血解毒；外用消肿止痛。用于热病心烦，湿热黄疸，淋证涩痛，血热吐衄，目赤肿痛，火毒疮疡；外用治疗扭挫伤痛。

【用法用量】6 ～ 10g。

【化学成分】栀子苷、去羟栀子苷、异羟栀子苷、山栀子苷、熊果酸、铁冬青酸、栀子花乙酸、藏红花素、藏红花酸等。

【使用注意】阴血亏虚，脾虚便溏者不宜。

【古代吸嗅应用记载】《古今医统大全》："治衄血……用栀子烧灰存性为末，以筒吹入鼻中，用水调服二三钱，尤效。"

《寿世保元》："一治鼻衄不止，用山栀子、白芷等分，烧存性，为细末，吹入鼻中，其血立止。"

【药理作用】

抗焦虑

有研究人员对阿尔茨海默病（APP/PS1）双转基因模型小鼠采用栀子精油芳香疗法治疗，发现栀子精油可以降低 APP/PS1 小鼠的体质量和焦虑情绪，增加其探索能力。

参考文献

[1] 胡清宇 . 栀子的化学成分与药理作用 [J]. 化工管理，2021，608（29）：94-95.

[2] 陈紫微，张前，何芳，等 . 栀子花精油芳香疗法对阿尔兹海默症双转基因模型小鼠运动及焦虑的影响 [J]. 北京中医药大学学报，2020，43（7）：569-574.

决明子
CASSIAE SEMEN

【来源】本品为豆科植物钝叶决明 *Cassia obtusifolia* L. 或决明（小决明）*Cassia tora* L. 的干燥成熟种子。

【性味归经】甘、苦、咸，微寒。归肝、大肠经。

【功能主治】清热明目，润肠通便。用于目赤涩痛，羞明多泪，头痛眩晕，目暗不明，大便秘结。

【用法用量】9～15g。

【化学成分】大黄素、大黄酸、芦荟大黄素、去氧大黄酚、大黄酚 -9- 蒽酮、钝叶素、钝叶决明素、奎司丁、橙钝叶决明素、甲基钝叶决明素、钝叶素、大黄酚、大黄素甲醚、红镰玫素、决明子苷、决明内酯、决明子苷 B、亚麻酸、油酸、棕榈酸、亚油酸、十八碳二烯酸、（Z）-9- 十八碳烯酸、十六酸、十八酸、二十酸、二十二酸、二十四酸、十六烷酸甲酯（软脂酸）、亚油酸甲酯、油酸甲酯、十八烷酸甲酯（硬脂酸）、油酸乙酯、二十烷酸甲酯（花生酸）、二十二烷酸甲酯（山萮酸）等。

【使用注意】脾胃虚寒及便溏者慎服。

【临床应用】

保护颈椎

用薄荷、决明子、天麻、红花按照一定的比例填充枕芯，可缓解颈椎压力，消除疲劳。

参考文献

[1] 董晓强，尹占芳 . 决明子的化学成分及药理作用研究 [J]. 中国当代医药，2013，20（7）：18-19&23.

[2] 大河健康报 . 花草装枕头熏跑颈椎病、头疼和失眠 [J]. 家庭医学，2016，554（12）：5.

青葙子
CELOSIAE SEMEN

【来源】本品为苋科植物青葙 Celosia argentea L. 的干燥成熟种子。

【性味归经】苦，微寒。归肝经。

【功能主治】清肝泻火，明目退翳。用于肝热目赤，目生翳膜，视物昏花，肝火眩晕。

【用法用量】9～15g。

【化学成分】谷氨酸、β-谷甾醇、棕榈酸、豆甾醇、胡萝卜苷和齐墩果酸等。

【使用注意】青光眼患者禁用。

【古代吸嗅应用记载】《本草纲目》："鼻衄不止。眩冒欲死：青葙子汁三合，灌入鼻中。"

参考文献

万春辉，陈占峰.青葙子的研究 [J].长春中医药大学学报，2011，27（6）：1053–1055.

第四节　清热燥湿药

半夏
PINELLIAE RHIZOMA

【来源】本品为天南星科植物半夏 *Pinellia ternata*（Thunb.）Breit. 的干燥块茎。

【性味归经】辛、温；有毒。归脾、胃、肺经。

【功能主治】燥湿化痰，降逆止呕，消痞散结。用于湿痰寒痰，咳喘痰多，痰饮眩悸，风痰眩晕，痰厥头痛，呕吐反胃，胸脘痞闷，梅核气；外治痈肿痰核。

【用法用量】内服一般炮制后使用，3～9g。外用适量，磨汁涂或研末以酒调敷患处。

【化学成分】天冬氨酸、丝氨酸、赖氨酸、丙氨酸、谷氨酸、精氨酸、缬氨酸、茴香脑、异胡薄荷醇、柠檬醛、正十二烷、糠醛、乙烯基环己烷、左旋麻黄碱、胆碱、次黄嘌呤核苷、胡萝卜苷、β–谷甾醇、棕榈酸、琥珀酸等。

【使用注意】 不宜与川乌、制川乌、草乌、制草乌、附子同用；生品内服宜慎。

【古代吸嗅应用记载】《本草纲目拾遗》："鹅不食草并子一两，南星、半夏、藜芦、漏芦、牙皂、闹羊花子、闹羊花根各一钱，俱晒燥，磨极细末。此药专治中暑中寒，中风不语，牙关紧闭，急慢惊风，小儿筋抽。将药吸入鼻内，喷嚏来立时苏醒，亦可用阴阳水调服二三分，立愈。"

《本草纲目》："小儿惊风，生半夏一钱，皂角半钱，为末，吹少许入鼻名嚏，惊散即苏。"

《古今医统大全》："治魇魅卒诸暴绝证，用半夏洗泡七次，为末，每用少许吹入鼻内，有嚏、心头温者可治。"

【临床应用】

1. 治疗鼻炎

少许花椒半夏粉直接由鼻孔吸入，或用消毒棉签蘸取少许药粉由鼻孔吸入，对变态反应性鼻炎有很好的治疗效果。

2. 治疗急性乳腺炎

在治疗急性乳腺炎时，用生半夏、葱白等量，共捣为泥，做成枣核大小的栓剂，塞入健侧鼻腔，疗效显著。

参考文献

[1] 赵丽，张成，潘倩倩，等. 半夏的化学成分和药理活性的研究 [J]. 广州化工，2022，50（8）：15–17&26.

[2] 姜守运，杨建昌. 花椒半夏粉鼻吸入法治疗变态反应性鼻炎20例 [J]. 中国中西医结合杂志，2006（11）：1028.

[3] 曲华清，张茹. 半夏葱白栓塞鼻治疗急性乳腺炎38例 [J]. 中国民间疗法，2003（3）：19.

积雪草

CENTELLAE HERBA

【来源】本品为伞形科植物积雪草 *Centella asiatica*（L.）Urb. 的干燥全草。

【性味归经】苦、辛，寒。归肝、脾、肾经。

【功能主治】清热利湿，解毒消肿。用于湿热黄疸，中暑腹泻，石淋血淋，痈肿疮毒，跌扑损伤。

【用法用量】15～30g。

【化学成分】羟基积雪草苷、异参枯尼苷、积雪草苷、波热米苷、马达积雪草酸、积雪草酸、竹烯、长叶烯、榄香烯、法呢烯等。

【使用注意】脾胃虚寒者慎用。

【临床应用】

治疗急性结膜炎

有研究表明，积雪草鲜叶揉碎成团，急性结膜炎（红眼病）患者每晚睡前塞入患眼侧鼻内。急性细菌性结膜炎初期，一般连用此方法 3 次即可痊愈，顽固者 5～7 次也可痊愈。

参考文献

[1] 殷林虹 . 积雪草的化学成分分析及药理作用研究进展 [J]. 化工管理，2015，376（17）：48-49.

[2] 蒲昭和 . 中药鼻疗治五官疾病 [J]. 中南药学，2017，47（5）：28.

大叶桉叶

FOLIUM EUCALYPTI ROBUSTAE

【来源】本品为桃金娘科植物大叶桉 *Eucalyptus robusta* Smith 的叶。

【性味归经】味辛、苦，性凉。

【功能主治】疏风发表，祛痰止咳，清热解毒，杀虫止痒。主治感冒，高热头痛，肺热喘咳，泻痢腹痛，疟疾，风湿痹痛，丝虫病，钩端螺旋体病，咽喉肿痛，目赤，翳障，耳痈，丹毒，痈疽，乳痛，麻疹，风疹，湿疹，疥癣，烫伤。

【用法用量】内服：煎汤，6～9g；鲜品，15～30g。外用：适量，可煎汤洗，提取蒸馏液涂，研末制成软膏外敷，或制成气雾剂吸入。

【化学成分】大叶桉酚甲、大叶桉酚乙、大叶桉二醛、蓝桉醛、桉树素、4′,5-羟基 -7- 甲氧基 -6,8- 二甲基黄酮、3β- 羟基 -11- 乌苏烯 -28- 酸 -13（28）- 内酯、熊果醇、β谷甾醇、2- 甲基 -5,7- 二羟基 - 色酮 -7β- 葡萄糖苷、正三十烷醇、正三十烷酸、1-（2,6- 二羟基 -3,5- 二甲基 -4- 甲氧苯基）-2- 甲基 -1- 丙酮、1-（2,6- 二羟基 -3,5- 二甲基 -4- 甲氧苯基）-2- 甲基 -1- 丁酮。

【使用注意】内服，用量不宜过大，以免发生呕吐。

【药理作用】

祛痰

大叶桉叶挥发油有祛痰作用，可刺激呼吸道黏膜，促进分泌，稀释痰液。

【临床应用】

治疗慢性宫颈炎

准备新鲜马鞭草、大叶桉叶各 500g，水煎浓缩成浸膏状，放入已消毒瓶内备用。慢性宫颈炎患者在月经干净后的第 3～5 天，施术者用窥器暴露患者宫颈，将阴道分泌物擦干净，用棉签将药膏抹在宫顶糜烂创面上，禁行房事一周。10 日上药 1 次，3

次为 1 个疗程。

参考文献

国家中医药管理局编委会 . 中华本草 [M]. 上海：上海科学技术出版社，1999：636.

黄芩
SCUTELLARIAE RADIX

【来源】本品为唇形科植物黄芩 *Scutellaria baicalensis* Georgi 的干燥根。

【性味归经】苦，寒。归肺、胆、脾、大肠、小肠经。

【功能主治】清热燥湿，泻火解毒，止血，安胎。用于湿温，暑湿，胸闷呕恶，湿热痞满，泻痢，黄疸，肺热咳嗽，高热烦渴，血热吐衄，痈肿疮毒，胎动不安。

【用法用量】3 ～ 10g。

【化学成分】汉黄芩素、千层纸素 A、黄芩素、芫花素、黄芩素 –7– 甲醚、黄芩黄酮 I、白杨素、黄芩黄酮 II、韧黄芩素 I、异夏佛塔苷、汉黄芩苷、黄芩苷、野黄芩苷、5,4' – 二羟基 –7– 甲氧基二氢黄酮、7– 甲氧基白杨素、3',4',5,5',7– 五甲氧基黄酮、5,2' – 二羟基 –6,7– 二甲氧基黄酮。

【使用注意】脾胃虚寒、少食便溏者禁服。

【古代吸嗅应用记载】《理瀹骈文》："此邪在上焦，宜以上清散嗅鼻取嚏。上清散用薄荷三钱，川芎、白芷、细辛、雄黄、硼砂、黄芩各一钱，牙硝二钱，皂角八钱，研末，冰、麝看症再加。凡头疼、鼻塞、赤眼、牙疼、喉痹并治。"

【药理作用】

1. 抗过敏

使用黄芩苷元鼻喷雾剂超声雾化吸入治疗，能够有效减轻豚鼠变应性鼻炎导致的过敏反应。

2. 抗炎

复方桉芩脂质体鼻喷雾剂以黄芩苷及桉叶油为主要成分。研究人员发现，超声吸入雾化复方桉芩脂质体鼻喷雾剂对变应性鼻炎豚鼠的治疗切实有效。

【临床应用】

治疗鼻炎

黄芩、蒲公英组成的复方滴鼻液，对鼻炎、过敏性鼻炎、鼻窦炎患者有良好的治疗效果。

参考文献

[1] 何欢，阎岩，毛仁俊，等. 黄芩种质资源评价及药理功效研究进展 [J/OL]. 分子植物育种，2022[2025-02-07]. http://kns.cnki.net/kcms/detail/46.1068.S.20220704.1450.009.html.

[2] 彭宝红. 黄芩苷元鼻喷雾剂对豚鼠变应性鼻炎的疗效观察 [J]. 黑龙江医学，2022，46（16）：1972-1974.

[3] 程向荣，顾晓娜，张鹏，等. 复方桉芩脂质体鼻喷雾剂对变应性鼻炎豚鼠疗效观察 [J]. 辽宁中医药大学学报，2019，21（4）：21-23.

[4] 关晓华，康齐梅. 复方黄芩滴鼻液的制备与临床应用 [J]. 广东微量元素科学，1996（4）：58-59.

第五节　清虚热药

青蒿
ARTEMISIAE ANNUAE HERBA

【来源】本品为菊科植物黄花蒿 *Artemisia annua* L. 的干燥地上部分。

【性味归经】苦、辛，寒。归肝、胆经。

【功能主治】清虚热，除骨蒸，解暑热，截疟，退黄。用于温邪伤阴，夜热早凉，阴虚发热，骨蒸劳热，暑邪发热，疟疾寒热，湿热黄疸。

【用法用量】6～12g，后下。

【化学成分】异夏佛塔苷、猫眼草酚苷 D、槲皮素 –7–O–β–D– 葡萄糖苷、万寿菊素 –3–O–β–D– 吡喃葡萄糖苷、马栗树皮素、刺五加苷 B1、芦丁、芹菜素 –6,8– 二葡萄糖碳苷等。

【使用注意】脾胃虚寒者慎服。

【古代吸嗅应用记载】《景岳全书》："寇宗曰：有人病嗽多日，或教以燃款冬花三两于无风处，以笔管吸其烟，满口则咽之，数日果效。"

【临床应用】

治疗鼻出血

取花期鲜青蒿蒸馏，收集蒸馏液，除去挥发油，制成青蒿滴鼻液。每次鼻出血时用其滴鼻治疗，效果良好，尤其擅长治疗由于局部创伤、溃疡和鼻黏膜干燥导致的鼻出血。此外，用该法治疗过敏性鼻炎，其效果优于麻黄素。

参考文献

[1] 肖立皓，李海波，黄玉欣，等 . 青蒿的化学成分研究 [J]. 中国中药杂志，2021，46（5）：1160–1167.

[2] 国家中医药管理局编委会 . 中华本草 [M]. 上海：上海科学技术出版社，1999：663–664.

第八章　泻下药

第一节　攻下药

大黄
RHEI RADIX ET RHIZOMA

【来源】本品为蓼科植物掌叶大黄 *Rheum palmatum* L.、唐古特大黄 *Rheum tanguticum* Maxim.ex Balf. 或药用大黄 *Rheum officinale* Baill. 的干燥根和根茎。

【性味归经】苦，寒。归脾、胃、大肠、肝、心包经。

【功能主治】泻下攻积，清热泻火，凉血解毒，逐瘀通经，利湿退黄。用于实热积滞便秘，血热吐衄，目赤咽肿，痈肿疔疮，肠痈腹痛，瘀血经闭，产后瘀阻，跌打损伤，湿热痢疾，黄疸尿赤，淋证，水肿；外治烧烫伤。酒大黄善清上焦血分热毒，用于目赤咽肿、齿龈肿痛。熟大黄泻下力缓、泻火解毒，用于火毒疮疡。大黄炭凉血化瘀止血，用于血热有瘀之出血症。

【用法用量】3 ～ 15g；用于泻下时不宜久煎。外用适量，研末敷于患处。

【化学成分】

1. 掌叶大黄

大黄素甲醚、大黄酚、大黄素甲醚 –8– 葡萄糖苷、大黄酚 –1– 葡萄糖苷、大黄酸 –8– 葡萄糖苷、大黄酸、大黄素、芦荟大黄素、大黄素 –8– 葡萄糖苷等。

2. 唐古特大黄

大黄酸 –6– 葡萄糖苷、芦荟大黄素 –8– 葡萄糖苷、大黄素、芦荟大黄素、大黄酚、大黄酸、大黄酚 –1– 葡萄糖苷、大黄素甲醚、大黄酸 –8– 葡萄糖苷等。

3 药用大黄

大黄酸、大黄素、芦荟大黄素、芦荟大黄素 –8– 葡萄糖苷、大黄素甲醚、大黄酚 –1– 葡萄糖苷、大黄酚、番泻苷 A、大黄素 –6– 葡萄糖苷、番泻苷 B、没食子酸等。

【使用注意】脾胃虚寒、阴虚气弱，以及妇女胎前、产后、月经期、哺乳期均慎服。生大黄内服可能发生恶心、呕吐、腹痛等不良反应，一般停药后即可缓解。

【古代吸嗅应用记载】《儒门事亲》："口噙冰水一口，用大黄末纸撚，随左右痛处鼻内嗅之，立止。"

参考文献

国家中医药管理局编委会. 中华本草 [M]. 上海：上海科学技术出版社，1999：139–140.

番泻叶
SENNAEFOLIUM

【来源】本品为豆科植物狭叶番泻 *Cassiaangustifolia* Vahl 或尖叶番泻 *Cassiaacutifolia* Delile 的干燥小叶。

【性味归经】甘、苦，寒。归大肠经。

【功能主治】泻热行滞，通便，利水。用于热结积滞，便秘腹痛，水肿胀满。

【用法用量】煎汤 2 ～ 6g，后下，或开水泡服。

【化学成分】

1. 狭叶番泻

番泻苷 A、番泻苷 B、番泻苷 C、番泻苷 D、大黄酚、大黄素、大黄素甲醚、山奈酚等。

2. 尖叶番泻

番泻苷 A、番泻苷 B、大黄素、大黄素甲醚、番泻苷 C、大黄酚、番泻苷 D、山奈酚等。

【使用注意】体虚者，以及孕期、经期、哺乳期妇女禁服。本品用量过大时易致腹痛、恶心、呕吐。

【临床应用】

缓解疼痛

有临床研究选取了慢性鼻窦炎进行鼻内镜手术患者，用番泻叶泡剂换药，以视觉模拟评分法计算疼痛评分。结果显示，番泻叶泡剂既可达到西药（盐酸丁卡因）相同的止痛效果，又可避免西药的不良反应。

参考文献

[1] 南京中医药大学 . 中药大辞典 [M]. 上海：上海科学技术出版社，2006：3368.

[2] 黄扬周，叶青，林隽，等 . 番泻叶泡剂应用于鼻内镜术后换药对效果的影响 [J]. 中国现代医生，2022，60（12）：64-67.

芦荟
ALOE

【来源】本品为百合科植物库拉索芦荟 *Aloe barbadensis* Miller、好望角芦荟 *Aloe ferox* Miller 或其他同属近缘植物叶的汁液浓缩干燥物。前者习称"老芦荟"，后者习称"新芦荟"。

【性味归经】苦，寒。归肝、胃、大肠经。

【功能主治】泻下通便，清肝泻火，杀虫疗疳。用于热结便秘，惊痫抽搐，小儿疳积；外治癣疮。

【用法用量】2～5g，宜入丸散。外用适量，研末敷患处。

【化学成分】

1. 库拉索芦荟

芦荟大黄苷、芦荟树脂鞣酚、7-羟基芦荟大黄素苷、异芦荟大黄素苷、5-羟基芦荟大黄素苷、桂皮酸。

2. 好望角芦荟

好望角芦荟苷 A、好望角芦荟苷 B、芦荟大黄素苷、异芦荟大黄素苷、好望角芦荟苷元。

【使用注意】脾胃虚寒者及孕妇禁用。

【古代吸嗅应用记载】《幼科证治准绳》："其鼻常用熊胆煎汤，笔蘸洗，俟前药各进数服，却用青黛、当归、赤小豆、瓜蒂、地榆、黄连、芦荟、雄黄为末，入鼻疮敛。"

【药理作用】

抗炎

用卵清蛋白造大鼠变应性鼻炎模型，分别给予不同剂量的芦荟凝胶做药物干预。结果显示，中、高剂量芦荟凝胶可有效减轻变应性鼻炎组大鼠变态反应症状及鼻黏膜炎性反应。

【临床应用】

治疗鼻出血

鼻出血患者取端坐位，施术者取适量芦荟薄块，轻放至出血点和糜烂面，大小以覆盖创面为适宜。有活动性出血者，施术者用麻黄素棉片收缩鼻腔，找出血点并适时压迫，待停止出血后，将小块芦荟敷在局部。对出血点不明，观察局部有小血管扩张较厉害，稍有凸起或糜烂时，也可敷以芦荟治疗，同时积极治疗原发病。还可取研粉后的芦荟用油纱布蘸取后，填塞鼻出血患者的鼻腔；或取研粉后的芦荟用温开水搅化，滴入鼻出血患者的鼻腔，均可止血。

参考文献

[1] 南京中医药大学. 中药大辞典 [M]. 上海：上海科学技术出版社，2006：1498.

[2] 徐娜娜，周晓燕，高殿帅. 芦荟凝胶对变应性鼻炎大鼠鼻黏膜变态反应的影响 [J]. 徐州医学院学报，2011，31（3）：156–158.

[3] 黄江红. 芦荟的药理分析及临床应用 [J]. 湖北中医杂志，2002（11）：36.

[4] 蔡有军. 芦荟治疗鼻出血的临床体会 [J]. 实用临床医药杂志，2010，14（7）：115.

第二节　峻下逐水药

巴豆

CROTONIS FRUCTUS

【来源】本品为大戟科植物巴豆 *Croton tiglium* L. 的干燥成熟果实。

【性味归经】辛，热；有大毒。归胃、大肠经。

【功能主治】外用蚀疮。用于恶疮疥癣，疣痣。

【用法用量】外用适量，研末涂患处，或捣烂以纱布包擦患处。

【化学成分】出棕榈酸、巴豆油酸、巴豆醇 –12–α– 甲基丁酸酯 –13– 月桂酸酯、巴豆酸、巴豆醇 –12– 月桂酸酯 –13– 乙酸酯、硬脂酸、巴豆醇 –12– 癸酸酯 –13– 乙酸酯、巴豆醇 –12– 十四烷酸酯 –13 乙酸酯、β– 谷甾醇。

【使用注意】无寒实积滞、体虚者及孕妇禁用。

【古代吸嗅应用记载】《本草备要》:"(巴豆)凡使,或用壳用仁,用油,生用,炒用醋煮,烧存性者,研去油,名巴豆霜。芫花为使,畏大黄、黄连,冷水得火良。中其毒者,豆汁解之。油作纸撚,燃火,吹息薰鼻,刺睞,能出恶涎恶血。治痰厥、气厥,中风中恶,喉痹不通。"

【临床应用】

1. 治疗瘰疬

将炮穿山甲(用代用品)和生巴豆研末后分为3份,每份药撒在少量的脱脂棉上,然后用纱布把药包成一小团,拧成带蒂的樱桃状,瘰疬患者将之塞入鼻孔,可治疗瘰疬。

2. 治疗哮喘

去除巴豆硬壳后,碾碎或捣烂,用7~10层棉纸包裹,用手动带螺杆的压机挤压,或夹在两硬木板中放在大型钳工台虎钳上,挤压制成巴豆霜。取巴豆霜适量,以生姜汁适量拌调为丸如枣核大,即比黄豆稍大,用药棉包裹留头,塞鼻内,塞入片刻后,鼻内有热灼感,而喘逆渐平,喘平后即可去除药棉。此法用于小儿支气管哮喘,已有较多病例,尤有成效。

3. 治疗乳痈

乳痈初期即急性乳腺炎,可用姜汁拌调冰片、生半夏粉和巴豆霜,制成丸,比枣核稍大,乳痈患者交替塞入左右鼻孔。此法治疗急性乳腺炎、乳痈效果显著,尤其是发热、疼痛的症状在治疗后均快速消失。

参考文献

[1] 南京中医药大学. 中药大辞典 [M]. 上海:上海科学技术出版社,2006:1066.

[2] 李凤台. 巴豆散塞鼻治疗瘰疬经验 [J]. 安徽中医学院学报,1996(5):40.

[3] 邱志济,朱建平. 朱良春鼻药疗法临床经验和用药特色——著名老中医学家朱良春临床经验系列之十八 [J]. 辽宁中医杂志,2001(6):333-334.

第九章　祛风湿药

独活
ANGELICAE PUBESCENTIS RADIX

【来源】本品为伞形科植物重齿毛当归 *Angelica pubescens* Maxim.f.*biserrata* Shan et Yuan 的干燥根。

【性味归经】辛、苦，微温。归肾、膀胱经。

【功能主治】祛风除湿，通痹止痛。用于风寒湿痹，腰膝疼痛，少阴伏风头痛，风寒挟湿头痛。

【用法用量】3～10g。

【化学成分】蛇床子素、没药当归烯酮、欧芹酚、补骨脂素、当归醇A、香柑内酯、氧化前胡素水合物、二氢欧山芹醇、二氢欧山芹素、二氢欧山芹醇乙酸酯、9,12-十八烷二烯酸甲脂等。

【使用注意】阴虚血燥者慎服。

【古代吸嗅应用记载】《本草易读》："苍术、独活、防风、升麻、葛根、炙草、白芷、川椒、姜、枣、葱。忌冷物。治鼻不闻香臭。"

参考文献

曹刘丹，胡晨，顾琼，等.独活化学成分及抗骨质疏松活性评价 [J]. 时珍国医国药，2022，33（12）：2918-2923.

威灵仙

CLEMATIDIS RADIX ET RHIZOMA

【**来源**】本品为毛茛科植物威灵仙 *Clematis chinensis* Osbeck、棉团铁线莲 *Clematis hexapetala* Pall. 或东北铁线莲 *Clematis manshurica* Rupr. 的干燥根和根茎。

【**性味归经**】辛、咸，温。归膀胱经。

【**功能主治**】祛风湿，通经络。用于风湿痹痛，肢体麻木，筋脉拘挛，屈伸不利。

【**用法用量**】6～10g。

【**化学成分**】威灵仙 –23–*O*– 阿拉伯糖苷、白头翁素、威灵仙三糖皂苷、表常春藤皂苷元、威灵仙二糖皂苷、齐墩果酸、威灵仙单糖皂苷、常春藤皂苷元、威灵仙五糖皂苷等。

【**使用注意**】气血亏虚者及孕妇禁用。

【**古代吸嗅应用记载**】《普济方》："治牙痛诸药不效者。红豆、荜茇、良姜、威灵仙各等分。上为细末，每用少许搐入鼻中，立效。"

参考文献

南京中医药大学 . 中药大辞典 [M]. 上海：上海科学技术出版社，2006：2276.

川乌

ACONITI RADIX

【**来源**】本品为毛茛科植物乌头 *Aconitum carmichaelii* Debx. 的干燥母根。

【**性味归经**】辛、苦，热；有大毒。归心、肝、肾、脾经。

【**功能主治**】祛风除湿，温经止痛。用于风寒湿痹，关节疼痛，心腹冷痛，寒疝作痛及麻醉止痛。

【用法用量】一般炮制后用。

【化学成分】新乌宁碱、乌头碱、森布星 B、次乌头碱、森布星 A、中乌头碱、附子宁碱、塔拉胺、准噶尔乌头碱、14- 乙酰塔拉胺等。

【使用注意】阴虚阳盛、热证疼痛者，以及孕妇忌服。避免与半夏、瓜蒌、贝母、白及、白蔹等相反中药同用。

【临床应用】

1. 治疗周围性面瘫

将制草乌和制川乌研磨成粉，按一定比例配伍后，取透气性良好的纱布包裹成球形，大小以能塞入鼻孔而不脱出为佳。将其塞入患者患侧鼻孔内，每 6 ～ 8 小时更换 1 次，直至面瘫完全治愈。

2. 治疗鼻窦炎

将川乌、薄荷、玄参、柴胡、草乌、金银花、白芷、钩藤放入砂锅中，加水煎煮，倒入脸盆中让患者先熏鼻（从鼻吸入热气，从口中呼出，反复多次），待煎液不烫时洗头部。

3. 治疗痛经

将香附、草乌和川乌共同研磨成粉末，以小块纱布或药棉包好药末，塞入患者两侧鼻腔，停留 10 分钟后将药取出，10 ～ 20 分钟即可止痛。

参考文献

[1] 南京中医药大学 . 中药大辞典 [M]. 上海：上海科学技术出版社，2006：302.

[2] 曹会彦，曹官泽 . 川乌及草乌塞鼻治疗周围性面瘫 326 例 [J]. 实用中医药杂志，2009，25（3）：175.

[3] 周永辉 . 中药鼻吸治痛经 [J]. 山西中医，1989（5）：55.

路路通

LIQUIDAMBARIS FRUCTUS

【来源】本品为金缕梅科植物枫香树 *Liquidambar formosana* Hance 的干燥成熟果序。

【性味归经】苦，平。归肝、肾经。

【功能主治】祛风活络，利水，通经。用于关节痹痛，麻木拘挛，水肿胀满，乳少，经闭。

【用法用量】5 ～ 10g。

【化学成分】胡萝卜苷、β- 谷甾醇、正二十九烷、齐墩果酸、没食子酸、熊果酸、桦木酮酸、正三十烷酸等。

【使用注意】孕妇慎用。

【古代吸嗅应用记载】《本草征要》："鼻内肿窄，而气难通。并非息肉者，与芙蓉叶、苍耳子、白芷、菖蒲、路路通等同行有益。同时，可用冰片、白芷二药，共研吸之。"

参考文献

李春，孙玉茹，孙有富 . 中药路路通化学成分的研究 [J]. 药学学报，2002（4）：263–266.

黄荆根

VITICIS NEGUNDO RADIX

【来源】本品为马鞭草科植物黄荆 *Vitex negundo* L. 的根。

【性味归经】辛、微苦，温。归心经。

【功能主治】解表，止咳，祛风除湿，理气止痛。用于感冒，慢性支气管炎，风湿痹痛，胃痛，疝气，腹痛。

【用法用量】内服：煎汤，15～30g。根皮用量酌减。

【古代吸嗅应用记载】《验方新编》："（腰脚风湿作痛不能履地）黄荆根（四五月间生于野地，药店少有，须向生药店采取生者）入坛中烧烟熏两足。"

参考文献

郭志新，葛开华，李斌超 . 多用途的植物——黄荆 [J]. 中国林副特产，1995，（4）：50.

松香
ROSIN

【来源】本品系由松科松属植物 *Pinaceae* 的树干中取得的油树脂，经蒸馏除去松节油后制得。

【性味归经】苦、甘，温。归肝、脾、肺经。

【功能主治】燥湿祛风，生肌止痛，杀虫。用于风湿痹痛，痈疽，疥癣，湿疮，金疮出血。

【用法用量】内服：煎汤，3～5g；或入丸、散，亦可浸酒服。外用：研末干掺患处；或调敷。

【化学成分】松香酸、松香酸苷、树脂烃、山柰酚、槲皮素等。

【使用注意】血虚者、内热实火者禁服。不可久服。未经严格炮制不可服。

参考文献

南京中医药大学 . 中药大辞典 [M]. 上海：上海科学技术出版社，2006：1812.

第九章 祛风湿药

松叶
PINI MASSONIANAE FOLIUM

【来源】本品为松科植物马尾松 *Pinus massoniana* Lambert 的鲜叶或干燥叶。

【性味归经】苦，温。归心、脾经。

【功能主治】祛风燥湿，杀虫止痒，活血安神。用于风湿痹痛，脚气，湿疮，癣，风疹瘙痒，跌打损伤，头风头痛，神经衰弱，慢性肾炎。还可预防流行性乙型脑炎、流行性感冒。

【用法用量】内服：煎汤，6～15g，鲜品30～60g；或浸酒。外用：鲜品捣敷或煎水洗。

【化学成分】贝壳杉萜甲酸–19–单甲酯、覆瓦南美杉醛酸、谷氨酸、丙氨酸、柠檬烯、β–蒎烯、α–蒎烯、月桂烯、β–水芹烯等。

参考文献

国家中药管理局编委会.中华本草 [M].上海：上海科学技术出版社，1999.

防己
STEPHANIAE TETRANDRAE RADIX

【来源】本品为防己科植物粉防己 *Stephania tetrandra* S.Moore 的干燥根。

【性味归经】苦，寒。归膀胱、肺经。

【功能主治】祛风止痛，利水消肿。用于风湿痹痛，水肿脚气，小便不利，湿疹疮毒。

【用法用量】5～10g。

【化学成分】姜黄素、粉防己碱、去氢克班宁、防己诺林碱、无根藤新碱、荷苞牡丹碱、氧化南天竹啡碱、氧化防己碱、紫堇醌碱、粉防己碱 D 盐酸盐、防己醌碱、2′–N–氯甲基–粉防己碱、防己胆碱、小檗胺、克班宁等。

【药理作用】

1. 抗创伤后应激障碍

有研究用粉防己碱鼻用温敏凝胶通过鼻内给药治疗小鼠创伤后应激障碍。结果显示，粉防己碱鼻用温敏凝胶能显著延长应激小鼠的开臂滞留时间，增加开臂进入次数百分比，减少开臂进入潜伏期，降低条件恐惧箱中足底电击模型小鼠的不动时间，改善创伤后应激障碍模型小鼠前额叶皮层、海马及杏仁核部位的病理变化。

2. 改善脑损伤

有研究通过建立微波辐射脑损伤大鼠模型，考察评价粉防己碱鼻用温度敏感型原位凝胶的治疗作用。结果显示，粉防己碱能明显缩短微波辐射脑损伤大鼠的平均逃避潜伏期、增加跨越平台位置的次数，说明其能明显改善微波辐射脑损伤大鼠的学习记忆认知功能；明显增加大鼠活动的总路程、中央区域活动路程和平均速度，说明其能显著改善微波辐射脑损伤大鼠的探索精神和自主行为；同时，还能改善微波对大鼠海马血管、突触和神经元的损伤。

参考文献

[1] 赖信宏，谢孟姣，陈海燕，等. 防己化学成分和药理活性研究进展及质量标志物预测分析 [J]. 中华中医药学刊，2023，42（3）：244–252&281.

[2] 庞璐璐，高艳，张丽花，等. 治疗创伤后应激障碍的粉防己碱鼻用温敏凝胶研究 [J]. 药学学报，2019，54（9）：1680–1687.

[3] 张丽花. 治疗大鼠微波辐射脑损伤的粉防己碱鼻用温敏凝胶的研究 [D]. 济南：山东中医药大学，2019.

老鹳草
ERODII HERBA GERANII HERBA

【来源】本品为牻牛儿苗科植物牻牛儿苗 *Erodium stephanianum* Willd.、老鹳草 *Geranium wilfordii* Maxim. 或野老鹳草 *Geranium carolinianum* L. 的干燥地上部分。

【性味归经】辛、苦，平。归肝、肾、脾经。

【功能主治】祛风湿，通经络，止泻痢。用于风湿痹痛，麻木拘挛，筋骨酸痛，泄泻痢疾。

【用法用量】9～15g。

【化学成分】牻牛儿苗中含有牻牛儿醇、槲皮素等；老鹳草中含有老鹳草鞣质、金丝桃苷等。

【药理作用】

抗过敏

复方辛夷滴鼻液由苍耳子、辛夷、鹅不食草、牡丹皮、人参、黄芩组成。将大鼠随机分为健康空白对照组、变应性鼻炎合并复方辛夷滴鼻液治疗组和变应性鼻炎组。其中，健康空白对照组注射生理盐水，其他组分别给予相应药物。药理研究结果显示，复方辛夷滴鼻液能够明显改善变应性鼻炎大鼠的过敏症状与体征，并且可以降低变应性鼻炎大鼠外周血中 OX40 配体信使核糖核酸（OX40LmRNA）和 GATA 结合蛋白 3 信使核糖核酸（GATA–3mRNA）的相对表达量、升高外周血中转录因子信使核糖核酸（T–betmRNA）的表达量。

【临床应用】

治疗鼻炎

复方辛夷滴鼻液配合神经等离子消融术可以治疗成人难治性变应性鼻炎。将成人难治性变应性鼻炎患者随机分为对照组和观察组，观察组患者给予复方辛夷滴鼻液滴鼻配合神经等离子消融术治疗，对照组患者进行常规西药治疗。结果发现，对于临床常见的成人难治性变应性鼻炎，使用复方辛夷滴鼻液配合神经消融手术治疗有显著的疗效，且优于西医常规用药。

参考文献

[1] 南京中医药大学 . 中药大辞典 [M]. 上海：上海科学技术出版社，2006：1113.

[2] 顾从文，卜超，王学芹，等 . 复方辛夷滴鼻液的指纹图谱及 7 种成分含量测定研究 [J]. 湖南中医药大学学报，2022，42（6）：934–940.

[3] 吴飞虎，张方方，喻琦. 复方辛夷滴鼻液对变应性鼻炎大鼠外周血中 T-betmRNA、GATA-3mRNA、OX40LmRNA 表达量的影响 [J]. 中医药临床杂志，2019，31（1）：115-119.

[4] 吴迪容. 复方辛夷滴鼻液配合神经等离子消融术治疗成人难治性变应性鼻炎的临床观察 [D]. 合肥：安徽中医药大学，2022.

狗脊
CIBOTII RHIZOMA

【来源】本品为蚌壳蕨科植物金毛狗脊 *Cibotium barometz*（L.）J.Sm. 的干燥根茎。

【性味归经】苦、甘，温。归肝、肾经。

【功能主治】祛风湿，补肝肾，强腰膝。用于风湿痹痛，腰膝酸软，下肢无力。

【用法用量】6～12g。

【化学成分】原儿茶酸、香草酸 -4-*O*-β-D- 葡萄糖苷、咖啡酸、异羟基洋地黄毒苷元、阿魏酸、黄芪苷Ⅳ、异组织蕨素 A、芒柄花黄素、金粉蕨素、樱草苷、山奈酚等。

【使用注意】肾虚有热、小便不利或短涩黄赤、口苦舌干者，均禁服。

【古代吸嗅应用记载】《丹溪心法》："硫黄、雄黄、寒水石另研如粉，次入斑蝥和匀，蛇床、狗脊等为极细末，同研匀，洗疮令汤透，去痂，用腊猪油调，手心中擦热，鼻中臭三二次，却擦上，一上即愈。"

参考文献

陈艳熙，于猛，戴晓月，等. 狗脊药材的化学成分表征及原儿茶酸含量测定 [J]. 中药，2023，54（7）：2254-2261.

透骨草
HERBA VICIAE CLEMATIDIS INTRICATAE HERBA

【**来源**】本品为毛茛科植物黄花铁线莲 *Clematis intricata* Bunge 的干燥全草。

【**性味归经**】辛、温，苦。

【**功能主治**】散风祛湿，解毒止痛。用于筋骨拘挛，风湿关节痛，疮疡，风湿肿毒。

【**用法用量**】9～15g。外用适量，煎水熏洗。

【**化学成分**】肌醇、木犀草苷、甘露醇、金丝桃苷、水杨酸、芦丁、阿魏酸、槲皮素、硬脂酸乙酯、东莨菪素、β–谷甾醇、咖啡酸、三十烷醇、香豆乙酸等。

【**使用注意**】孕妇及消化道溃疡者禁服。

【**临床应用**】

治疗牙痛

牙痛患者用棉签蘸取透骨草粉末，置鼻腔内吸嗅，可立即止痛，效果非常明显。

参考文献

[1] 蒋丽，郭瑞齐，管仁伟，等. 透骨草化学成分及药理作用研究进展 [J]. 中医药导报，2023，29（2）：166–171.

[2] 史俊南，王宇. 浅议鼻闻止痛散透骨 [J]. 牙体牙髓牙周病学杂志，2010，20（3）：146.

[3] 林慧彬，于明，管仁伟，等. 经典名方中透骨草的本草考证 [J/OL]. 中国实验方剂学杂志，2024[2025–02–08].https://doi.org/10.13422/j.cnki.syfjx.20250761.

第十章 化湿药

红豆蔻
GALANGAE FRUCTUS

【来源】本品为姜科植物大高良姜 *Alpinia galanga* Willd. 的干燥成熟果实。

【性味归经】辛，温。归脾、肺经。

【功能主治】散寒燥湿，醒脾消食。用于脘腹冷痛，食积胀满，呕吐泄泻，饮酒过多。

【用法用量】3 ～ 6g。

【化学成分】桉树脑、1′- 乙酰氧基胡椒酚乙酸酯、乔松素、1′- 乙酰氧丁香酚乙酸酯、乙酸金合欢酯、肉桂酸甲酯、β- 甜没药稀、樟脑、金合欢醇、芳樟醇、高良姜萜醛 C、十五烷、高良姜萜醛 B、8- 十七烯、高良姜萜醛 A、1,8- 桉叶油素、菖蒲酮、3,7,11- 三甲基 -2*E*,6*E*,10- 十二碳三烯 -1- 醇乙酸酯、顺式 - 澳白檀醇、石竹烯、愈创醇、乙酸癸酯、布黎烯、6- 甲基 -5- 庚烯 -2- 酮、高良姜素 -3- 甲醚等。

【使用注意】阴虚有热者禁服。

【古代吸嗅应用记载】《本草纲目》："风寒牙痛：红豆蔻为末，随左右以少许搐鼻中，并掺牙取涎。或加麝香。"

参考文献

李明芳，谢鹏，秦华珍，等. 红豆蔻的化学成分和药理作用研究进展 [J]. 西部中医药，2017，30（12）：145–148.

广藿香
POGOSTEMONIS HERBA

【来源】本品为唇形科植物广藿香 *Pogostemon cablin*（Blanco）Benth. 的干燥地上部分。

【性味归经】辛，微温。归脾、胃、肺经。

【功能主治】芳香化浊，和中止呕，发表解暑。用于湿浊中阻，脘痞呕吐，暑湿表证，湿温初起，发热倦怠，胸闷不舒，寒湿闭暑，腹痛吐泻，鼻渊头痛。

【用法用量】3 ～ 10g。

【化学成分】广藿香酮、广藿香醇、3- 甲基丁酮、西车烯、乙酸甲酯、α- 愈创木烯、β- 愈创木烯、α- 广藿香烯、β- 丁香烯、β- 广藿香烯、3- 甲基 -3- 丁烯酮等。

【使用注意】阴虚者禁服。

【古代吸嗅应用记载】《绛囊撮要》："治脑漏方。广藿香为末，吸鼻内小匙许。立止。"

参考文献

南京中医药大学 . 中药大辞典 [M]. 上海：上海科学技术出版社，2006：315.

藿香
AGASTACHIS HERBA

【来源】本品为唇形科植物藿香 *Agastache rugosa*（Fisch.et Mey.）O.Ktze. 的干燥地上部分。

【性味归经】辛，微温。归肺、脾、胃经。

【功能主治】祛暑解表，化湿和胃。用于暑湿感冒，头昏胸闷，腹痛，腹胀，呕吐泄泻，湿疹。

【用法用量】内服：煎汤，6～10g；或入丸、散。外用：煎水洗；或研末搽。

【化学成分】藿香苷、异藿香苷、蒙花苷、刺槐素、γ-荜澄茄烯、β-金合欢烯、β-榄香烯、芳樟醇、3-辛酮等。

【使用注意】阴虚火旺者禁服；不宜久煎。

【临床应用】

治疗鼻衄

运用内服和外敷合用法可治疗鼻衄。内服补中益气丸，每次8粒，每日3次。外用中药熏洗方：石菖蒲、薄荷、野菊花、炒黄芩、川芎、苍耳子、藿香、白芷、辛夷、细辛、麻黄。共7剂。水煎趁热熏鼻腔，每日2次，每次20分钟左右。

参考文献

[1] 南京中医药大学.中药大辞典[M].上海：上海科学技术出版社，2006：3827.

[2] 高军，朱明馨，金凤.辛香苍耳散治疗儿童鼻部疾病验案[J].中国民间疗法，2022，30（2）：113-116.

砂仁

AMOMI FRUCTUS

【来源】本品为姜科植物阳春砂 *Amomum villosum* Lour.、绿壳砂 *Amomum villosum* Lour.var.*xanthioides* T.L.Wu et Senjen 或海南砂 *Amomum longiligulare* T.L.Wu 的干燥成熟果实。

【性味归经】辛，温。归脾、胃、肾经。

【功能主治】化湿开胃，温脾止泻，理气安胎。用于湿浊中阻，脘痞不饥，脾胃虚寒，呕吐泄泻，妊娠恶阻，胎动不安。

【用法用量】 3 ～ 6g，后下。

【化学成分】

1. 阳春砂仁

α- 蒎烯、乙酰龙脑酯、β- 丁香烯、樟脑、龙脑、柠檬烯、β- 蒎烯、樟烯、月桂烯等。

2. 绿壳砂仁

芳樟醇、橙花叔醇、樟脑烯、樟脑、龙脑、乙酰龙脑酯、豆蔻苷等。

3. 海南砂仁

柠檬烯、α- 蒎烯、樟脑、β- 蒎烯、乙酰龙脑酯、桉叶素、樟烯、芳樟醇、橙花叔醇等。

【使用注意】 阴虚有热者禁服。

【古代吸嗅应用记载】《本草纲目》："湿热头痛：黑牵牛七粒，砂仁一粒，研末，井华水调汁，仰灌鼻中，待涎出即愈。"

【临床应用】

治疗乳腺炎

将砂仁研磨成粉末装瓶备用。用时取少量糯米饭和砂仁粉末搅拌均匀，搓成花生米大小的小团，外层裹上消毒纱布塞鼻。左侧乳腺炎塞右鼻，右侧乳腺炎塞左鼻，亦可左右交替塞用。

参考文献

[1] 南京中医药大学 . 中药大辞典 [M]. 上海：上海科学技术出版社，2006：2289.

[2] 孙亚威 . 砂仁塞鼻法治疗乳腺炎 [J]. 中国民间疗法，2014，22（2）：28.

中药吸嗅学

第十一章　温里药

干姜
ZINGIBERIS RHIZOMA

【来源】本品为姜科植物姜 *Zingiber officinale* Rosc. 的干燥根茎。

【性味归经】辛，热。归脾、胃、肾、心、肺经。

【功能主治】温中散寒，回阳通脉，温肺化饮。用于脘腹冷痛，呕吐泄泻，肢冷脉微，寒饮喘咳。

【用法用量】3～10g。

【化学成分】β-蒎烯、1,8-桉叶素、芳樟醇、10-姜酚、松油醇、8-姜酚、香茅醇、6-姜酚、柠檬醛、香叶醇、龙脑、1-（4-羟基-3-甲氧基苯基）十三烷-3,5-二醇等。

【使用注意】阴虚内热、血热妄行者禁服。

【临床应用】

治疗急性牙痛

将高良姜、细辛、白芍、雄黄、干姜、冰片研磨成细粉末，装瓶备用。急性牙痛患者取半卧位或坐位，头稍仰后，将少许药末喷入鼻腔内，当患者感到鼻腔灼痒，眼泪流出时，疼痛将立即减轻或消失。未见其他不良反应。

参考文献

[1] 徐桐，丛竹凤，贺梦媛，等 . 干姜的研究进展及质量标志物分析 [J]. 山东中医

杂志，2022，41（5）：569–575.

[2] 徐成林，徐如恩．嗅鼻散治疗急性牙痛的临床观察 [J]. 牙体牙髓牙周病学杂志，1992（1）：7.

高良姜
ALPINIAE OFFICINARUM RHIZOMA

【来源】本品为姜科植物高良姜 *Alpinia officinarum* Hance 的干燥根茎。

【性味归经】辛，热。归脾、胃经。

【功能主治】温胃止呕，散寒止痛。用于脘腹冷痛，胃寒呕吐，嗳气吞酸。

【用法用量】3 ～ 6g。

【化学成分】山奈素 –4′– 甲醚、高良姜素、山奈酚、3,4′– 甲氧基 –3′,5,7– 三羟基黄酮、山奈酚 –3– 甲醚、5,7,3′,4′– 四甲氧基儿茶素、二氢山奈酚、柚皮素、乔松素、环氧松属素查尔酮、4– 异丙基 –1,6– 二甲基萘、补骨脂酚、（*3R*,4*S*）–4– 羟基蜂蜜曲霉素、2,4,6– 三羟基苯甲酸甲酯、姜油酮、苯甲酸丁酯、香草醛、香草乙酮、十七烷酸等。

【使用注意】阴虚有热者禁服。

【古代吸嗅应用记载】《本草纲目》："高良姜（吹鼻退赤）。"

《普济方》："治偏头痛不可忍。乳香（如皂子大）、高良姜（如指头大）。上于火上烧烟熏鼻随痛左右用之。"

【临床应用】

牙痛

防风、荜茇、冰片、白芷、黄连、细辛、高良姜、雄黄，共同研磨为细粉末，用脱脂棉球蘸取少许药塞入牙痛同侧鼻孔，患者深呼吸 2 分钟以吸嗅之。此法治风火牙痛效果较好，也可暂时减轻牙周炎和龋齿引起的疼痛。

参考文献

[1] 穆利萍，王吉，邱成省，等 . 高良姜中具有神经保护作用的化学成分研究 [J]. 云南农业大学学报（自然科学），2023，38（4）：627-635.

[2] 蒲昭和 . 中药鼻疗治五官疾病 [J]. 中南药学，2017，47（5）：28.

肉桂
CINNAMOMI CORTEX

【来源】本品为樟科植物肉桂 *Cinnamomum cassia* Presl 的干燥树皮。

【性味归经】辛、甘，大热。归肾、脾、心、肝经。

【功能主治】补火助阳，引火归元，散寒止痛，温通经脉。用于阳痿宫冷，腰膝冷痛，肾虚作喘，虚阳上浮，眩晕目赤，心腹冷痛，虚寒吐泻，寒疝腹痛，痛经经闭。

【用法用量】1～5g。

【化学成分】肉桂醇、桂皮醛、丁香酸、蒎烯、苯甲醛、邻甲氧基肉桂醛、肉桂酸、荜澄茄烯、胆碱等。

【使用注意】阴虚火旺、里有实热、血热妄行出血者，以及孕妇均禁服；畏赤石脂。

【古代吸嗅应用记载】《外治寿世方》："久疟人虚。嗅甜肉桂，或塞鼻，则寒自退，热自轻，神爽气清，思食而愈。"

【药理作用】

对消化系统的影响

肉桂挥发油对胃肠有缓和的刺激作用，可促进唾液及胃液分泌，增强消化功能；能解除肠道平滑肌痉挛，缓解肠道痉挛性疼痛。

参考文献

[1] 高铭哲，李婷，田晨琪，等 . 肉桂化学成分与药理作用研究进展 [J]. 亚太传统医药，2021，17（11）：201–205.

[2] 中山医学院《中药临床应用》编写组 . 中药临床用 [M].1 版 . 广州：广东人民出版社，1975：8.

[3] 细野史郎，史兰华，张登部 . 中药的药理研究（二）[J]. 山东中医学院学报，1977，（4）：65–69.

八角茴香
ANISI STELLATI FRUCTUS

【来源】本品为木兰科植物八角茴香 *Illicium verum* Hook.f. 的干燥成熟果实。

【性味归经】辛，温。归肝、肾、脾、胃经。

【功能主治】温阳散寒，理气止痛。用于寒疝腹痛，肾虚腰痛，胃寒呕吐，脘腹冷痛。

【用法用量】3 ～ 6g。

【化学成分】反式茴香脑、茴香脑、柠檬烯、芥子酮 A、4- 羟基苯甲酸、伊卡苷 A、香草酸、甲氧基丁子香酚、3- 羟基 4- 甲氧基苯甲酸、丁子香酚、没食子儿茶素、厚朴酚、7- 甲基槲皮素、4- 甲氧基肉桂酸、芦丁、4- 羟基 –3–（3- 甲基丁 –3– 烯 –2– 基）苯甲醛、木樨草素 –7–O–β–D– 葡萄糖苷、茴香脑 –3–O– 芸香糖苷、木樨草素、槲皮素、（＋）– 儿茶素、芹菜素、3′– 甲氧基槲皮素、山奈素、八角黄烷酸、3′,4′– 二甲氧基 – 槲皮素、莽草素等。

【使用注意】阴虚火旺者禁服。

【古代吸嗅应用记载】《本草易读》："风热牙痛，薹子、白芥子、八角茴香为末。鼻，左右，右左。"

【药理作用】

1. 抑菌

八角茴香精油的主要成分为反式茴香脑、茴香脑和柠檬烯等成分。研究发现，在100ppm 浓度下八角茴香果实挥发油可对黄曲霉菌、寄生曲霉和轮状镰刀霉菌分别具有 83.2%、72.8% 和 65.11% 的抑制生长作用；当挥发油浓度增大到 200ppm 时，既可完全抑制黄曲霉菌和寄生曲霉的生长作用，又能抑制黄曲霉毒素 B1 和伏马菌素 B1 的生成。

2. 杀虫

八角茴香挥发油中的主要成分反式茴香脑对德国小蠊成虫、头状蛾、桔小实蝇、瓜实蝇、嗜食书虱、甜菜夜蛾、蓖麻硬蜱螨虫、玉米象幼虫及其成虫、桃蚜种群和马铃薯蚜群有一定的毒杀作用，对烟草甲成虫也表现出较好的杀虫活性。

3. 抗焦虑镇静

研究发现，反式茴香脑（1μL/L）能有效缓解雄性 ICR 小鼠的焦虑情绪，表现出显著的抗焦虑作用。

参考文献

[1] 侯振丽，胡爱林，石旭柳，等 . 八角茴香的化学成分及生物活性研究进展 [J]. 中药，2021，44（8）：2008–2017.

[2] 南京药学院中药学编写组 . 中药学 [M]. 1 版 . 南京：江苏人民出版社，1976：308.

花椒
ZANTHOXYLI PERICARPIUM

【来源】本品为芸香科植物青椒 *Zanthoxylum schinifolium* Sieb.et Zucc. 或花椒 *Zanthoxylum bungeanum* Maxim. 的干燥成熟果皮。

【性味归经】辛，温。归脾、胃、肾经。

【功能主治】 温中止痛，杀虫止痒。用于脘腹冷痛，呕吐泄泻，虫积腹痛；外治湿疹，阴痒。

【用法用量】 3～6g。外用适量，煎汤熏洗。

【化学成分】

1. 青椒

α- 松油烯、爱草脑、α- 壬酮、月桂烯、邻甲基苯乙酮、柠檬烯、芳樟醇、α- 蒎烯、γ- 榄香烯、β- 蒎烯、β- 榄香烯、1,8- 桉叶素、丁香油烯等。

2. 花椒

β- 水芹烯、柠檬烯、乙酸松油醇酯、1,8- 桉叶素、爱草脑、月桂烯、芳樟醇、α- 蒎烯、α- 松油烯、β- 蒎烯、对 - 聚伞花素、紫苏烯、反式 - 丁香烯等。

【使用注意】 阴虚火旺者禁服，孕妇慎服。

【古代吸嗅应用记载】《续名医类案》："陈都宪夫人患鼻疳，烂通鼻孔，用鹿角一两，白矾一两（瓦上煅过），人头发五钱（灯火上烧过），为末，用花椒汤洗净，掺药疳上，三四次即愈。"

【临床应用】

治疗变态反应性鼻炎

取新鲜花椒及半夏混合，晒干，研磨成粉，药粉盛于经消毒处理后的干燥瓶内备用。治疗时可直接取少许药粉由鼻孔吸入，或用消毒棉签蘸取少许药粉由鼻孔吸入。

参考文献

[1] 南京中医药大学 . 中药大辞典 [M]. 上海：上海科学技术出版社，2006：1470.

[2] 姜守运，杨建昌 . 花椒半夏粉鼻吸入法治疗变态反应性鼻炎 20 例 [J]. 中国中西医结合杂志，2006（11）：1028.

丁香

CARYOPHYLLI FLOS

【来源】本品为桃金娘科植物丁香 *Eugenia caryophyllata* Thunb. 的干燥花蕾。

【性味归经】辛，温。归脾、胃、肺、肾经。

【功能主治】温中降逆，补肾助阳。用于脾胃虚寒，呃逆呕吐，食少吐泻，心腹冷痛，肾虚阳痿。

【用法用量】1 ～ 3g，内服或研末外敷。

【化学成分】2- 壬醇、丁香油酚、苯甲醇、乙酰丁香油酚、苯甲醛、β- 丁香烯、香草醛、丁香烯醇、甲基正庚基甲酮、丁香烯氧化物、甲基正戊基甲酮、水杨酸甲酯、糠醇、苯甲酸甲酯、糠醛、2- 庚醇、乙酸苄酯等。

【使用注意】热病及阴虚内热者禁服。

【药理作用】

1. 抗炎

选取 Wistar 大鼠为研究对象，随机分为布地奈德阳性对照组，变应性鼻炎模型对照组，正常对照组，甲基丁香酚给药组，甲基丁香酚给药各组分别给予甲基丁香酚 80mg/kg、40mg/kg、20mg/kg 和 10mg/kg，除正常对照组外，其余组大鼠经卵清蛋白致敏建立变应性鼻炎模型，造模成功后分别给予相应的布地奈德、蓖麻油及对应剂量甲基丁香酚。研究发现，甲基丁香酚可能通过上调鼻黏膜水通道蛋白（aquaporin，AQP5）的表达减轻大鼠鼻黏膜腺体水肿程度、减少腺体分泌，从而缓解变应性鼻炎鼻痒、打喷嚏及流涕等症状。

2. 改善学习障碍

以成年雄性 SD 大鼠为研究对象，随机分为丁香酚治疗组，血管性痴呆模型组，假手术组和正常对照组。血管性痴呆模型组用改良的双侧颈总动脉结扎法造模；丁香酚治疗组大鼠在造模完成后 3 天给予 1% 浓度的丁香酚吸嗅；假手术组除不结扎血管外，余下操作步骤同血管性痴呆模型组，空白组不做任何处理。研究发现，丁香酚吸嗅可改善血管性痴呆模型大鼠的学习记忆障碍。

【临床应用】

1. 治疗化疗后恶心呕吐

丁香柿蒂散由干姜、丁香、青皮、陈皮、柿蒂、半夏组成。化疗患者于化疗前30分钟静脉注射昂丹司琼，每日1次，共治疗6天，同时鼻腔吸入丁香柿蒂散，每日8～10次，每次深吸10秒，共治疗6天，观察治疗前后患者恶心呕吐情况。观察结果显示，丁香柿蒂散缓解化疗患者的恶心呕吐症状的临床效果较好。

2. 治疗疔疮

将白胡椒、丁香、茶叶、梗米混合后共同研磨成细粉末，包扎于一小块纱布中，塞入疔疮患者的一侧鼻孔里，男塞于左鼻孔，女塞于右鼻孔。一般治疗1日即可痊愈。

3. 治疗早期麦粒肿

公丁香研磨成细粉，大枣去核后与公丁香粉末搅拌均匀，制成花生米般大小的药丸，名为丁枣丸，贮瓶备用。治疗时将药丸塞入早期麦粒肿患者鼻腔内（左眼塞右鼻腔，右眼塞左鼻腔）。

参考文献

[1] 南京中医药大学. 中药大辞典 [M]. 上海：上海科学技术出版社，2006：15.

[2] 金凤，许晓峰. 鼻吸丁香柿蒂散联合昂丹司琼对初发弥漫大 B 细胞淋巴瘤 RCHOP 方案化疗所致恶心呕吐的干预效果观察 [J]. 中国中医药科技，2020，27（1）：86-87.

[3] 武楠，张秀丽，候赟等. 甲基丁香酚对变应性鼻炎大鼠鼻黏膜水通道蛋白 5 的影响 [J]. 北京大学学报，2019，51（6）：1036-1041.

[4] 宋娟，高晓平，李光武，等. 丁香酚吸嗅对血管性痴呆模型大鼠学习记忆障碍改善的实验研究 [J]. 安徽医药，2012，16（3）：299-301.

母丁香

CARYOPHYLLI FRUCTUS

【来源】又名鸡舌香，为桃金娘科植物丁香 *Eugeniaca yophyllata* Thunb. 的果实。

【性味归经】辛，温。归脾，胃，肝，肾经。

【功能主治】温中散寒，理气止痛。用于脾胃虚寒，呃逆呕吐，食少吐泻，心腹冷痛，肾虚阳痿。

【用法用量】内服：煎汤，1～3g；或研末用。外用：适量，研末调敷或做栓剂。

【化学成分】β– 石竹烯、乙酰丁香酚、丁香酚、2′,3′,4′– 三甲氧基苯乙酮、4-烯丙基苯酚、葎草烯、β– 胡椒烯、β– 依兰烯。

【使用注意】热证及阴虚内热者忌服。

【临床应用】

缓解焦虑症

将零陵香、檀香、麝香、雀脑香、鸡舌香、木香、藿香、甘松香、丁香、沉香制成香囊随身佩戴，可缓解焦虑症。

参考文献

[1] 左遨勋，刘积光，高玉梅，等 . 丁香不同部位挥发油的 GC–MS 成分分析和抗氧化活性比较 [J]. 食品研究与开发，2022，43（8）：146–151.

[2] 张军 . 香熏调理身心不适 [J]. 家庭医学，2010（8）：13–16.

荜茇

PIPERIS LONGI FRUCTUS

【来源】本品为胡椒科植物荜茇 *Piper longum* L. 的干燥近成熟或成熟果穗。

【性味归经】辛，热。归胃、大肠经。

【功能主治】温中散寒，下气止痛。用于脘腹冷痛，呕吐，泄泻，寒凝气滞，胸痹心痛，头痛，牙痛。

【用法用量】1～3g。外用适量，研末塞龋齿孔中。

【化学成分】荜茇宁、愈创醇、胡椒碱、连翘脂素、荜茇环碱、辛夷脂素、芝麻素、苯甲酸等。

【使用注意】阴虚火旺者禁服。

【古代吸嗅应用记载】《本草纲目》："偏头风痛：荜茇为末，令患者口含温水，随左右痛，以左右鼻吸一次，有效。"

【临床应用】

治疗偏头痛

搐鼻散是朱丹溪提出的治疗偏头痛的组方，其中药组成包括延胡索、青黛、川芎、荜茇、白芷、藁本、猪胆汁。全方中药均入肝胆二经，除具有治疗标证的止痛作用外，荜茇与他药配伍也有治本的作用。

参考文献

[1] 刘新桥，宋炜，袁桥玉，等.荜茇的化学成分及其与单胺氧化酶 A 的分子对接研究 [J]. 中南民族大学学报，2021，40（6）：586-591.

[2] 王永丽，赵永烈.一粒金搐鼻散治疗偏头痛给药方法探讨 [J]. 中医学报，2017，32（10）：1914-1917.

荜澄茄

LITSEAE FRUCTUS

【来源】本品为樟科植物山鸡椒 *Litsea cubeba*（Lour.）Pers. 的干燥成熟果实。

【性味归经】辛，温。归脾、胃、肾、膀胱经。

【功能主治】温中散寒，行气止痛。用于胃寒呕逆，脘腹冷痛，寒疝腹痛，寒湿郁滞，小便浑浊。

【用法用量】1 ~ 3g。

【化学成分】荜澄茄烯、荜澄茄脂素、左旋扁柏内酯、荜澄茄酸、左旋克氏胡椒脂素、荜澄茄内酯、双环倍半水芹烯、荜澄茄脑、左旋荜澄茄脂素灵等。

【使用注意】阴虚火旺及实热火盛者禁服。

【古代吸嗅应用记载】《本草纲目》："痘疮入目，羞明生翳：荜澄茄末，吹少许入鼻中，三、五次效。"

参考文献

南京中医药大学 . 中药大辞典 [M]. 上海：上海科学技术出版社，2006：2122.

橘核

CITRI RETICULATAE SEMEN

【来源】本品为芸香科植物橘 *Citrus reticulata* Blanco 及其栽培变种的干燥成熟种子。

【性味归经】苦，平。归肝、肾经。

【功能主治】理气，散结，止痛。用于疝气疼痛，睾丸肿痛，乳痈乳癖。

【用法用量】3 ~ 9g。

【化学成分】花生酸、亚油酸、钙、油酸、粗蛋白、硬脂酸、柠檬苦素、棕榈酸、粗脂肪、肉豆蔻酸、铁等。

【使用注意】体虚者慎服。

【古代吸嗅应用记载】《本草纲目》："橘核（鼻赤酒齇，炒研三钱，同胡桃一个，擂酒服）。"

《滇南本草》："馀者引用橘核为使。烧灰吹鼻，治诸虫入脑，立愈。"

参考文献

万福根，邓仁华，黄贵平，等.中药橘核的研究进展 [J].中国药业，2011，20（17）：76–77.

艾叶
ARTEMISIAE ARGYI FOLIUM

【来源】本品为菊科植物艾 *Artemisiaargyi* Lévl.et Vant. 的干燥叶。

【性味归经】辛、苦，温；有小毒。归肝、脾、肾经。

【功能主治】温经止血，散寒止痛；外用祛湿止痒。用于吐血，衄血，崩漏，月经过多，胎漏下血，少腹冷痛，经寒不调，宫冷不孕；外治皮肤瘙痒。醋艾炭温经止血，用于虚寒性出血。

【用法用量】3 ～ 9g。外用适量，供灸治或熏洗用。

【化学成分】2- 甲基丁醇、2- 己烯醛、三环烯、α- 侧柏烯、α- 蒎烯、樟烯、β- 蒎烯、对 – 聚伞花素、1,8– 桉叶素、异龙脑、顺式 – 辣薄荷醇、马鞭草烯酮、桃金娘醇、反式 – 辣薄荷醇、紫苏醛、紫苏醇、丁香油酚、甲基丁香油酚、β- 橄榄烯。

【使用注意】阴虚血热者慎服。

【药理作用】

抗哮喘

研究表明，豚鼠吸入点燃艾叶生成的烟雾后，对于由组胺和乙酰胆碱引起的哮喘具有一定的治疗作用。

【临床应用】

1. 预防流行性感冒

将艾叶、苍术等中药共同制成熏香，每晚睡前点燃，自然熄灭最佳，可有效预防流行性感冒。

2. 治疗肺结核

取信石、防风、白芷，研磨成粉并制成小卷，每卷加入适量艾叶，放入香油浸泡片刻，取出晾干后，点烟熏鼻。每次 1 支，每日 1 次，20 ～ 30 次为 1 个疗程，对于治疗肺结核确切有效。

参考文献

[1] 南京中医药大学 . 中药大辞典 [M]. 上海：上海科学技术出版社，2006：801-802.

[2] 芳香法，防流感 [J]. 湖南中医杂志，2015，31（2）：139.

[3] 中药鼻熏法治疗肺结核 [J]. 广西卫生，1973（2）：62.

第十二章　利水渗湿药

第一节　利水消肿药

土茯苓
SMILACIS GLABRAE RHIZOMA

【来源】本品为百合科植物光叶菝葜 *Smilax glabra* Roxb. 的干燥根茎。

【性味归经】甘、淡，平。归肝、胃经。

【功能主治】解毒，除湿，通利关节。用于梅毒及汞中毒所致的肢体拘挛、筋骨疼痛，湿热淋浊，带下，痈肿，瘰疬，疥癣。

【用法用量】15 ~ 60g。

【化学成分】槲皮素 –4′ –*O*–β–D– 吡喃葡萄糖苷、β– 谷甾醇棕榈酸酯、花旗松素、β– 谷甾醇、槲皮素、胡萝卜苷、落新妇苷、1– 棕榈酰基 –3–*O*–β–D– 半乳糖基甘油酯、异落新妇苷。

【使用注意】肝肾阴虚者慎服。忌犯铁器，服时忌茶。

【临床应用】

治疗鼻渊

土茯苓（或稍加味），用水煎服，复煎后，合并两次煎出的药液，用之外洗鼻部，治疗鼻渊。

参考文献

[1] 吴博，马跃平，袁久志，等．土茯苓化学成分的分离与鉴定 [J]. 沈阳药科大学学报，2010，27（2）：116-119.

[2] 莫凌凌，吴刚．中医治疗鼻渊概况 [J]. 中国保健营养，2012，22（14）：2970-2971.

芥菜
CAPSELLAE HERBA

【来源】本品为十字花科植物芥菜 *Brassica juncea*（ L. ）Czern.et Coss.[*Sinapisjuncea* L.]、油芥菜 *Brassica juncea*（ L. ）Czern.et Coss.var.*gracilis* Tsenet Lee 的嫩茎和叶。

【性味归经】苦，平。归肺经、胃经。

【功能主治】清热凉率，利尿消积。主治高热，小便不利，积滞内停，脘腹胀痛。

【用法用量】内服：煎汤，10 ～ 15g；或用鲜品捣汁。外用：适量，煎水熏洗或烧存性研末敷。

【化学成分】2- 苯乙基硫苷、反式 3- 二十碳烯、棕榈酸乙酯、反式 9- 二十碳烯、亚麻酸甲酯、17- 三十五碳烯、四烯酸甲酯、1- 十二碳烯、阿魏酸、棕榈醛、香豆酸、肉豆蔻醛、咖啡酸、十三醛、山奈素、视黄醛、槲皮素、2- 丙烯基硫苷、4- 甲氧基 -3- 吲哚基甲基硫苷、3- 丁烯基硫苷、4- 羟基 -3- 吲哚基甲基硫苷、4- 戊烯基硫苷、十四酸乙酯。

【使用注意】目疾，疮疡，痔疮，便血及阴虚火旺之人慎食。

【古代吸嗅应用记载】《奇效简便良方》："牙根肿烂出臭水。芥菜杆烧存性，研末敷之。或萝卜子十四粒，生研，乳汁调和，左痛点右鼻，右痛点左鼻。"

【临床应用】

治疗急性乳腺炎

用芥菜（别名癫宝草叶、野芥菜）一片揉团，取汁塞鼻，右乳乳腺炎塞右鼻，左乳乳腺炎塞左鼻，早晚各 1 次。如果复发，本法同样见效。

参考文献

[1] 刘琳，李珊珊，袁仁文，等.芥菜主要化学成分及生物活性研究进展 [J].北方园艺，2018，414（15）：180–185.

[2] 江苏兴化县顾庄公社田家卫生所.癫宝草塞鼻治疗急性乳腺炎 25 例 [J].新医学，1974（8）：432.

中药吸嗅学

第二节　利尿通淋药

木通

AKEBIAE CAULIS

【来源】本品为木通科植物木通 *Akebia quinata*（Thunb.）Decne.、三叶木通 *Akebia trifoliata*（Thunb.）Koidz. 或 白 木 通 *Akebia trifoliata*（Thunb.）Koidz.var. *australis*（Diels）Rehd. 的干燥藤茎。

【性味归经】苦，寒。归心、小肠、膀胱经。

【功能主治】利尿通淋，清心除烦，通经下乳。用于淋证，水肿，心烦尿赤，口舌生疮，经闭乳少，湿热痹痛。

【用法用量】3 ～ 6g。

【化学成分】白桦脂醇，蔗糖，齐墩果酸，肌醇，常春藤皂苷元，胡萝卜苷，木通皂苷 St_k、St_j、St_h、St_{g2}、St_{g1}、St_f、St_e、St_d、St_c、St_b、St_a，β- 谷甾醇，豆甾醇，

钾盐等。

【使用注意】滑精、气弱、津伤口渴者及孕妇慎服。

【临床应用】

治疗小儿黄疸

取绵茵陈、黄芩、苦瓜蒂、黄连、红娘谷（红色的谷子）、黄柏、当归、大黄、木通、黄芪、白丁香（麻雀粪），将上述中药共同研磨成细粉末，用细纱布包裹适量药粉，塞入黄疸小儿的一侧鼻孔（男左女右），药湿即换。经此法治疗，黄疸可全部消退，尿三胆亦可全部转阴。

参考文献

[1] 南京中医药大学.中药大辞典 [M].上海：上海科学技术出版社，2006：485.

[2] 李天升，李秀云.五黄散塞鼻治疗小儿黄疸 42 例 [J].广西中医药，1992（1）：47.

第三节　利湿退黄药

虎杖
POLYGONI CUSPIDATI RHIZOMA ET RADIX

【来源】本品为蓼科植物虎杖 *Polygonum cuspidatum* Sieb.et Zucc. 的干燥根茎和根。

【性味归经】微苦，微寒。归肝、胆、肺经。

【功能主治】利湿退黄，清热解毒，散瘀止痛，止咳化痰。用于湿热黄疸，淋浊，带下，风湿痹痛，痈肿疮毒，水火烫伤，经闭，癥瘕，跌打损伤，肺热咳嗽。

【用法用量】9 ～ 15g。外用适量，制成煎液或油膏涂敷。

【化学成分】大黄素、大黄素甲醚、大黄酚、蒽苷 A、蒽苷 B、3,4′ 5– 三羟基芪 –3–β–D– 葡萄糖苷、迷人醇、6– 羟基芦荟大黄素、大黄素 –8– 甲醚、白藜芦醇、虎杖苷、右旋儿茶精、决明蒽酮 –8– 葡萄糖苷、β– 谷甾醇葡萄糖苷葡萄糖、鼠李糖、多糖、氨基酸、铜、铁、锰、锌、钾、钾盐等。

【使用注意】孕妇慎用。

【古代吸嗅应用记载】《本草述钩元》："虎杖行血，似与天名精类，疗风似与王不留行类。观其最解暑毒，是从血所生化之原以除结热。故手厥阴之血脏，与足厥阴之风脏，其治如鼓应桴也。"

【药理作用】

抗哮喘

有研究通过观察鸡卵白蛋白（Ovalbumin，OVA）诱导的哮喘模型大鼠吸入虎杖苷吸入剂前后的行为变化，肺组织切片变化和心室血中的白细胞（包括嗜酸性粒细胞、嗜碱性粒细胞、中性粒细胞、淋巴细胞）的数量变化，发现虎杖苷吸入剂可明显缓解哮喘模型大鼠的哮喘症状。

【临床应用】

真菌感染

漱口方（野菊花、蒲公英、虎杖、黄芩、大青叶、板蓝根）用水浓煎，放冷，慢性阻塞性肺疾病患者在激素雾化吸入治疗后用之漱口。每日 2 次。此方具有清热解毒、利咽等功效，能够提高机体抵抗力，抵御真菌侵袭。

参考文献

[1] 佘瑶瑶，刘自华，张颖，等 . 湖北虎杖主要化学成分的含量分析及其与色差的相关性研究 [J]. 食品安全质量检测学报，2021，12（3）：960–967.

[2] 梁春晓，王珊珊，陈淑静，等 . 虎杖化学成分及药理活性研究进展 [J]. 中药，2022，53（4）：1264–1276.

[3] 江庆澜，雷秀霞，梁颜笑，等 . 虎杖苷吸入剂对哮喘大鼠模型炎性细胞的影

响 [J]. 医学研究杂志，2010，39（6）：73–76&137.

[4] 王缇 . 漱口方预防激素雾化吸入后口腔真菌感染的临床观察 [J]. 实用中医内科杂志，2020，34（5）：18–20.

金钱草
LYSIMACHIAE HERBA

【来源】本品为报春花科植物过路黄 *Lysimachia christinae* Hance 的干燥全草。

【性味归经】甘、咸，微寒。归肝、胆、肾、膀胱经。

【功能主治】利湿退黄，利尿通淋，解毒消肿。用于湿热黄疸，腹胀胁痛，石淋，热淋，小便涩痛，痈肿疔疮，蛇虫咬伤。

【用法用量】15 ～ 60g。

【化学成分】黄酮类、绿原酸、水杨酸、香草酸、大豆皂苷、大豆皂苷 I、3–二氢 –2,5– 二羟 –6– 甲基 –4H– 吡喃 –4– 酮、谷甾醇 –3–O–β–D– 吡喃葡萄糖苷、β–胡萝卜苷挥发油、正十四酸、11,15– 四甲基 –2– 十六碳烯 –1– 醇、甘露糖、鼠李糖、半乳糖醛酸、葡萄糖、半乳糖、木糖、阿拉伯糖、槲皮素、山柰酚等。

【使用注意】阴疽诸毒、脾虚泄泻者忌捣汁生服。

参考文献

[1] 黄盼，周改莲，周文良，等 . 广金钱草的化学成分、药理作用及质量控制研究进展 [J]. 中华中医药学刊，2021，39（7）：135–139.

[2] 殷珊 . 金钱草中药效物质新型萃取检测方法研究 [D]. 保定：河北大学，2022.

[3] 福建省中医研究所草药研究室 . 福建民间草药 [M]. 福州：福建省人民出版社，1958.

鸡骨草

ABRI HERBA

【来源】本品为豆科植物广州相思子 *Abrus cantoniensis* Hance 的干燥全株。

【性味归经】甘、微苦，凉。归肝、胃经。

【功能主治】利湿退黄，清热解毒，疏肝止痛。用于湿热黄疸，胁肋不舒，胃脘胀痛，乳痈肿痛。

【用法用量】15 ～ 30g。

【化学成分】槐花二醇、大豆甾醇 A、鸡骨草苷元 B、鼠李糖、阿拉伯糖、半乳糖、葡萄糖、7,4– 二羟基 –8– 甲氧基异黄酮、8– 基 –7,4– 二甲氧基异黄酮、原儿茶酸等。

【使用注意】尚不明确。

【临床应用】

治疗关节炎

治疗膝关节骨性关节炎可用温经通络方（大黄、桂枝、两面针、生川乌、生草乌、当归尾、鸡骨草、紫苏叶）加热后熏蒸关节炎患者的患部，并以适宜温度浸洗患部，每日 2 次，每次 20 分钟。

参考文献

[1] 李庭树，黄锁义.鸡骨草的化学成分、药理作用及临床应用研究进展 [J].中国实验方剂学杂志，2019，25（10）：226–234.

[2] 于苗苗.鸡骨草化学成分研究 [D].长沙：湖南师范大学，2019.

中药吸嗅学

芫花

GENKWA FLOS

【来源】本品为瑞香科植物芫花 *Daphne genkwa* Sieb.et Zucc. 的干燥花蕾。

【性味归经】苦、辛，温；有毒。归肺、脾、肾经。

【功能主治】泻水逐饮；外用杀虫疗疮。用于水肿胀满，胸腹积水，痰饮积聚，气逆咳喘，二便不利；外治疥癣秃疮，痈肿，冻疮。

【用法用量】1.5 ～ 3g。外用适量。

【化学成分】芫花酯丁、芫花酯戊、芫花素、3′ – 羟基芫花素、芫根苷、芹菜素、木犀草素、茸毛橙苷、棕榈酸、油酸、亚油酸等。

【使用注意】孕妇禁用；不宜与甘草同用。

【古代吸嗅应用记载】《备急千金要方》："治时行毒病七八日，热积聚胸中烦乱欲死，起死人拓汤方。芫花一升以水三升，煮取一升，渍故布薄胸上，不过三薄，热即除，当温暖四肢护厥逆也。"

【药理作用】

1. 抗肿瘤

肺癌模型大鼠雌雄各半，分为 2 组，一组尾静脉注射芫花酯甲，另一组肺部吸入芫花酯甲 DPI 干粉吸入剂（dry powder inhalation，DPI），剂量为 100μg/kg，分别于给药后 1、2、4、6、9 小时将大鼠处死。处死大鼠后取心、肝、脾、肺、肾、脑和睾丸（或子宫、卵巢），用生理盐水洗净，随后用滤纸吸干残留生理盐水，称重，离心取上清液用于超高效液相色谱 – 质谱联用技术（UHPLC–MS/MS）分析。结果表明，芫花酯甲干粉吸入剂能使中药在肺部浓集，降低中药在其他组织的分布，提高疗效。

2. 扩血管

提取芫花根浸液用纱布浸透后塞住兔子的右侧鼻孔，并在塞鼻前以及塞鼻后的

30 分钟、4 小时、24 小时和 48 小时分别观察兔子的鼻黏膜塞药侧和乳房组织的变化，通过 HE 染色法对组织样本进行染色，并记录体温和白细胞的变化。结果显示，使用芫花根浸液塞鼻能够引起正常家兔乳腺管扩张及乳腺血管扩张。

【临床应用】

急性乳腺炎

将芫花根皮提取液滴入塑料管内，急性乳腺炎患者将其塞入鼻内治疗，每日塞鼻 1 ～ 2 次。临床发现，通过鼻腔镜检查，使用此法的患者未见不良反应，且此法对乳腺炎有明显的治疗作用。

参考文献

[1] 中国中药学管理局《中华本草》编委会. 中华本草：精选本 [M]. 上海：上海科学技术出版社，1998.

[2] 李曼，段金廒，胡荣峰，等. 芫花酯甲干粉吸入剂的制备及大鼠体内组织分布 [J]. 中国药科大学学报，2017，48（3）：297-304.

[3] 刘再朋，闵锋，董筱玉. 芫花根浸液塞鼻动物实验的初步观察 [J]. 南京中医学院学报，1984（1）：47&59.

[4] 林祖庚. 草药芫花根皮塞鼻治疗早期急性乳腺炎（附 200 例病例报告）[J]. 赤脚医生杂志，1975（6）：18-19.

第十三章　理气药

沉香

AQUILARIAE LIGNUM RESINATUM

【来源】本品为瑞香科植物白木香 *Aquilaria sinensis*（Lour.）Gilg 含有树脂的木材。

【性味归经】辛、苦，微温。归脾、胃、肾经。

【功能主治】行气止痛，温中止呕，纳气平喘。用于胸腹胀闷疼痛，胃寒呕吐呃逆，肾虚气逆喘急。

【用法用量】1 ~ 5g，后下。

【化学成分】沉香叶中含有苄基丙酮、对甲氧基苄基丙酮、芫花素、3′－羟基芫花素、芫花素 –5–O–β–D– 葡萄糖苷、羟基芫花素 –5–O–β–D– 葡萄糖苷、羟基芫花素 –5–O–β–D– 茜黄樱草糖苷、瑞香苷、异西瑞香素。沉香枝条中含瑞香素、伞形花内酯 –7–O–β–D– 葡萄糖苷、刺五加苷 B1、氢化桂皮酸、对甲氧基氢化桂皮酸等。

【使用注意】阴亏火旺，气虚下陷者慎服。

【古代吸嗅应用记载】《证类本草》："沉香微温，疗风水毒肿，去恶气。"

《神农本草经疏》："沉香禀阳气以生，兼得雨露之精气而结，故其气芬芳，其味辛而无毒。"

【药理作用】

镇静催眠

研究人员给小鼠吸入沉香树脂片，通过小鼠旷场实验、高架十字迷宫实验和明暗盒实验，以及阈上和阈下剂量戊巴比妥钠协同催眠小鼠范式观察，发现沉香树脂片鼻腔吸入具有明显的抗焦虑作用，能显著提高小鼠睡眠质量。

【临床应用】

1. 治疗抑郁

临床发现，沉香香熏疗法能有效改善抑郁状态患者的中医临床症状，降低抑郁量表（CES-D）及汉密尔顿抑郁自评量表（HAMD）评分，具有较好的治疗效果。

2. 治疗呃逆

将沉香粉用纸卷成香烟状，点燃后将未燃烧的一头放入口中深吸，以咽食的方式将烟咽入，再吸 3 口烟。如无效，间隔 30 分钟重复 1 次，直至呃逆症状消失。

参考文献

[1] 刘飞，廖思美，李蕾，等 . 芫花化学成分、药理作用及其质量评价的研究进展 [J]. 华西药学杂志，2023，38（1）：108-112.

[2] 南京中医药大学 . 中药大辞典：精选本 [M]. 上海：上海科学技术出版社，2006.

[3] 侯金良，张媛媛，张浩，等 . 沉香片剂小鼠口鼻吸入给药抗焦虑和催眠功效实验研究 [J]. 山东中医药大学学报，2021，45（1）：113-119.

[4] 黄国尧 . 沉香香熏改善抑郁状态的临床研究 [D]. 济南：山东中医药大学，2016.

[5] 刘晶，吴晓燕，蔡洪岩 . 沉香粉吸入治疗呃逆的临床观察 [J]. 吉林中医药，2002（1）：41.

鸡骨香

CROTONIS CRASSIFOLII RADIX

【来源】本品为大戟科巴豆属植物鸡骨香 *Croton crassifolius Geisel.* 的干燥根。

【性味归经】甘、微苦，凉。归肝、胃经。

【功能主治】利湿退黄，清热解毒，疏肝止痛。用于湿热黄疸，胁肋不舒，胃脘胀痛，乳痈肿痛。

【用法用量】15～30g。

【化学成分】千层纸素 A、汉黄芩素、黄芩新素 Ⅱ、黄芩素、黄芩苷、白杨素 –6–C–α–L– 吡喃阿拉伯糖 –8–C–β–D– 吡喃葡萄糖苷、白杨素 –6–C–β–D– 吡喃葡萄糖 –8–C–α–L– 吡喃阿拉伯糖苷、槐花二醇、大豆甾醇 A、鸡骨草苷元 B、鼠李糖、阿拉伯糖、半乳糖、葡萄糖等。

【临床应用】

治疗关节炎

温经通络方（大黄、桂枝、两面针、生川乌、生草乌、当归尾、鸡骨草、紫苏叶）加热后熏蒸关节炎患部，并以适宜温度浸洗患部。每日 2 次，每次 20 分钟，可用于治疗膝关节骨性关节炎。

参考文献

[1] 赵玉，任风芝，陈书红. 鸡骨香中的抗癌化学成分研究 [J]. 煤炭与化工，2017，40（1）：78–80.

[2] 朱耀魁，胡颖，程妮，等. 鸡骨香化学成分研究 [J]. 中药，2013，44（10）：1231–1236.

[3] 李庭树，黄锁义. 鸡骨草的化学成分、药理作用及临床应用研究进展 [J]. 中国实验方剂学杂志，2019，25（10）：226–234.

甘松

NARDOSTACHYOS RADIX ET RHIZOMA

【来源】本品为败酱科植物甘松 *Nardostachys jatamansi* DC. 的干燥根及根茎。

【性味归经】辛、甘，温。归脾、胃经。

【功能主治】理气止痛，开郁醒脾；外用祛湿消肿。用于脘腹胀满，食欲不振，呕吐；外用治牙痛，脚气肿毒。

【用法用量】3 ~ 6g。外用适量，可泡汤漱口，煎汤洗脚，研末敷患处。

【化学成分】β- 谷甾醇、甘松新酮二醇、咖啡酸、对羟基苯甲醛、异甘松新酮、甘松新酮、缬草萜酮、1（10）- 马兜铃烯、9- 马兜铃烯 -2- 酮、青木香酮、广藿香醇、β- 广藿香烯、甘松香醇 A、β- 橄榄烯、甘松环氧化物、*E-* 异甘松新酮、甘松新酮二醇、甘松呋喃、去氧甘松香醇 A、甘松根酮、甘松根醇、甘松二酯、齐墩果酸、熊果酸等。

【药理作用】

1. 抑菌

水蒸气蒸馏法提取甘松挥发油，用滤纸片法对其进行体外抑菌活性实验。结果发现，甘松挥发油对白念珠菌和沙门菌有一定抑菌作用。

2. 抗心律失常

大鼠气道吸入 1：20000 的甘松挥发油，通过测定其心室事件相关电位（Event-Related Potential，ERP）和事件相关电位 / 相关电位（ERP/RR）值评价药物的影响。结果发现，吸入甘松挥发油可明显延长大鼠心室肌 ERP。

【临床应用】

治疗内痔

祛毒汤（瓦楞子、甘松、防风、朴硝、五倍子、马齿苋、川椒、生甘草、苍术、侧柏叶、蒲公英）水煎后熏洗肛门患部，每日一剂，临床疗效颇佳。

参考文献

[1] 胡明娟，唐榆，冯盏盏，等 . 甘松化学成分的研究 [J]. 中成药，2019，41（7）：1597-1601.

[2] 中国中药学管理局《中华本草》编委会 . 中华本草：精选本 [M]. 上海：上海科学技术出版社，1998.

[3] 陈武 . 甘松挥发油的体外抑菌实验研究 [J]. 无线互联科技，2013，35（7）：135.

[4] 葛郁芝，周萍，陈军喜，等 . 甘松挥发油浸润和吸入法对大鼠心室肌有效不应期的影响 [J]. 中国心血管病研究，2008（5）：374-376.

[5] 冯群珍 .《祛毒汤》熏洗治疗内痔嵌顿 [J]. 青海医药杂志，1988（6）：45.

蜘蛛香
VALERIANAE JATAMANSI RHIZOMA ET RADIX

【来源】本品为败酱科植物蜘蛛香 *Valeriana jatamansi* Jones 的干燥根茎和根。

【性味归经】微苦、辛，温。归心、脾、胃经。

【功能主治】理气止痛，消食止泻，祛风除湿，镇惊安神。用于脘腹胀痛，食积不化，腹泻痢疾，风湿痹痛，腰膝酸软，失眠。

【用法用量】3 ～ 6g。

【化学成分】α- 蒎烯、广藿香醇、α- 愈创木烯、α- 布藜烯、柠檬烯、1,8- 桉叶素、对 - 聚伞花素、乙酸龙脑酯、龙脑、橙花叔醇、橄榄醇、二十烷酸甲酯、乙酰缬草三酯、异戊酰氧基羟基二氢异缬草三酯、缬草苦苷及其异戊酸酯、乙酰氧基缬草三酯等。巴基斯坦伊斯兰共和国所产蜘蛛香含 5,6- 二氢缬草三酯、尚绿原酸、咖啡酸等。

【使用注意】尚不明确。

参考文献

[1] 龙庆德，杨南赟，李启瑞，等 . 蜘蛛香不同部位挥发性化学成分分析 [J]. 中华中医药杂志，2021，36（10）：6193-6197.

[2] 中国中药学管理局《中华本草》编委会 . 中华本草：精选本 [M]. 上海：上海科学技术出版社，1998.

阿魏
FERULAE RESINA

【来源】本品为伞形科植物新疆阿魏 Ferula sinkiangensis K.M.Shen 或阜康阿魏 Ferula fukanensis K.M.Shen 的树脂。

【性味归经】苦、辛，温。归脾、胃经。

【功能主治】消积，化癥，散痞，杀虫。用于肉食积滞，瘀血癥瘕，腹中痞块，虫积腹痛。

【用法用量】1～1.5g，多入丸散，或外用膏药。

【化学成分】（R）- 仲丁基 1- 丙烯基二硫醚、仲丁基 3- 甲硫基烯丙基二硫醚、3,3′,4,4′- 联苯四甲酸、2,4- 二羟基 -α- 氧代 - 苯乙酸、2,4- 二羟基苯甲酮、α- 蒎烯、水芹烯、十一烷基磺酰己酸、法尼斯泌醇 A、法尼斯泌醇 B、法尼斯泌醇 C、柯拉多宁、阿魏酸酯、阿魏酸等。

【使用注意】孕妇禁用。

【药理作用】

1. 平喘

豚鼠喷入 0.4% 组胺和 2mL 的 SRS-A 致喘以造哮喘模型。4 小时后分别用 1% 阿魏水乳剂气雾给药、50mg/kg 腹腔注射和口服给药。研究发现，不同给药方式的阿魏水乳剂均能明显拮抗组胺和 SRS-A 的致喘作用，说明阿魏水乳剂对组胺和 SRS-A 引起的哮喘有平喘作用。

中药吸嗅学

2. 抗过敏

研究发现，1% 阿魏水乳剂气雾对过敏模型豚鼠具有明显拮抗组胺和过敏反应迟发性物质（slow reacting substance of anaphylaxis，SRS-A）的致喘作用，说明阿魏水乳剂对组胺和 SRS-A 引起的哮喘有平喘作用。

【临床应用】

治疗支气管哮喘

支气管哮喘患者在常规治疗基础上，应用阿魏酸钠超声雾化吸入治疗，此法使药物可直接分布于终末细支气管和肺泡，充分发挥药效，标本兼治，利于支气管哮喘的缓解。

参考文献

[1] 王路，孙睿，徐萌，等. 阿魏化学成分、药理作用及毒理研究进展 [J]. 世界中医药，2020，15（24）：3887-3894.

[2] 中国中药学管理局《中华本草》编委会. 中华本草：精选本 [M]. 上海：上海科学技术出版社，1998.

[3] 孙云，徐峰，张洪泉. 阿魏酸钠拮抗豚鼠哮喘的药理机制研究 [J]. 中国中西医结合杂志，2004（12）：1103-1105.

[4] 丁军红，李俊生. 阿魏酸钠雾化吸入配合治疗哮喘反复发作的疗效观察 [J]. 中国社区医师，2005（6）：18-19.

藿香
AGASTACHE RUGOSAE HERBA

【来源】本品为唇形科藿香属多年生草本植物藿香 *Agastache rugosa*（Fisch.&C.A.Mey）.Kuntze 的地上部分。

【性味归经】辛，微温。入肺、脾、胃经。

【功能主治】快气，和中，辟秽，祛湿。用于暑湿感冒，外感寒热，头痛，胸脘痞闷，呕吐泄泻，疟疾，痢疾，口臭。

【用法用量】内服：煎汤，7.5～15g；或入丸、散。外用：煎水含漱，或烧存性研末调敷。

【化学成分】1– 甲氧基 – 肉叶千里光二醇、11– 去基 – 肉桂素 A、甲基胡椒酚、茴香醚、茴香醛、d– 柠檬烯、对 – 甲氧基桂皮醛、α– 蒎烯、β– 蒎烯、辛酮 –3、辛醇 –3、对 – 聚伞花素、辛烯 –1– 醇 –3、芳樟醇、l– 石竹烯、β– 榄香烯、β– 葎草烯、α– 衣兰烯、β– 金合欢烯、γ– 荜澄茄烯、二氢白菖考烯鞣质、苦味质等。

【使用注意】《神农本草经疏》："阴虚火旺，胃弱欲呕及胃热作呕，中焦火盛热极，温病热病，阳明胃家邪实作呕作胀，法并禁用。"

【药理作用】

1. 抗惊厥

苏藿香丸精油吸入给药，能显著延缓戊四唑诱发的惊厥。

2. 促进消化运动

通过比较不同精油暴露条件与没有精油暴露条件下的大鼠每日粪便量，筛选出使其排便量增加的精油。让患者短时、连续吸入筛选出的精油，并对有无便意、排便等进行评价。结果显示，广藿香及辣薄荷的精油具有增加粪便量、促进消化道运动的作用。

【临床应用】

治疗支气管哮喘

支气管哮喘患者用超声携氧吸入雾化藿香正气口服液的方法治疗，其喘息、咳痰、咳嗽、哮鸣的症状和体征有明显改善，1 秒用力呼吸容积占预计值百分比升高。即超声携氧吸入雾化藿香正气口服液能够有效地治疗支气管哮喘。

参考文献

[1] 李楚，荆文光，莫小路，等 . 广藿香化学成分和药理作用研究进展及潜在质量标志物预测分析 [J]. 中国药学杂志，2023，58（11）：954-965.

[2] 中国中药学管理局《中华本草》编委会.中华本草：精选本 [M].上海：上海科学技术出版社，1998.

[3] 王学勇.苏藿香丸精油吸入给药对中枢神经系统具有抑制作用 [J].国际中医中药杂志，2006（3）：140.

[4] 贺玉琢.广藿香精油的芳香气味对排便的影响 [J].国外医学（中医中药分册），2005（4）：243-244.

[5] 余传星，严桂珍，林晶.藿香正气口服液超声携氧雾化吸入治疗支气管哮喘发作期 42 例疗效观察 [J].福建中医学院学报，2005（5）：5-7.

茉莉花

JASMIN SAMBACIS FLOS

【来源】本品为木犀科植物茉莉 *Jasminum sambac*（L.）Ait. 的干燥花

【性味归经】辛、甘，温。归脾、胃、肝经。

【功能主治】理气止痛，辟秽开郁。用于湿浊中阻，胸膈不舒，泻痢腹痛，头晕头痛，目赤，疮毒。

【用法用量】内服煎汤，3 ～ 10g；或代茶饮。外用适量，煎水洗目或菜油浸滴耳。

【化学成分】芳樟醇、乙酸苯甲酯、顺式 – 丁香烯、乙酸 3– 己烯酯、苯甲酸甲酯、（Z）– 橙花叔醇、顺式 – 二氢茉莉酮酸甲酯、苯甲醇、苯甲酸苄酯、茉莉酮、丁香酚、苯甲酸叶醇酯、α– 法呢烯、橙花叔醇、顺式 –3– 苯甲酸己烯酯、邻氨基苯甲酸甲酯、吲哚、顺式 – 茉莉酮、素馨内酯、茉莉酸酸甲酯、9′– 去氧迎春花苷、迎春花苷、8,9– 二氢迎春花苷、糖基（1–6）–*B*–D– 葡萄吡喃糖苷、芦丁等。

【古代吸嗅应用记载】《本草纲目拾遗》："茉莉露。茉莉花蒸取，气香味淡，其气上能透顶，下至小腹，解胸中一切陈腐之气。"

【药理作用】

加速神经元再生

有研究建立嗅球摘除大鼠模型，模型大鼠连续 14 天香熏吸入茉莉花萃取物，观察模型大鼠内嗅皮质区神经元在第 1、3、7、14 天四个时间点的变化。结果显示，大鼠吸入茉莉花萃取物后内嗅皮质区神经元水平升高，内嗅皮质中五羟色胺（5-HT）和多巴胺（DA）在受损后 1、3、7 天表达逐步减弱，吸入茉莉花萃取物后二者表达增强。表明茉莉花萃取物能够通过嗅觉通路加速神经元再生。

【临床应用】

改善睡眠障碍

在一项临床观察中发现，使用茉莉花挥发油后，睡眠障碍减少而且有睡眠障碍组患者与无睡眠障碍组患者各项匹兹堡睡眠质量指数量表（PSQI）因子均有显著差异。在茉莉花挥发油干预后，无睡眠障碍组患者的入睡时间、睡眠时间及 PSQI 总分有改善；有睡眠障碍组患者在使用挥发油后，PSQI 各因子分除睡眠效率因子外，均有显著改善。

参考文献

[1] 中国中药学管理局《中华本草》编委会 . 中华本草：精选本 [M]. 上海：上海科学技术出版社，1998.

[2] 刘劲芸，李超，杨继，等 . 3 种茉莉花精油化学成分及其抗氧化活性 [J]. 食品研究与开发，2023，44（2）：169-176.

[3] 吕龙祥，黄锁义 . 茉莉花研究的新进展 [J]. 化学世界，2013，54（12）：751-753&744.

[4] 王敏，卞林翠，贺利敏，等 . 嗅球摘除后大鼠内嗅皮质区神经元变化的实验研究 [J]. 神经解剖学杂志，2016，32（2）：211-216.

[5] 邝晓聪，孙华，秦箐，等 . 茉莉花挥发油调控睡眠质量的实验研究 [J]. 时珍国医国药，2011，22（1）：26-28.

香橼

CITRI FRUCTUS

【来源】本品为芸香科植物枸橼 *Citrus medica* L. 或香圆 *Citrus wilsonii* Tanaka 的干燥成熟果实。

【性味归经】辛、苦、酸，温。归肝、脾、肺经。

【功能主治】疏肝理气，宽中，化痰。用于肝胃气滞，胸胁胀痛，脘腹痞满，呕吐噫气，痰多咳嗽。

【用法用量】3～10g。

【化学成分】橙皮苷、枸橼酸、苹果酸、果胶、鞣质、维生素 C、乙酸牻牛儿醇酯、乙酸芳樟醇酯、右旋 – 柠檬烯、琥珀酸、黄柏酮、黄柏内酯、β– 谷甾醇、胡萝卜苷、三萜苦味素等。香圆果皮中含胡萝卜素类成分，包括堇黄质、叶黄素环氧化物、羟基 –a– 胡萝卜素、维生素 A 等。香圆幼果中含生物碱类成分，包括辛弗林、N– 甲基酪胺、γ– 松油烯、对 – 聚伞花素、柠檬烯等。

【使用注意】阴虚血燥及孕妇气虚者慎服。

【临床应用】

治疗重症恶阻

患者呕吐剧烈，不能口服中药时，可选用香薷、紫苏叶、胡荽、香橼皮、砂仁、陈皮、竹茹，煎沸后倒入壶中，将壶嘴对准患者鼻孔，趁热吸气熏鼻，每日 3 次。临床表明，如此治疗 7 天后，患者病情可明显好转，恶心呕吐症状消失。

参考文献

[1] 中国中药学管理局《中华本草》编委会 . 中华本草：精选本 [M]. 上海：上海科学技术出版社，1998.

[2] 封淼，张菁，姚娅丹 . 芳香醒脾蒸汽熏鼻法治疗重症恶阻举隅 [J]. 山西中医，2014，30（10）：43.

枳壳

AURANTII FRUCTUS

【来源】本品为芸香科植物酸橙 *Citrus aurantium* L. 及其栽培变种的干燥未成熟果实。

【性味归经】苦、辛、酸，微寒。归脾、胃经。

【功能主治】理气宽中，行滞消胀。用于胸胁气滞，胀满疼痛，食积不化，痰饮内停，脏器下垂。

【用法用量】3 ～ 10g。

【化学成分】黄酮苷、柚皮苷、柠檬烯、芳樟醇、α- 松油醇、伞形花内酯、异米拉素、泼朗弗林、丙酮、异前胡素、辛弗林、N- 甲基酪胺，以及多种维生素、挥发油等。

【使用注意】脾胃虚弱者及孕妇慎用。

【临床应用】

1. 术后肠气胀

枳壳研极细末，卷烟，装入枳壳末，每支约 1.2g。点燃烟卷后吸入烟雾，每次 2 支。治疗效果显著。

2. 外痔

取荔枝、枳壳、马齿苋、黄柏，煎煮后取汁，先熏后洗。每日 1 次，每次 30 分钟，5 天为 1 个疗程。方中诸药易得，无不良反应，疗程短，不易复发，患者易接受。

参考文献

[1] 南京中医药大学 . 中药大辞典：精选本 [M]. 上海：上海科学技术出版社，2006.

[2] 江宝瑞，丁宏，王跃，等 . 枳壳的药理研究进展 [J]. 云南中医中药杂志，2022，43（6）：70-75.

[3] 陈惠阳 . 枳壳烟吸入治疗阑尾切除术后肠胀气 [J]. 江苏中医，1993（3）：27.

[4] 张培永 . 洗痔枳壳汤熏洗治疗外痔 26 例 [J]. 中国民间疗法，2001（12）：33-34.

陈皮
CITRI RETICULATAE PERICARPIUM

【来源】本品为芸香科植物橘 *Citrus reticulata* Blanco 及其栽培变种的干燥成熟果皮。

【性味归经】苦、辛，温。归肺、脾经。

【功能主治】理气健脾，燥湿化痰。用于脘腹胀满，食少吐泻，咳嗽痰多。

【用法用量】3 ～ 10g。

【化学成分】橙皮苷、川陈皮素、桔皮素、3,5,6,7,8,3,4- 七甲氧基黄酮、5- 羟基 -6,7,8,3,4- 五甲氧基黄酮，以及其他挥发油类、黄酮类、生物碱类、柠檬苦素类、糖类化合物，微量元素等。

【使用注意】尚不明确。

【药理作用】

脑靶向性

大鼠经鼻给予川陈皮素溶液后，采用高效液相色谱法分别测定其血浆及脑组织中川陈皮素的浓度。观察发现，川陈皮素溶液经鼻腔给药后，迅速进入血液和脑组织，具有一定的脑靶向性。

【临床应用】

1. 治疗慢性支气管炎

款冬花、茯苓、紫苏子、陈皮、葶苈子、杏仁、厚朴、半夏、麻黄、甘草,上药加适量水煮沸后患者用雾化法吸入蒸汽。每日 2 次,每次 30 分钟。此法适用于老年慢性支气管炎有消炎、止咳、平喘之效。

2. 治疗毛细支气管炎

毛细支气管炎喘憋著者用三子养亲汤加味(紫苏子、白芥子、莱菔子、天竺黄、丹参、麻黄、细辛、陈皮、胆南星、甘草)氧驱雾化吸入,疗效显著。

参考文献

[1] 汤紫玉,程琪庆,欧阳月,等.广陈皮药用沿革和现代鉴别方法的研究进展[J].中药新药与临床药理,2022,33(11):1582–1588.

[2] 谢悦良,范景辉,丁劲松,等.川陈皮素鼻用制剂脑靶向性研究 [C]. 中国药学会(Chinese Pharmaceutical Association),天津市人民政府.2010 年中国药学大会暨第十届中国药师周论文集.[出版地不详]:[出版者不详],2010:9.

[3] 靖春梅.慢性支气管炎中医治疗体会 [J].中国继续医学教育,2015,7(4):236–237.

[4] 高安莉.中西医结合治疗毛细支气管炎 60 例 [J].陕西中医,1995(8):344.

佛手
CITRI SARCODACTYLIS FRUCTUS

【来源】本品为芸香科植物佛手 *Citrus medica* L.var.*sarcodactylis* Swingle 的干燥果实。

【性味归经】辛、苦、酸,温。归肝、脾、胃、肺经。

【功能主治】疏肝理气,和胃止痛,燥湿化痰。用于肝胃气滞,胸胁胀痛,胃脘痞满,食少呕吐,咳嗽痰多。

【用法用量】3～10g。

【化学成分】主要含有单萜类、倍半萜类、香豆素类成分等。单萜类成分有柠檬烯、α-蒎烯、β-蒎烯、γ-松油烯、罗勒烯、芳樟醇、乙酸芳樟酯;倍半萜类成分有 α-石竹烯、β-石竹烯、β-红没药烯等。

【使用注意】尚不明确。

【药理作用】

1. 缓解疼痛

研究表明,吸入佛手精油可以减少足底注射福尔马林所诱导伤害性疼痛小鼠的舔咬行为,提示佛手精油具有缓解疼痛的功效。

2. 抗炎

建立小鼠耳肿胀和足肿胀模型,右耳正反面涂抹佛手柑精油给药,连续给药7天,检测两种模型肿胀率和髓过氧化物酶、超氧化物歧化酶、丙二醛、一氧化氮、前列腺素 E2 和 TNF-α 含量。结果表明,经涂抹佛手柑精油的小鼠耳肿胀率和足肿胀率,以及炎症指标均表现出一定的抗炎效果。

【临床应用】

缓解焦虑和疼痛

临床发现,佛手柑吸入性芳香疗法可以缓解全髋关节置换患者术后焦虑状态,减轻其术后疼痛程度。

单纯胆囊结石患者行腹腔镜胆囊切除术 3 小时后,接受 1 小时的芳香精油吸入治疗,具体操作如下。将 2 滴(约 0.1mL)纯度 100% 的薰衣草或佛手柑精油滴在脱脂棉球上,置于患者枕边,距同侧耳缘 10cm,左右各一。治疗后通过状态焦虑量表和数字评定量表分别评定干预前后焦虑和疼痛状况。结果显示,佛手柑精油吸入性芳香疗法可缓解腹腔镜胆囊切除患者术后焦虑和疼痛。

参考文献

[1] Marzocchi S, Baldi E, Crucitti M C, et al. Effect ofhar vesting time on volatile

compounds composition of bergamot (CitrusxBergamia) essential oil[J]. Flavour Fragr J, 2019, 36 (4): 426–435.

[2] Donato P, Bonaccorsi I, Russo M, et al. Determination of new bioflav on oidsinbergamot (Citrusbergamia) peel oil by liquid chromatography coupled to tandemiontrap–time–of–flight mass spectrometry[J].Flavour Fragr J, 2014, 29 (2): 131–136.

[3] 缪燕如，张丽娟. 佛手柑芳香疗法对全髋关节置换患者术后焦虑的影响 [J]. 当代护士，2020，27（5）：41–42.

[4] 汪袁云子. 吸入性芳香疗法对腹腔镜胆囊切除患者术后焦虑及疼痛的临床研究 [D]. 甘肃：兰州大学，2018.

[5] Scuteri D, Crudo M, Rombolà L, et al. Antinociceptive effect of inhalation of the essential oil of bergamot in mice[J]. Fitoterapia, 2018, 129: 20–24.

[6] 叶一丹. 三种柑橘属芳香植物精油的抗炎作用研究 [D]. 上海：上海交通大学，2019.

[7] 胡慧艳，文志强，任婧婳，等. 嗅闻佛手柑精油对阿尔兹海默症小鼠的神经行为的影响 [J]. 华中农业大学学报，2022，41（4）：151–157.

中药吸嗅学

薤白

ALLII MACROSTEMONIS BULBUS

【来源】本品为百合科植物小根蒜 *Allium macrostemon* Bge. 或薤 *Allium chinense* G. Don 的干燥鳞茎。

【性味归经】辛、苦，温。归肺、心、胃、大肠经。

【功能主治】理气宽胸，通阳散结。用于胸痹心痛彻背，胸脘痞闷，咳喘痰多，脘腹疼痛，泻痢后重，白带，疮疖痈肿。

【用法用量】内服：煎汤，7.5 ～ 15g；或入丸、散。外用：捣敷或捣汁涂。

【化学成分】薤白苷 A、薤白苷 D、薤白苷 E、薤白苷 F、异菝葜皂苷元 –3–O–β–D– 吡喃葡萄糖基（1 → 2）–β–D– 吡喃乳糖苷、胡萝卜苷、腺苷、β– 谷甾醇，21– 甲基二十三（烷）酸、琥珀酸、前列腺素 A1 及 B1、二甲基三硫化物、甲基丙基三硫化物、甲基丙基二硫化物。

【使用注意】气虚者慎服。

【古代吸嗅应用记载】《备急千金要方》："治瘑疮方。上用醋一升,温令沸,以生薤一把内中,封疮上,瘥为度。"

【临床应用】

过敏性鼻炎

将薤白除去茎叶及须根,洗净,装入坛中,加醋至浸没薤白为止,然后密封。1个月后启封,用小口瓶装上薤白醋液,每日早晚对准双侧鼻孔,熏30分钟,治疗1周左右鼻塞、头痛、打喷嚏、流鼻涕等症状可基本消失。

参考文献

[1] 中国中药学管理局《中华本草》编委会. 中华本草:精选本 [M]. 上海:上海科学技术出版社,1998.

[2] 张秀高. 薤醋熏鼻治过敏性鼻炎验方 [J]. 开卷有益(求医问药),2007,219(9):41.

香附
CYPERI RHIZOMA

【来源】本品为莎草科植物莎草 *Cyperus rotundus* L. 的干燥根茎。

【性味归经】辛、微苦、微甘,平。归肝、脾、三焦经。

【功能主治】疏肝解郁,理气宽中,调经止痛。用于肝郁气滞,胸胁胀痛,疝气疼痛,乳房胀痛,脾胃气滞,脘腹痞闷,胀满疼痛,月经不调,经闭,痛经。

【用法用量】6～10g。

【化学成分】葡萄糖、果糖、淀粉、β-蒎烯、莰烯、1,8-桉叶素、柠檬烯、对-聚伞花素、香附子烯、芹子三烯、β-芹子烯、α-香附酮、β-香附酮、绿叶萜烯酮、α-莎草醇、β-莎草醇、香附醇、异香附醇、环氧莎草奠、香附醇酮、莎草奠酮、考布松、异考布松等。

【使用注意】尚不明确。

【古代吸嗅应用记载】《医学心悟》"一切痈肿：香附（细末）一两，麝香二分。上二味研匀，以蒲公英二两，煎酒去渣，以酒调药。热敷患处。"

【药理作用】

保护机体组织

有研究对受试者做连续 8 周的逐步递增运动训练，并在每次训练时吸入由川芎、秦皮、香附、党参、补骨脂、骨碎补等共 14 味中药组成的中药复方。通过测定训练前后血清睾酮含量、最大摄氧量、血红蛋白和红细胞压积的数值，发现复方中药吸入法能够对人体组织起到保护作用，并能促进机体恢复，从而提高运动能力。

【临床应用】

1. 痛经

将川乌、草乌、香附三味研成粉末，以小块纱布或药棉包好药末塞入痛经患者两侧鼻腔，持续 10 分钟后将药取出。一般治疗 1 ～ 3 次即可见效。

2. 寻常疣

取木贼草、香附、金银花、薏苡仁、紫草，日 1 剂，水煎 2 次，共取汁 800mL，分早、晚 2 次熏洗浸泡寻常疣患者手部。在药汁刚煮好时先熏蒸疣体，待药温稍低将疣体全部浸泡，并用手反复在药水内摩擦疣体，可以有少量出血，每次 30 分钟，浸泡后清除腐烂疣体。

参考文献

[1] 南京中医药大学 . 中药大辞典：精选本 [M]. 上海：上海科学技术出版社，2006.

[2] 谭世文，刘忆冰，于淼 . 复方中药吸入对大鼠有氧运动能力影响的研究 [J]. 成都体育学院学报，2013，39（12）：76–79.

[3] 周永辉 . 中药鼻吸治痛经 [J]. 山西中医，1989（5）：55.

[4] 关正荣 . 中药熏洗治疗寻常疣 69 例 [J]. 陕西中医，2011，32（6）：709–710.

乌药

LINDERAE RADIX

【来源】本品为樟科植物乌药 *Lindera aggregata*（Sims）Kosterm. 的干燥块根。全年均可采挖，除去细根，洗净，趁鲜切片，晒干，或直接晒干。

【性味归经】辛，温。归肺、脾、肾、膀胱经。

【功能主治】行气止痛，温肾散寒。用于寒凝气滞，胸腹胀痛，气逆喘急，膀胱虚冷，遗尿尿频，疝气疼痛，经寒腹痛。

【用法用量】6～10g。

【化学成分】钓樟醇、钓樟环氧内酯、钓樟内酯、异钓樟内酯、新钓樟内酯、钓樟揣内酯、去氢钓樟揣内酯、钓樟烯醇、钓樟烯、钓樟烯酮、钓樟揣烯、钓樟烯醇乙酸酯、异氧化钓樟素、乌药酸、钓樟奠、兰香油奠、新木姜子碱等。

【使用注意】尚不明确。

【临床应用】

1. 治疗慢性盆腔炎

治疗慢性盆腔炎可采用中药熏蒸疗法。取丹参、赤芍、紫花地丁、透骨草、鱼腥草、蒲公英、益母草、乌药、桃仁、三棱等 11 味药，熏蒸治疗。每日 1 次，每次 30 分钟，每日更换药袋，10 天为 1 个疗程。

2. 治疗外痔

黄柏、黄连、苦参、丹参、全当归、红花、乌药、石菖蒲、生大黄，加水煎药取汁置于盆中，再加入冰片溶于药汁中，熏蒸肛门部。每日 1 剂，每日熏洗 2 次。

参考文献

[1] 中国中药学管理局《中华本草》编委会 . 中华本草：精选本 [M]. 上海：上海科学技术出版社，1998.

[2] 林韵忠.当归芍药散合熏洗剂治疗慢性盆腔炎的理论和临床研究 [D]. 北京：北京中医药大学，2006.

[3] 陈红根.中药熏洗治疗血栓性外痔、炎性外痔 185 例疗效观察 [C]. 中国中西医结合学会大肠肛门病专业委员会.大肠肛门病论文汇编 .[出版地不详]：[出版者不详]，2001：1.

木香
AUCKLANDIAE RADIX

【来源】本品为菊科植物木香 *Aucklandia lappa* Decne. 的干燥根。

【性味归经】辛、苦，温。归脾、胃、大肠、三焦、胆经。

【功能主治】行气止痛，健脾消食。用于胸胁、脘腹胀痛，泻痢后重，食积不消，不思饮食。煨木香实肠止泻，用于泄泻腹痛。

【用法用量】3 ～ 6g。

【化学成分】去氢木香内酯、木午烯内酯、木香匝醛、4β- 甲氧基去氢木香内酯、木香内酯、二氢木香内酯、α- 环木香烯内酯、β- 环木香烯内酯、土木香内酯、异土木香内酯、天冬氨酸、谷氨酸、甘氨酸、γ- 氨基丁酸、胆胺、木香萜胺 A、木香萜胺 B、木香萜胺 C、木香萜胺 D、木香萜胺 E、左旋马尾松树脂醇 -4-*O*-β-D- 吡喃葡萄糖苷、毛连菜苷 B、醒香苷等。

【使用注意】阴虚津液不足者慎服。

【古代吸嗅应用记载】《外台秘要》中有关于治疗腋臭的记载："又方醋浸青木香，置腋下夹之，即愈。"

【药理作用】

中枢抑制

用通气装置将木香熏香导入小室，小室内的小鼠吸入后，通过观察小鼠的运动量、睡眠时间、直肠温度，发现其可睡眠时间和直肠温度有降低的趋势。这说明木香对小鼠有中枢抑制作用。

参考文献

[1] 中国中药学管理局《中华本草》编委会. 中华本草：精选本 [M]. 上海：上海科学技术出版社，1998.

[2] 贺玉琢. 薰香对小鼠的影响 [J]. 国外医学（中医中药分册），1995（6）：41.

大蒜
ALLII SATIVI BULBUS

【来源】本品为百合科植物大蒜 *Allium sativum* L. 的鳞茎。

【性味归经】辛，温。归脾、胃、肺经。

【功能主治】解毒消肿，杀虫，止痢。用于痈肿疮疡，疥癣，肺痨，顿咳，泄泻，痢疾。

【用法用量】9 ～ 15g。

【化学成分】二烯丙基三硫醚、二烯丙基硫醚、烯丙基硫代亚磺酸 –1– 丙烯酯、1– 丙烯基硫代亚磺酸烯丙酯、3-*S*- 烷（烯）–L– 半胱氨酸衍生物蒜氨酸、*S*- 甲基生半胱氨酸亚砜、环蒜氨酸、γ–L– 谷氨酸多肽、γ–L– 谷酰 –L– 半胱氨酸、γ–L– 谷氨酰 –*S*- 甲基 –L– 半胱氨酸、γ–L– 谷氨酰 –*S*- 甲基 –L– 半胱氨酸亚砜、葫蒜素 A1、葫蒜素 A2、葫蒜素 A3、葫蒜素 B1、葫蒜素 B2、葫蒜素 B3、D– 半乳聚糖、D– 聚半乳糖醛酸、L– 阿拉伯聚糖、中性脂、糖脂、磷脂、亚油酸、棕榈酸、原紫蒜甾醇苷 B、大蒜甾醇苷 B1、原去半乳糖替告皂苷、蒜氨酸酶、多酚氧化酶、己糖激酶、L– 丝氨酸 –*O*- 硫酸酯裂解酶、大蒜吡喃酮、腺苷、顺式 –2,3– 二甲基 –5、反式 –2,3– 二甲基 –5 等。

【使用注意】尚不明确。

【临床应用】

1. 预防流行性感冒

大蒜捣烂取汁，加 10 倍水，滴鼻。

2. 治疗肺结核

取紫皮大蒜 100g，放于玻璃瓶中（高 10 ～ 75cm，底直径 3 ～ 5cm），用木棒捣成泥状，使之分布于瓶壁及瓶底上，以增加大蒜气的挥发面积。患者采用均匀呼吸及深呼吸交替进行的方式用口吸其挥发气。每日上、下午各 1 次，每次 2 小时。

参考文献

[1] 中国中药学管理局《中华本草》编委会 . 中华本草：精选本 [M]. 上海：上海科学技术出版社，1998.

[2] 谢宗万 . 全国中草药汇编 [M]. 北京：人民卫生出版社，1996.

川楝子
TOOSENDAN FRUCTUS

【来源】本品为楝科植物川楝 *Melia toosendan* Sieb.et Zucc. 的干燥成熟果实。

【性味归经】苦，寒；有小毒。归肝、小肠、膀胱经。

【功能主治】疏肝泄热，行气止痛，杀虫。用于肝郁化火，胸胁、脘腹胀痛，疝气疼痛，虫积腹痛。

【用法用量】5 ～ 10g。外用适量，研末调涂。

【化学成分】川楝素、苦楝子酮、脂苦楝子醇，21–*O*– 乙酰川楝子三醇，21–*O*– 甲基川楝子五醇等。

【临床应用】

活血通络

透骨草、川楝子、当归、姜黄、威灵仙、川牛膝、羌活、白芷、苏木、五加皮、红花、土茯苓、乳香、川椒，上药研末成散。取 10g 散剂装入纱袋内，浸泡后煮沸，先熏后洗患处，每日 2 次。熏洗时患者可配合活动关节（由被动到主动）肌肉。

参考文献

中国中药学管理局《中华本草》编委会. 中华本草：精选本 [M]. 上海：上海科学技术出版社，1998.

玫瑰花

ROSAE RUGOSAE FLOS

【来源】本品为蔷薇科植物玫瑰 *Rosa rugosa* Thunb. 的干燥花蕾。

【性味归经】甘、微苦，温。归肝、脾经。

【功能主治】行气解郁，和血，止痛。用于肝胃气痛，食少呕恶，月经不调，跌扑伤痛。

【用法用量】3 ～ 6g。

【化学成分】香茅醇、牻牛儿醇、橙花醇、丁香油酚、苯乙醇、香茅醇、壬醇、苯甲醇、芳樟醇、乙酸苯乙酯、槲皮苷、苦味质、鞣质、脂肪油、有机酸（没食子酸）、红色素、黄色素、蜡质、β- 胡萝卜素、维生素 C、葡萄糖、果糖、木糖、蔗糖、柠檬酸、苹果酸、奎宁酸、槲皮素、异槲皮素、植物黄质、玉红黄质、西红柿烃、γ- 胡萝卜素、异槲皮苷等。

【药理作用】

抗抑郁

玫瑰精油通过滴鼻给药和香熏给药在拮抗利血平诱发的小鼠体温下降和小鼠眼睑

下垂方面有不同的作用效果。实验发现，玫瑰精油通过香熏给药可明显抑制小鼠的自主活动，表示玫瑰精油香熏对中枢有一定的镇静作用。

参考文献

[1] 南京中医药大学 . 中药大辞典：精选本 [M]. 上海：上海科学技术出版社，2006.

[2] 应丽亚 . 玫瑰精油化学成分及其功能性研究 [D]. 杭州：浙江大学，2012.

合欢花
ALBIZIAE FLOS

【来源】本品为豆科植物合欢 *Albizia julibrissin* Durazz. 的干燥花序或花蕾。

【性味归经】甘，平。归心、肝经。

【功能主治】解郁安神。用于心神不安，忧郁失眠。

【用法用量】5 ～ 10g。

【化学成分】反式 – 芳樟醇氧化物、芳樟醇、异戊醇、α– 罗勒烯、2,2,4– 三甲基恶丁烷、矢车菊素 –3– 葡萄糖苷等。

【古代吸嗅应用记载】《分类草药性》:"（合欢花）能清心明目。"

【药理作用】

镇静催眠

将香茅草、合欢花、地榆粉、黄蜀葵、沉香按照一定比例混合，用少量蒸馏水制成线香，通过旷场试验和十字高架迷宫实验，观察线香点燃的小鼠焦虑水平。结果发现，该线香对小鼠具有显著的安神效果。

参考文献

[1] 中国中药学管理局《中华本草》编委会 . 中华本草：精选本 [M]. 上海：上海科学技术出版社，1998.

[2] 廖萌萌，沙宗阁，宓诗婷，等．香茅合欢花等中药制熏香对小鼠的安神作用研究 [J]．贵州中医药大学学报，2022，44（6）：9-12.

柿蒂

KAKI CALYX

【来源】本品为柿树科植物柿 *Diospyros kaki* Thunb. 的干燥宿萼。

【性味归经】苦、涩，平。归胃经。

【功能主治】降逆止呃。用于呃逆。

【用法用量】5～10g。

【化学成分】羟基三萜酸、齐墩果酸、白桦脂酸、熊果酸、19α–羟基熊果酸、硬脂酸、棕榈酸、琥珀酸、丁香酸、香草酸、没食子酸、无羁萜、β–谷甾醇、β–谷甾醇葡萄糖苷、三叶豆苷、金丝桃苷、山奈酚、槲皮素、葡萄糖、果糖、脂肪油、鞣质等。

【临床应用】

1. 呃逆

搐鼻散的制作方式：丁香、柿蒂、枇杷叶、刀豆子各等份，焙干，研细粉，贮瓶中密封，勿令气泄。呃逆时取搐鼻散，置于鼻孔吸入，2 分钟左右，呃逆即止。

2. 恶心呕吐

丁香柿蒂散（丁香、柿蒂、陈皮、青皮、干姜、半夏各等份）用布制成包状，重量为（20±3）g，化疗后患者每日经鼻吸入 8～10 次，每次深吸 10 秒，共治疗 6 天。通过观察患者的恶心呕吐、饮食、休息等情况，发现此法临床效果较好。

参考文献

[1] 中国中药学管理局《中华本草》编委会．中华本草：精选本 [M]．上海：上海科学技术出版社，1998.

[2] 李志梁．搐鼻散治呃逆临证举隅 [J]．河南中医，1997（3）：58.

[3] 金凤，许晓峰. 鼻吸丁香柿蒂散联合昂丹司琼对初发弥漫大 B 细胞淋巴瘤 RCHOP 方案化疗所致恶心呕吐的干预效果观察 [J]. 中国中医药科技，2020，27（1）：86–87.

中药吸嗅学

第十四章　消食药

藏菖蒲
ACORI CALAMI RHIZOMA

【来源】本品系藏族习用药材。为天南星科植物藏菖蒲 *Acoruscalamus* L. 的干燥根茎。

【性味归经】苦、辛，温、燥、锐。

【功能主治】温胃，消炎止痛。用于补胃阳，消化不良，食物积滞，白喉，炭疽等。

【用法用量】3～6g。

【化学成分】α- 细辛醚、β- 细辛醚、细辛酮、细辛醛、2,4,5- 三甲氧基 -7-*O*-（1-α- 阿洛呋喃糖基）-8- 羟基苯丙烷、5,4′- 二羟基 -7,8- 二甲氧基黄酮、5- 羟基 -7,8,3′,4′- 四甲氧基黄酮、香叶木素 -7- 氧苷、木犀草素 -8-*O*-β-D- 吡喃葡萄糖苷、钙、铁、锌、铜、镁、锰、2,4,5- 三甲氧基苯甲醛、甘露醇、香草酸、原儿茶酸、丁二酸等。

【药理作用】

抑菌

采用水蒸气蒸馏法制备藏菖蒲挥发油。以不同浓度的藏菖蒲挥发油与多房棘球蚴共培养，观察藏菖蒲挥发油对原头蚴的活力、死亡率及形态的影响。结果显示，藏菖蒲挥发油多房棘球蚴具有较强的杀伤活性。

参考文献

[1] 熊庆，罗桑江才，杨春艳，等.藏菖蒲精油成分 GC/Q–TOFMS 分析研究 [J].西藏科技，2023，359（2）：10–13&35.

[2] 母茂君，赵辉，伍七林.藏菖蒲化学成分及生理活性研究进展 [J].安徽农业科学，2020，48（15）：9–12.

[3] 李占强，李润乐，苏姗姗，等.藏菖蒲挥发油对多房棘球蚴的体外杀伤活性 [J].中国高原医学与生物学杂志，2020，41（3）：188–191.

中药吸嗅学

第十五章 止血药

第一节 化瘀止血药

降香
DALBERGIAE ODORIFERAE LIGNUM

【**来源**】本品为豆科植物降香檀 *Dalbergia odorifera* T.Chen 树干和根的干燥心材。

【**性味归经**】辛,温。归肝、脾经。

【**功能主治**】化瘀止血,理气止痛。用于吐血,衄血,外伤出血,肝郁胁痛,胸痹刺痛,跌扑伤痛,呕吐腹痛。

【**用法用量**】9～15g,后下。外用适量,研细末敷患处。

【**化学成分**】紫檀醇、4,7-二甲氧基-2-基异黄酮、7,4-二甲氧基异黄酮、(3*R*)-驴食草酚、(3*R*)-3,2'-二基-7,4-二甲氧基二氢异黄酮、美迪紫檀素、石竹烯、金合欢醇、2,4-二甲基-2,4-庚二烯醛、苯乙烯等。

【**药理作用**】

1.抗氧化

有研究测定降香植物精油对 2,2-二苯基-1-苦味酸腙自由基的清除能力,采用铁还原抗氧化能力法测定 4 种精油的总抗氧化能力。结果发现,降香植物精油具有较强的抗氧化能力。

2. 抑菌

降香精油通过滤纸片实验、最小抑制浓度和最小杀菌浓度的测定方法，选取金黄色葡萄球菌、大肠杆菌、绿脓杆菌、肠炎沙门氏菌、枯草芽孢杆菌病原微生物进行抑菌活性的测定，并采用膜渗透性对其抑菌机理进行探讨。结果表明，降香植物精油具有一定的抗菌作用。

参考文献

[1] 焦莹莹，梅文莉，戴好富，等.降香化学成分研究 [J].天然产物研究与开发，2022，34（9）：1493–1498.

[2] 何欣，杨云，赵祥升，等.降香化学成分及药理作用研究进展 [J].中国现代中药，2022，24（6）：1149–1166.

[3] 刘洋洋，陈德力，何明军，等.4 种芳香植物精油抗氧化能力比较研究 [J].陕西中医，2014，35（4）：487–490.

[4] 曲颖，高原，邹奇缘，等.三种药用植物精油的提取及抑菌活性研究 [J].化学工程师，2020，303（12）：71–73.

三七

NOTOGINSENG RADIX ET RHIZOMA

【来源】本品为五加科植物三七 *Panax notoginseng*（*Burk.*）F.H.Chen 的干燥根。

【性味归经】甘、微苦，温。归肝、胃经。

【功能主治】散瘀止血，消肿定痛。用于咳血，吐血，衄血，便血，崩漏，外伤出血，胸腹刺痛，跌扑肿痛。

【用法用量】煎汤 3 ～ 9g；研粉吞服，1 ～ 3g。外用适量。

【化学成分】三七皂苷 A、三七皂苷 B、三萜皂苷、人参二醇、人参三醇、生物碱、黄酮苷等。

【使用注意】孕妇慎用。

【临床应用】

治疗肛门坠胀

选取湿热下注型肛门坠胀患者，采用中药熏洗联合吲哚美辛三七冰片栓治疗，共3个疗程（7天为1个疗程）后进行疗效评价，观察中医证候评分及随访1年复发率情况。观察发现，中药熏洗联合吲哚美辛三七冰片栓对治疗湿热下注型肛门坠胀有显著的作用，值得在临床中应用。

参考文献

[1] 谢宗万. 全国中草药汇编 [M]. 北京：人民卫生出版社，1996.

[2] 岑康铭，赖象权. 中药熏洗联合吲哚美辛三七冰片栓治疗湿热下注型肛门坠胀临床观察 [J]. 中国民族民间医药，2021，30（8）：94-97&114.

茜草

RUBIAE RADIX ET RHIZOMA

【来源】本品为茜草科植物茜草 *Rubia cordifolia* L. 的干燥根和根茎。

【性味归经】苦，寒。归肝经。

【功能主治】凉血，祛瘀，止血，通经。用于吐血，衄血，崩漏，外伤出血，瘀阻经闭，关节痹痛，跌扑肿痛。

【用法用量】6～10g。

【化学成分】茜草素、异茜草素、羟基茜草素、伪羟基茜草素、茜草酸、茜草苷、大黄素甲醚、茜草萘酸苷Ⅰ及Ⅱ、茜草萘酸等。

【使用注意】脾胃虚寒及无瘀滞者慎服。

【药理作用】

抗氧化及抗癌

研究发现，茜草精油具有较好的清除过氧化氢的生物活性。茜草精油对于2种肿瘤细胞，即人体乳腺癌 MCF-7 和宫颈癌 Hela 细胞株，均有较强的抑制作用。细胞活性检测和乳酸脱氢酶细胞损伤检测均表明，茜草精油对 Hela 细胞的抗癌活性明显更强。

参考文献

[1] 中国中药学管理局《中华本草》编委会 . 中华本草：精选本 [M]. 上海：上海科学技术出版社，1998.

[2] 李景辉，陈才法，李雯雯 . 蒲黄药理活性及临床应用 [J]. 安徽农业科学，2011，39（16）：9604-9606&9608.

[3] 权美平，郑翠平，马婷婷，等 . 茜草精油抗氧化及抗癌活性研究 [J]. 中国粮油学报，2016，31（4）：89-93&99.

第二节　凉血止血药

槐花

SOPHORAE FLOS

【来源】本品为豆科植物槐 *Sophora japonica* L. 的干燥花及花蕾。

【性味归经】苦，微寒。归肝、大肠经。

【功能主治】凉血止血，清肝泻火。用于便血，痔血，血痢，崩漏，吐血，衄血，肝热目赤，头痛眩晕。

【用法用量】5 ～ 10g。

【化学成分】赤豆皂苷Ⅰ、Ⅱ、Ⅴ，大豆皂苷Ⅰ、Ⅲ，槐花皂苷Ⅰ、Ⅱ、Ⅲ，槲皮素，芸香苷，异鼠李素，异鼠李素 -3- 芸香糖苷，山柰酚 -3- 芸香糖苷，白桦脂醇，槐花二醇等。槐花油中含月桂酸、十二碳烯酸、肉豆蔻酸、十四碳烯酸、十四碳二烯酸、棕榈酸、十六碳烯酸、硬脂酸、十八碳二烯酸、十作碳三烯酸、花生酸、鞣质等。

【古代吸嗅应用记载】《世医得效方》："治衄血不止……又方：乌贼鱼骨、槐花等末入鼻。又方：槐花半生、半炒，为末入鼻。"

【药理作用】

抑菌

体外抑菌实验显示，槐花精油对金黄色葡萄球菌 ATCC6538、伤寒沙门氏菌 CMCC50013、志贺氏痢疾杆菌 CMCC51334、埃希氏大肠杆菌 ATCC8099 均有抑制作用。

【临床应用】

治疗痔疮

痔疮患者可采用二妙槐花芍药汤（苍术、苦参、槐花、地榆、木瓜、桃仁、地龙、黄柏、槟榔、木香、荆芥穗、白芍、黄连、当归、火麻仁、金银花）内服并且熏洗治疗，疗效可靠。

参考文献

[1] 中国中药学管理局《中华本草》编委会. 中华本草：精选本 [M]. 上海：上海科学技术出版社，1998.

[2] 陈屹，章银珠，孙石磊，等. 槐花精油的化学成分及其抑菌活性的研究 [J]. 现代食品科技，2008，106（4）：318–321.

[3] 刘汪平. 二妙槐花芍药汤治疗痔疮疗效观察 [J]. 山西中医，2014，30（4）：37–38.

侧柏叶
PLATYCLADI CACUMEN

【来源】本品为柏科植物侧柏 *Platycladus orientalis*（L.）Franco 的干燥枝梢和叶。

【性味归经】苦、涩，寒。归肺、肝、脾经。

【功能主治】凉血止血，化痰止咳，生发乌发。用于吐血，衄血，咳血，便血，崩漏下血，肺热咳嗽，血热脱发，须发早白。

【用法用量】16～12g。外用适量。

【化学成分】α-侧柏酮、侧柏烯、小茴香酮、蒎烯、丁香烯、棕榈酸、硬脂酸、月桂酸、肉豆蔻酸、油酸、亚油酸、癸酸、柏木双黄酮、芹菜素、槲皮苷、山奈酚-7-O-葡萄糖苷、槲皮素-7-O-鼠李糖苷、杨梅树皮素-3-O-鼠李糖苷、杨梅树皮素、扁柏双黄酮、穗花杉双黄酮、10-二十九烷醇、β-谷甾醇、缩合鞣质、去氧鬼臼毒素、异海松酸等。

【使用注意】
《本草备要》："（侧柏叶）恶菊花。"

参考文献

中国中药学管理局《中华本草》编委会.中华本草：精选本[M].上海：上海科学技术出版社，1998.

马兰

KALIMERIDIS INDICAE HERBA

【来源】本品为菊科马兰属植物马兰 *Kalimeris indica*（L.）Sch.-Bip. 的干燥全草。

【性味归经】辛、苦，热；有小毒。归肝、脾、胃、肾经。

【功能主治】散寒止痛，降逆止呕，助阳止泻。用于厥阴头痛，寒疝腹痛，寒湿脚气，经行腹痛，脘腹胀痛，呕吐吞酸，五更泄泻。

【用法用量】2～5g。外用适量。

【化学成分】乙酸龙脑酯、甲酸龙脑酯、酚类、二聚戊烯、辛酸、倍半萜烯、倍半萜醇等。

【古代吸嗅应用记载】《本草纲目》：“马兰治血与泽兰同功。近人用治痔漏云有效，春、夏取生，秋、冬取干者，不用盐、醋，白水煮食，并饮其汁。或以酒煮，焙研糊丸，米饮服之，仍用煎水，入盐少许，日日熏洗之。”

参考文献

南京中医药大学 . 中药大辞典：精选本 [M]. 上海：上海科学技术出版社，2006.

第三节　温经止血药

艾叶

ARTEMISIAE ARGYI FOLIUM

【来源】本品为菊科植物艾 *Artemisia argyi* Lévl.et Vant. 的干燥叶。

【性味归经】辛、苦，温；有小毒。归肝、脾、肾经。

【功能主治】温经止血，散寒止痛；外用祛湿止痒。用于吐血，衄血，崩漏，月经过多，胎漏下血，少腹冷痛，经寒不调，宫冷不孕；外治皮肤瘙痒。醋艾炭温经止血，用于虚寒性出血。

【用法用量】3 ～ 9g。外用适量，供灸治或熏洗用。

【化学成分】2- 甲基丁醇、2- 已烯醛、顺式 -3- 已烯 -1- 醇、三环烯、α- 侧柏烯 ,α- 蒎烯、樟烯、5,7- 二羟基 -6,3,4- 三甲氧基黄酮、5- 羟基 -6,7,3,4- 四甲氧基黄酮、α- 及 β- 香树脂醇、无羁萜、β- 谷甾醇、豆甾醇、棕榈酸乙酯、油酸乙酯、亚油酸乙酯、镍、钴、铝、铬、硒、铜、锌、铁、锰、钙、镁等。

【药理作用】

1. 抑菌

以苍术、艾叶、桂枝为主要原料，通过水蒸气蒸馏法得到混合挥发油，采用抑菌环试验，检测该混合挥发油对金黄色葡萄球菌与大肠杆菌的抑菌效果。结果显示，该混合挥发油对金黄色葡萄球菌与大肠杆菌有明显的抑菌作用。

2. 抗炎

将免疫 AA 肉鸡（美国爱拨益加鸡）通过滴鼻攻毒的方式建立 IB 病理模型，进行不同方法治疗后分别通过临床症状评分和死亡率、呼吸道组织病理学观察、免疫器官指数和肺组织病毒载量评价艾熏和艾叶油雾化的治疗效果。结果显示，艾熏和艾叶油雾化能够减轻患病雏鸡的临床症状，降低死亡率，更好地修复其肺脏和气管组织损伤，增加脾脏指数并降低肺组织病毒载量。

3. 增加呼吸道黏液分泌

研究人员发现，适宜浓度的艾叶烟熏能加强小鼠呼吸道黏膜的完整性，并能增加杯状细胞的数量，从而增加呼吸道黏液分泌。

4. 治疗皮肤感染

有研究用艾叶水提物和茶叶水提物对皮肤感染模型大鼠进行治疗。结果显示，艾叶水提物和茶叶水提物对治疗皮肤感染模型大鼠存在协同作用，其协同机制可能与黑色素瘤缺失 2（AIM2）炎症小体活化和细胞焦亡通路有关。

【临床应用】

1. 加快术后切口愈合

临床发现，艾叶煎洗液联合红外线照射可以有效治疗低位直肠癌 Miles 术（腹会阴联合直肠癌根治术）后会阴切口，加快切口愈合，降低会阴部疼痛。

2. 改善类风湿关节炎

类风湿关节炎患者接受常规治疗和综合护理，分为艾叶组、干姜组、联合组，艾叶组加用艾叶粉熏洗治疗，干姜组加用干姜粉熏洗治疗，联合组加用艾叶干姜粉熏洗治疗。通过对比各组患者治疗前后的 28 处关节疾病活动积分（DAS28）、炎症指标、视觉模拟评分法（VAS）变化，评估各组的治疗效果、不良反应。临床观察发现，艾叶干姜粉熏洗能够改善类风湿关节炎患者的症状，改善炎症指标，提高临床疗效，且安全性良好。

参考文献

[1] 中国中药学管理局《中华本草》编委会 . 中华本草：精选本 [M]. 上海：上海科学技术出版社，1998.

[2] 宋奕鋆，袁睿，裴天蕊，等 . 中药熏香制剂抑菌环实验研究 [J]. 实用中医内科杂志，2024，38（5）：81–83.

[3] 杜娟，李慧侠，刘钟杰，等 . 艾叶烟熏对小鼠呼吸道影响的组织学观察 [J]. 中国兽医杂志，2017，53（1）：109–111&123.

[4] 杨维华，蔡丽霞，孟浩 . 艾叶煎洗液联合红外线照射治疗低位直肠癌 Miles 术后会阴切口疗效观察 [J]. 湖北中医药大学学报，2023，25（2）：61–63.

[5] 刘嘉怡，唐锋莉，朱一帆，等 . 艾熏和艾叶油雾化治疗鸡传染性支气管炎的效果 [J]. 中国兽医杂志，2023，59（3）：124–130.

[6] 曹嘉玲，陈成妹，凌冬兰，等 . 艾叶干姜粉熏洗对类风湿关节炎患者预后的影响 [J]. 中西医结合护理（中英文），2022，8（5）：54–57.

[7] 梅瀚文，王笑笑，宗婷婷，等 . 艾叶 / 茶叶水提物促进皮肤感染模型大鼠创面愈合的协同作用及机制研究 [J]. 安徽中医药大学学报，2024，43（1）：101–106.

紫草

ARNEBIAE RADIX

【来源】本品为紫草科植物新疆紫草 *Arnebia euchroma*（Royle）Johnst. 或内蒙紫草 *Arnebia guttata* Bunge 的干燥根。

【性味归经】甘、咸，寒。归心、肝经。

【功能主治】清热凉血，活血解毒，透疹消斑。用于血热毒盛，斑疹紫黑，麻疹不透，疮疡，湿疹，水火烫伤。

【用法用量】 5 ～ 10g。外用适量，熬膏或用植物油浸泡涂擦。

【化学成分】 5,8-二羟基萘醌、紫草素、去氧紫草素、乙酰紫草素、阿卡宁、去氧阿卡宁、乙酰阿卡宁、β,β′-二甲基丙烯酰阿卡宁、迷迭香酸钾盐、钠盐、阿魏酸钠盐、异丁酰紫草醌、β,β-二甲基丙烯紫草醌、β-羟基异戊酰紫草醌、3,4-二甲基戊烯-3-酰基紫草醌等。

【临床应用】

1. 治疗混合痔

加味祛毒汤由五倍子、蒲公英、苦参、芒硝、苍术、黄柏、紫草、血竭、三七粉、地榆、花椒、甘草等多味中药组成。混合痔患者术后第一天即可使用加味祛毒汤熏洗坐浴，趁药液温度较高时先雾化熏蒸手术创面，再将手术创面充分浸泡于药液中，早晚各 1 次，连续治疗 1 周以后可根据术口水肿情况调整坐浴时间。患者熏洗完毕后常规换药即可。通过对比加味祛毒汤熏洗和金玄痔科熏洗散治疗湿热下注型混合痔患者术后常见并发症的临床疗效，发现在促进创面愈合方面，加味祛毒汤优于金玄痔科熏洗散。

2. 治疗小儿过敏性紫癜

临床表明，小儿过敏性紫癜者采用紫草方（伸筋草、紫草、苍术、茜草、防风、荆芥）熏洗双下肢的辅助治疗方法，能取得较好的治疗效果，有助于患儿病情改善，加快机体恢复。

3. 治疗跖疣

将紫草、板蓝根、狗脊、红花、香附、百部、木贼、地肤子加入大砂锅中浸泡20 分钟后，微火煎煮 30 分钟，再将药液滤于脸盆内，跖疣患者将脚放在盆上熏至温度适宜，再将脚放入盆内浸泡 30 分钟，然后用较钝的刀片轻刮皮损处，将浸渍部分去掉。每日 1 剂，每日熏洗 2 次。

参考文献

[1] 沈晓静，袁文娟，刘佳瑶，等．紫草化学成分及生物活性研究进展 [J]. 中华中医药学刊，2023，41（11）：102-110.

[2] 南京中医药大学．中药大辞典：精选本 [M]. 上海：上海科学技术出版社，2006.

[3] 王玮．加味祛毒汤熏洗治疗混合痔术后常见并发症临床疗效观察 [D]. 昆明：云南中医药大学，2020.

[4] 田瑛．针对小儿过敏性紫癜采用紫草方熏洗双下肢的辅助疗效观察 [J]. 双足与保健，2019，28（10）：121-122.

[5] 吕会玲．中药熏洗外治跖疣 36 例 [J]. 中医外治杂志，2001（6）：54.

第四节　收敛止血药

仙鹤草

AGRIMONIAE HERBA

【来源】本品为蔷薇科植物龙芽草 *Agrimonia pilosa* Ledeb. 的干燥地上部分。

【性味归经】苦、涩，平。归心、肝经。

【功能主治】收敛止血，截疟，止痢，解毒，补虚。用于咳血，吐血，崩漏下血，疟疾，血痢，痈肿疮毒，阴痒带下，脱力劳伤。

【用法用量】6 ～ 12g。外用适量。

【化学成分】芦丁、花旗松素、香豆素、木犀草素、山奈酚、芹菜素、山奈酚 3-*O*-（6-*p*-香豆酰基）-β-D-吡喃、山奈酚 3-*O* 糖苷、毛沙醇 C、去氢双儿茶素 A、（+）-儿茶素 [（+）-儿茶素]、1β,2α,3β,19α- 四羟基 -12- 烯 -28- 熊果酸、1β,2β,3β,19α- 四羟基 -12- 烯 -28- 熊果酸、仙鹤草素、仙鹤草内酯、鞣质（为焦性儿茶酚鞣质、没食子鞣质等）、甾醇、有机酸、酚性成分、皂苷、木犀草素 –7–β– 葡萄糖苷、芹菜素 –7–β– 葡萄糖苷等。

【临床应用】

1. 治疗支气管扩张咳血

临床发现，支气管扩张咳血患者用大剂量仙鹤草、大黄炭制成煎剂，采用超声雾化吸入法进行配合治疗，每周 1 个疗程，可大大缩短支气管扩张咳血的疗程。

2. 治疗细菌性和滴虫性阴道炎

细菌性和滴虫性阴道炎患者可取苦参、黄柏、百部、仙鹤草、大风子、皂角、紫草、土槿皮、雄黄、冰片、蛇床子等，上药加水 1500mL 煎至 1000mL，倒入盆内，用药液熏洗外阴 30 分钟。每剂煎水 4 次，每日早晚各熏洗 1 次，每 2 日 1 剂，10 日为 1 个疗程。

参考文献

[1] 陈文鹏，卢健棋，庞延，等 . 仙鹤草化学成分、药理作用及临床应用研究进展 [J]. 辽宁中医药大学学报，2022，24（6）：118–122.

[2] 中国中药学管理局《中华本草》编委会 . 中华本草：精选本 [M]. 上海：上海科学技术出版社，1998.

[3] 杨汉东 . 大剂量仙鹤草煎剂超声雾化吸入治疗支气管扩张咯血 [J]. 蚌埠医药，1995（4）：44.

[4] 高天明，高尹岗 . 中药熏洗治疗细菌性和滴虫性阴道炎 96 例 [J]. 中国民间疗法，2002（6）：22–23.

中药吸嗅学

第十六章　活血化瘀药

第一节　活血止痛药

川芎
CHUANXIONG RHIZOMA

【来源】本品为伞形科植物川芎 *Ligusticum chuanxiong* Hort. 的干燥根茎。

【性味归经】辛，温。归肝、胆、心包经。

【功能主治】活血行气，祛风止痛。用于胸痹心痛，胸胁刺痛，跌扑肿痛，月经不调，经闭，痛经，癥瘕腹痛，头痛，风湿痹痛。

【用法用量】3～10g。

【化学成分】川芎嗪，黑麦草碱，川哚，藁本内酯，（3*S*）–3– 正丁基 –4– 羟基苯酞，新川芎内酯，洋川芎内酯，洋川芎内酯 B、C、D、E、F、G、H，洋川芎醌，2– 甲氧基 –4–（3– 甲氧基 –1– 丙烯基）苯酚，2– 戊酰基 – 苯甲酯，4– 羟基 –3– 甲氧基苯己烯，1– 羟基 –1–（3– 甲氧基 –4– 羟苯基）己烷，4– 羟基苯甲酸，香草酸，咖啡酸，原儿茶酸，阿魏酸，大黄酚，瑟丹酮酸，L– 异亮氨酰 –L– 缬氨酸酐，L– 缬氨酰 –L– 缬氨酸酐，黑麦草碱，川芎酚，盐酸三甲胺，氯化胆碱，棕榈酸，香草醛，1– 酰 –β– 咔啉，匙叶桉油烯醇，β– 谷甾醇，亚油酸，二亚油酸棕榈酸甘油酯，蔗糖等。

【使用注意】阴虚火旺，上盛下虚及气弱之人忌服。

【临床应用】

1. 治疗鼻炎

由川芎、辛夷、鹅不食草、细辛等药组成的鼻渊枢滴鼻剂具有祛风通窍、清热解毒的功效，主要用于治疗急慢性鼻炎、鼻窦炎引起的头痛、鼻塞、流黄浊涕，属风热犯肺者。

将荆芥、防风、羌活、川白芷、薄荷、菊花、辛夷花、细辛、山柰、檀香混匀，装入枕头内，每晚枕之睡觉，晨起后用塑料袋套上并封口，可治疗过敏性鼻炎、鼻窦炎。

2. 治疗颈椎病

取伸筋草、当归、川芎、辛夷、葛根、红花、赤芍、桂枝、细辛、白芷、防风、威灵仙、吴茱萸、合欢花各30g。将上述中药研为粗末，晒干后混合均匀，用纱布包裹起来，缝住边缝，装入枕芯中，即成为药枕，每隔两个月换药1次，连续使用3～6个月为1个疗程。此药枕具有舒筋止痛、安神定志、活血化瘀的功效，不仅可辅助治疗颈椎病，而且可防治高血压、脑动脉硬化等病症。

3. 治疗冠心病

不稳定型心绞痛患者共65例随机分为治疗组（34例）和对照组（31例），治疗组在常规西药治疗基础上给予中药水煎液雾化吸入。中药水煎液雾化的具体操作方法如下：毛冬青60g，丹参30g，川芎12g，降香15g，水蛭15g，加水800mL，武火煎沸，文火煎30分钟左右，共取汁100～150mL，以药液30～50mL加入超声波雾化器的雾化罐内，采用开放式面罩经口鼻吸入，雾量每分钟耗水1～2mL，每次治疗15～20分钟，每日治疗2～3次。

参考文献

[1] 中国中药学管理局《中华本草》编委会. 中华本草：精选本 [M]. 上海：上海科学技术出版社，1998.

[2] 马士玉. 四种根茎类中药精油缓解焦虑作用研究 [D]. 上海：上海交通大学，2017.

[3] 李春花，严玉平，宋晓宇，等. 反相高效液相色谱法测定鼻渊枢滴鼻剂中阿

中
药
吸
嗅
学

魏酸的含量 [J]. 时珍国医国药，2007，137（2）：278–279.

[4] 李羽呈 . 可防治颈椎病的四种药枕 [J]. 求医问药，2012，105（4）：38.

[5] 丁以洲 . 药枕治疗过敏性鼻炎、鼻窦炎 [J]. 四川中医，1987（1）：8.

[6] 樊丹，张培影 . 中药雾化吸入治疗冠心病概述 [J]. 实用中医药杂志，2009，25（4）：268–269.

延胡索
CORYDALIS RHIZOMA

【来源】本品为罂粟科植物延胡索 *Corydalis yanhusuo* W.T.Wang 的干燥块茎。

【性味归经】辛、苦，温。归肝、脾经。

【功能主治】活血，利气，止痛。用于胸胁、脘腹疼痛，经闭，痛经，产后瘀阻，跌扑肿痛。

【用法用量】3 ～ 9g；研末吞服，1.5 ～ 3g。

【化学成分】紫堇碱、四氢掌叶防己碱、原阿片碱、L- 四氢黄连碱、L- 四氢非洲防己碱、紫堇鳞茎碱、β- 高白屈菜碱、黄连碱、去氢紫堇碱，还有紫堇达明碱、去氢紫堇达明碱等。

【使用注意】孕妇忌服。

【古代吸嗅应用记载】《本草纲目》："偏正头痛不可忍者，玄胡索七枚，青黛二钱，牙皂二个（去皮子）。为末，水和丸如杏仁大。每以水化一丸，灌入病人鼻内，随左右口咬铜钱一个，当有涎出成盆而愈。"

【临床应用】

治疗急性心肌梗死

急性心肌梗死患者采用小剂量安定中药治疗后，立即给予心痛宁液（丹参、红花、川芎、延胡索、麝香、木香、冰片、麦冬等）雾化吸入治疗，每次 15 ～ 20 分钟，每日 4 ～ 6 次，疗程 2 ～ 3 周。

参考文献

[1] 南京中医药大学.中药大辞典：精选本 [M].上海：上海科学技术出版社，2006.

[2] 刘国祥，李松石，王丽生，等.中药"心痛宁"超声雾化吸入治疗冠心病的临床观察 [J].中医药研究，1990，33（3）：25-26.

姜黄
CURCUMAE LONGAE RHIZOMA

【来源】本品为姜科植物姜黄 *Curcuma Longa* L. 的干燥根茎。

【性味归经】辛、苦，温。归脾、肝经。

【功能主治】破血行气，通经止痛。用于胸胁刺痛，胸痹心痛，痛经经闭，癥瘕，风湿肩臂疼痛，跌扑肿痛。

【用法用量】3 ～ 10g。外用适量。

【化学成分】姜黄酮、姜油烯、水芹烯、1,8- 桉叶素、香桧烯、龙脑、姜黄素、阿拉伯糖、果糖、葡萄糖、脂肪油、淀粉、草酸盐。

【使用注意】血虚而无气滞血瘀者忌服。

【药理作用】

1. 抗氧化应激

采用活性氧荧光探针法检测姜黄素对肝脏细胞活性氧水平的影响。结果显示，经 5 ～ 20μmol/L 姜黄素处理 24 小时后，人肝脏细胞系内活性氧水平显著降低。

2. 抑菌

研究人员采用滤纸片法测定了姜黄植物精油等 7 种植物精油在不同浓度下的抑菌圈直径及最小抑菌浓度（MIC），然后采用气相质普联用法（GC-MS）分析和确定了姜黄植物精油的主要抑菌成分。结果表明，姜黄精油对大肠杆菌、金黄色葡萄球菌、黑曲霉、根霉有抑制作用。

3. 抗纤维化

研究结果发现，姜黄素通过上调过氧化物酶体增殖物激活受体 γ（PPAR-γ）表达抑制转化生长因子 β 诱导的 C57BL/6 小鼠肺成纤维细胞增殖。

【临床应用】

治疗头痛

取制乳香、制没药、姜黄、红花、苏木、血竭粉、白芷、羌活、川椒、细辛、防风、樟脑，头痛患者用上药做局部湿热蒸敷，隔日 1 次，10 日为 1 个疗程，可连续治疗 2 个疗程，对头痛患者有显著治疗效果。个别患者可能伴有局部痒、皮疹的不良反应，停药后自行消失。

参考文献

[1] 南京中医药大学 . 中药大辞典：精选本 [M]. 上海：上海科学技术出版社，2006.

[2] 王耀宇，张雨萌，吕天翼，等 . 姜黄素的药理作用及其在脑血管疾病与痴呆防治中的研究进展 [J]. 中华老年心脑血管病杂志，2022，24（6）：667-669.

[3] 张林会，邓楠，旷春桃 . 七种植物精油的抗菌活性及其抑菌成分分析 [J]. 中国调味品，2023，48（2）：31-34.

[4] 王京红 . 当归补血汤加味并中药蒸敷治疗颈性眩晕 29 例 [J]. 中国现代医生，2009，47（34）：55-56.

乳香
OLIBANUM

【来源】本品为橄榄科植物乳香树 *Boswellia carterii* Birdw. 及同属植物 *Boswellia bhaw-dajiana* Birdw. 树皮渗出的树脂。

【性味归经】辛、苦，温。归心、肝、脾经。

【功能主治】活血定痛，消肿生肌。用于胸痹心痛，胃脘疼痛，痛经经闭，产后瘀阻，癥瘕腹痛，风湿痹痛，筋脉拘挛，跌打损伤，痈肿疮疡。

【用法用量】煎汤或入丸、散，3～5g。外用适量，研末调敷。

【化学成分】乳香脂酸、乳香树脂烃、O-乙酰基-β-乳香脂酸、O-乙酰-α-乳香脂酸、阿拉伯杂多糖酸、西黄芪胶粘素、苦味质、蒎烯、消旋-柠檬烯、α,β-水芹烯、α-樟脑烯醛、枯醛、荷罗艾菊酮、4-对盖烯-3-酮、3,6,6-三甲基降-2-蒎酮、桃金娘醛、10-羟基-4-荜澄茄烯-3-酮等。

【使用注意】孕妇忌服。

【古代吸嗅应用记载】《伤寒全生集》："治阴寒呃忒不止：乳香、硫黄，艾各二钱。为细末，用好酒一钟，煎数沸，乘热气，使患者鼻嗅之。外用捣生姜擦胸前。"

【临床应用】

1. 治疗头颈部术后疼痛

将川芎、细辛、乳香、没药、冰片等中药制成鼻腔吸入剂——息痛宁。息痛宁可通过鼻吸入法治疗头颈部术后的疼痛和术后换药引起的疼痛。临床观察结果表明，头颈部术后疼痛患者用息痛宁5～10分钟即可起到止痛效果，并可持续5～6小时。

2. 治疗头痛

取制乳香30g，制没药30g，姜黄30g，红花9g，苏木9g，血竭粉15g，白芷20g，羌活9g，川椒5g，细辛6g，防风10g，樟脑15g，头部局部湿热蒸敷。隔日1次，10日为1个疗程，可连续治疗2个疗程，对头痛患者有显著治疗效果。个别患者可能伴有局部痒、皮疹的不良反应，停药后自行消失。

3. 治疗宫颈糜烂

取黄连、乳香、没药、青黛、滑石、甘草、冰片、白矾、黄柏，制成药粉。宫颈糜烂患者于月经干净后3～5天，白天取膀胱截石位常规消毒宫颈后，用喷雾器吸入上药粉末，喷于宫颈糜烂处，用1个带线的纱块覆盖，于晚间睡前将纱块取掉。隔日1次，连续3次为1个疗程。下一疗程等下次月经干净后3～5天开始，一般治疗2个疗程。

参考文献

[1] 中国中药学管理局《中华本草》编委会. 中华本草：精选本 [M]. 上海：上海科学技术出版社，1998.

[2] 李瑛，张栓香. 息痛宁的临床与实验研究 [J]. 山西中医，1998（5）：44–45&56.

[3] 王京红. 当归补血汤加味并中药蒸敷治疗颈性眩晕 29 例 [J]. 中国现代医生，2009，47（34）：55–56.

[4] 中药 II 号粉治疗宫颈糜烂的体会 [J]. 江西中医药，1991（2）：67.

没药

MYRRHA

【来源】本品为橄榄科植物地丁树 *Commiphora myrrha* Engl. 或哈地丁树 *Commiphora molmol* Engl. 的干燥树脂。分为天然没药和胶质没药。

【性味归经】辛、苦，平。归心、肝、脾经。

【功能主治】散瘀定痛，消肿生肌。用于胸痹心痛，胃脘疼痛，痛经经闭，产后瘀阻，癥瘕腹痛，风湿痹痛，跌打损伤，痈肿疮疡。

【用法用量】3～5g，炮制去油，多入丸散用。

【化学成分】α-罕没药酸、β-罕没药酸、α-没药酸、β-没药酸、γ-没药酸、没药尼酸、α-罕没药酚、β-罕没药酚、罕没药树酯、没药萜醇、丁香油酚、间苯甲酚、枯醛、藻烯、二戊烯、柠檬烯、桂皮醛、罕没药烯、阿拉伯糖、半乳糖、木糖等。

【使用注意】孕妇忌服。

【临床应用】

1. 治疗头颈部术后疼痛

将川芎、细辛、乳香、没药、冰片等中药制成鼻腔吸入剂——息痛宁。息痛宁可通过鼻吸入法治疗头颈部术后的疼痛和术后换药引起的疼痛。临床观察结果表明，头颈部术后疼痛患者用息痛宁 5 ～ 10 分钟即起到止痛效果，并可持续 5 ～ 6 小时。

2. 治疗前阴病

前阴病患者用化瘀散结汤（由黄芪、丹参、山茱萸、桑椹、当归、牛膝、赤芍、柴胡、香附、乳香、没药、莪术、荔枝核、茯苓、川芎、橘核、枳实、甘草组成）每日 1 剂，水煎服，药渣煎汤，于每晚睡前熏洗阴茎。10 剂为 1 个疗程，各疗程间隔 1 周。

3. 治疗头痛

制乳香、制没药、姜黄、红花、苏木、血竭粉、白芷、羌活、川椒、细辛、防风、樟脑，头痛患者用上药做局部湿热蒸敷。隔日 1 次，10 日为 1 个疗程，可连续治疗 2 个疗程，对头痛患者有显著治疗效果。个别患者可有局部痒、皮疹的不良反应，停药后自行消失。

参考文献

[1] 南京中医药大学 . 中药大辞典：精选本 [M]. 上海：上海科学技术出版社，2006.

[2] 李瑛，张栓香 . 息痛宁的临床与实验研究 [J]. 山西中医，1998（5）：44-45&56.

[3] 常青，邢桂琴 .10 种男性前阴病中医治疗近况 [J]. 中国中医药信息杂志，1996（7）：27-28&32.

[4] 王京红 . 当归补血汤加味并中药蒸敷治疗颈性眩晕 29 例 [J]. 中国现代医生，2009，47（34）：55-56.

中药吸嗅学

莪术
CURCUMAE RHIZOMA

【来源】本品为姜科植物蓬莪术 *Curcuma phaeocaulis* Val.、广西莪术 *Curcuma kwangsiensis* S.G.Lee et C.F.Liang 或温郁金 *Curcuma wenyujin* Y.H.Chen et C.Ling 的干

燥根茎。

【性味归经】辛、苦，温。归肝、脾经。

【功能主治】行气破血，消积止痛。用于癥瘕痞块，瘀血经闭，胸痹心痛，食积胀痛。

【用法用量】6～9g。

【化学成分】姜黄素、去甲氧姜黄素、双去甲氧姜黄素、β- 榄香烯、莪术醇、新莪术二酮、呋喃二烯酮、β- 谷甾醇棕榈酸酯、β- 谷甾醇、月桂酸甘油酯、正十三烷酸单甘油酯、豆甾醇、羽扇豆醇、β- 胡萝卜苷。

【药理作用】

1. 抗癌

有研究通过体外培养 CT26 细胞，用黄芪莪术（黄芪与莪术的浓度之比为 2∶1）药液处理，通过划痕实验法及细胞黏附实验，发现黄芪配伍莪术可以增强小鼠结肠癌细胞 CT26 的细胞黏附能力，减弱与细胞外基质的黏附能力，并抑制其迁移能力。

2. 治疗急性肺损伤

研究发现，莪术油粉雾剂和莪术醇粉雾剂分别经大鼠气管给药，两者均能减少急性肺损伤（ALI）大鼠的肺组织出血，并且能显著降低肺组织中炎症因子的含量。说明两者对 ALI 均有明显的治疗作用，并且无显著性差异。

【临床应用】

1. 治疗前阴病

前阴病患者可用化瘀通经汤（方为水蛭、大黄、川楝子、荔枝核、皂角刺、三棱、莪术、川牛膝、蜈蚣、乳香）治疗，久病致虚者酌加黄芪、党参、当归。每日 1 剂，每剂前 2 煎内服，第 3 煎熏洗患处，每日 2 次，15 日为 1 个疗程。

2. 治疗毛细支气管炎

毛细支气管炎患者可用适量莪术油葡萄糖注射液加入 10 ～ 20mL 注射用水中以

超声雾化吸入，每日 1 次，7 日为 1 个疗程。临床发现，经治疗后，毛细支气管炎患者咳嗽、喘憋、双肺哮鸣音症状和体征消失，X 线片示患者肺部炎症明显吸收，临床症状和体征明显缓解。

3. 治疗慢性盆腔炎

慢性盆腔炎患者采用丹莪妇康煎膏（由丹参、莪术、柴胡、三七、当归、三棱、延胡索等中药组成），配合蒸热疗法进行治疗。通过观察发现，患者慢性盆腔炎的症状消失，妇科及 B 超检查发现其体征明显减轻、包块缩小，表明该治疗方法能促进患者全身和局部血液循环，有利于炎性组织的吸收，具有活血化瘀、消炎止痛的疗效。

参考文献

[1] 秦洛宜.姜黄、莪术、郁金的化学成分与药理作用研究分析 [J].临床研究，2019，27（2）：3-4.

[2] 王柳萍，梁灿明，李月儿，等.广西莪术化学成分研究 [J].广西中医药，2016，39（2）：78-80.

[3] 吴幸冬，唐德才.黄芪配伍莪术对小鼠结肠癌细胞 CT26 黏附和迁移能力的影响 [J].中医杂志，2020，61（13）：1176-1183.

[4] 张国立，肖志美，于翔，等.治疗急性肺损伤的莪术油和莪术醇粉雾剂的比较研究 [J].药学学报，2020，55（6）：1312-1319.

[5] 常青，邢桂琴.10 种男性前阴病中医治疗近况 [J].中国中医药信息杂志，1996（7）：27-28&32.

[6] 秦征东，杨琼.莪术油超声雾化吸入治疗毛细支气管炎 56 例 [J].山东医药，2006（2）：69.

[7] 李红艳.丹莪妇康煎膏配合蒸热疗法治疗慢性盆腔炎 56 例 [J].陕西中医，2007，303（3）：286-287.

三棱

SPARGANII RHIZOMA

【来源】本品为黑三棱科植物黑三棱 *Sparganium stoloniferum* Buch.–Ham. 的干燥块茎。

【性味归经】辛、苦，平。归肝、脾经。

【功能主治】破血行气，消积止痛。用于癥瘕痞块，痛经，瘀血经闭，胸痹心痛，食积胀痛。

【用法用量】5 ～ 10g。

【化学成分】苯乙醇、对苯二酚、十六酸、去氢木香内酯、琥珀酸、三棱酸、9–11– 十八碳二烯酸、3– 苯 –2– 丙烯酸、壬二酸、癸二酸刺芒柄花素、豆甾醇、β–谷甾醇、胡萝卜苷、生物碱、维生素 C，以及含有 C8–C10、C12、C14–C20 的脂肪酸等。

【使用注意】孕妇禁用。

【临床应用】

治疗膝骨关节炎

有研究为膝骨关节炎患者给予补肾通络汤与三棱莪术汤合方治疗。方为醋龟甲、黄芪各 20g，仙茅、熟地黄、山茱萸各 15g，山药、续断、牛膝、当归、桂枝、独活、白芍、鸡血藤各 10g，三棱、莪术各 12g，甘草 5g。每方加水 500mL，煎至 200mL。每日 1 剂，早晚温服，治疗 28 天。结果发现，补肾通络汤合三棱莪术汤可显著提高肾虚血瘀证膝骨关节炎疗效，降低血清炎症因子水平，改善骨代谢。

参考文献

[1] 中国中药学管理局《中华本草》编委会 . 中华本草：精选本 [M]. 上海：上海科学技术出版社，1998.

[2] 吴前程，杨世君，成富军，等 . 补肾通络汤合三棱莪术汤治疗膝骨关节炎肾

虚血瘀证的临床疗效 [J]. 实用医院临床杂志，2023，20（5）：87-91.

银杏叶

GINKGO FOLIUM

【**来源**】本品为银杏科植物银杏 *Ginkgo biloba* L. 的干燥叶。

【**性味归经**】甘、苦、涩，平。归心、肺经。

【**功能主治**】活血化瘀，通络止痛，敛肺平喘，化浊降脂。用于瘀血阻络，胸痹心痛，中风偏瘫，肺虚咳喘，高脂血症。

【**用法用量**】9～12g。

【**化学成分**】白果内酯，银杏内酯 A（GA）、B（GB）、C（GC）、M（GM）、J（GJ），氢化白果酸，白果酸，白果酚，银杏酚，香豆酸，香草酸，咖啡酸，6-羟基犬尿喹啉酸，银杏酚酸类及烷基酚，4'-甲氧基吡哆醇，烷基酚酸（又称银杏酸）等。

【**使用注意**】有实邪者忌用。

【**药理作用**】

1. 抗哮喘

哮喘模型 BALB/c 小鼠采用雾化吸入的方式，自实验第 21 天起，给予总银杏黄酮苷（TFG）的治疗，连续 10 天连续吸入雾化 TFG 溶液 30 分钟。实验结束后测定小鼠肺细胞灌洗液中 IFN-γ、IL-4 和 IgE 含量，观察其肺组织的病理变化，并用免疫组织化学染色技术检测肺组织中 GATA-3 的表达情况。实验结果显示，吸入雾化 TFG 对哮喘小鼠有明显的治疗作用。

2. 嗅觉障碍

有研究选取变应性鼻炎伴嗅觉障碍的小鼠，给予银杏叶提取物治疗，对照组给予地塞米松治疗。将药液缓慢、均匀滴入实验组小鼠双侧鼻孔前，药液随呼吸进入鼻腔，连续给药 2 周。观察实验组与对照组小鼠的嗅黏膜形态结构的改变，比较小鼠血清中细胞因子 IL-4、IFN、caspase-1 的检测结果。结果显示，银叶提取物比地塞米松具有更好的抗炎作用，可以在一定程度上提高变应性鼻炎所致嗅觉障碍的治疗效果。

【临床应用】

1. 治疗支气管哮喘

临床观察发现，支气管哮喘患者用银杏内酯雾化吸入治疗可有效缓解其临床症状，改善肺功能指标，提高临床治疗效果。

2. 治疗急性脑梗死

急性脑梗死患者接受纤溶酶联合银杏提取物随氧吸入治疗后，其卒中量表（National Institutes of Health Stroke Scale，NIHSS）评分、巴氏评分（Barthel）、治疗有效率和生活质量，不良反应发生率均明显改善。因此，纤溶酶联合银杏提取物随氧吸入治疗急性脑梗死具有积极的临床价值，可有效提高患者治疗效果和生存质量，改善预后。

参考文献

[1] 康伟.银杏叶化学成分及其药用研究 [J].中国卫生产业，2014，11（2）：194–195.

[2] 陈莉莉，翁晓静，李心，等.雾化吸入银杏叶总黄酮对哮喘小鼠 Th1/Th2 失衡的影响 [J].中国中药杂志，2008（15）：1865–1868.

[3] 毛定安，谭传梅，刘利群，等.银杏叶提取物对大鼠惊厥后海马 caspase–3 及 FasL 表达的影响及意义 [C].中国中西医结合学会.第十二次全国中西医结合儿科学术会议论文汇编.[出版地不详]：[出版者不详]，2006：1.

[4] 吴婵，魏永祥，PINTOJM，等.银杏叶提取物联合糖皮质激素对变应性鼻炎小鼠嗅觉功能及炎症因子的影响 [J].临床耳鼻咽喉头颈外科杂志，2018，32（2）：113–117.

[5] 曲红艳.支气管哮喘采用银杏内酯雾化吸入治疗的效果观察 [J].中国继续医学教育，2019，11（5）：138–139.

[6] 吕学海，李献平，石改平，等.纤溶酶联合银杏提取物随氧吸入（药氧吸入）治疗急性脑梗塞的临床价值探究 [J].解放军预防医学杂志，2016，34（S2）：103–104.

第二节　活血调经药

丹参

SALVIAE MILTIORRHIZAE RADIX ET RHIZOMA

【来源】本品为唇形科植物丹参 *Salvia miltiorrhiza* Bunge. 的干燥根及根茎。

【性味归经】苦，微寒。归心、肝经。

【功能主治】活血祛瘀，通经止痛，清心除烦，凉血消痈。用于胸痹心痛，脘腹胁痛，癥瘕积聚，热痹疼痛，心烦不眠，月经不调，痛经经闭，疮疡肿痛。

【用法用量】10 ～ 15g。

【化学成分】丹参酮Ⅰ、ⅡA、ⅡB、Ⅴ、Ⅵ，隐丹参酮，异丹参酮Ⅰ、Ⅱ、ⅡB，异隐丹参酮，羟基丹参酮ⅡA，降鼠尾草氧化物，弥罗松酚，鼠尾草酚，柳杉酚，丹参酸A、B、C，迷迭香酸，迷迭香酸甲酯，紫草酸单甲酯，原儿茶醛，咖啡酸，异阿魏酸，黄芩苷，异欧前胡内酯，熊果酸，β- 谷甾醇，胡萝卜苷等。

【使用注意】无瘀血者慎服。

【药理作用】

1. 减轻肝损伤

研究表明，丹参可以改善肝功能及肝组织病变、抑制白细胞介素 –1β（IL–1β）表达和核苷酸寡聚化结构域样受体热蛋白结构域相关蛋白 3 炎症小体的活化，有效减轻 1,4- 二氢 –2,4,6- 三甲基 –3,5- 吡啶二甲酸二乙酯诱导的小鼠胆汁淤积性肝损伤。

2. 保护脑缺血再灌注大脑损伤

采用复方丹参注射液雾化吸入治疗脑缺血再灌注大鼠，用药 7 天后观察大鼠在脑缺血 2 小时，24 小时、72 小时和 7 天后的神经学行为改变，以及脑组织中超氧化物歧化酶（SOD）、丙二醛（MDA）和一氧化氮（NO）含量和脑组织中的病理改变。结果发现，吸入雾化复方丹参注射液对大鼠局灶性脑缺血再灌注损伤引起的病理损害具有较好的改善作用。

【临床应用】

1. 治疗颈椎病

将当归、川芎、辛夷、羌活、藁本、制川乌、乳香、没药、葛根、红花、赤芍、石菖蒲、灯芯草、桂枝、细辛、白芷、丹参、防风、威灵仙、冰片、合欢花、吴茱萸研为粗末，装入枕芯内。颈椎病患者每日用枕不少于 6 小时，连用 3 ～ 6 个月。本方具有活血化瘀、祛风散寒、通络止痛、强壮筋骨的功效，对减轻颈椎病患者疼痛、麻木、头晕等具有一定疗效，适宜于寒湿型颈椎病患者（体质偏寒）。

2. 治疗慢性咽喉炎

慢性咽喉炎患者接受半夏厚朴汤联合丹参注射液雾化吸入治疗，观察患者临床效果、临床中医证候评分、炎症指标（肿瘤坏死因子 -α、白细胞介素 -6、C- 反应蛋白）及不良反应发生情况。结果显示，针对慢性咽喉炎患者给予半夏厚朴汤联合丹参注射液雾化吸入治疗具有积极意义，能有效改善中医证候评分指标，临床效果显著，安全性较高。

3. 治疗放射性重度口腔黏膜反应

因放疗出现重度口腔黏膜反应的头颈部恶性肿瘤患者接受鱼腥草、丹参注射液合剂（鱼腥草注射液和丹参注射液各 20mL、生理盐水 30mL）超声雾化吸入治疗，每日 3 次，每次 20 分钟。观察结果显示，鱼腥草、丹参注射液合剂雾化吸入治疗头颈部恶性肿瘤患者放疗所致的重度口腔黏膜反应临床效果显著。

4. 治疗毛细支气管炎

毛细支气管炎患儿分别采用常规治疗、常规治疗辅以盐酸氨溴索"时辰疗法"雾化吸入（每次 10 分钟，每日 2 次，疗程 3 ～ 7 日）和常规治疗辅以丹参酮 ⅡA 磺酸钠注射液静脉滴注（每日 1 次，疗程 3 ～ 7 日）治疗。结果发现盐酸氨溴索、丹参酮

ⅡA 磺酸钠佐治小儿毛细支气管炎安全、有效，可以快速缓解症状，提高治愈率。

参考文献

[1] 中国中药学管理局《中华本草》编委会 . 中华本草：精选本 [M]. 上海：上海科学技术出版社，1998.

[2] 彭渊，马园园，黄恺，等 . 丹参抑制 NLRP3 炎症小体减轻胆汁淤积性肝损伤 [J]. 上海中医药大学学报，2019，33（1）：66-70.

[3] 陈彩凤，虢周科 . 复方丹参注射液雾化吸入对脑缺血再灌注大鼠影响的研究 [C]. 中华中医药学会 . 中华中医药学会脑病分会成立大会暨 2008 年全国中医脑病学术研讨会论文汇编 . [出版地不详]：[出版者不详]，2008：7.

[4] 刘绍慧 . 药枕治颈椎病 [J]. 农村百事通，2007，394（14）：68.

[5] 高艳斐，牛洪霞，田卫卿 . 半夏厚朴汤联合丹参注射液雾化吸入治疗慢性咽喉炎的疗效及对中医证候评分的影响 [J]. 临床医学，2023，43（1）：109-111.

[6] 杨秀云，晏晓波 . 鱼腥草、丹参注射液合剂雾化吸入治疗重度放射性口腔黏膜反应 24 例效果观察 [J]. 齐鲁护理杂志，2011，17（33）：1-2.

[7] 问延华，宗传会 . 盐酸氨溴索丹参酮ⅡA 磺酸钠时辰疗法雾化吸入佐治毛细支气管炎疗效观察 [J]. 中国实用医药，2011，6（27）：20-21.

红花

CARTHAMI FLOS

【来源】本品为菊科植物红花 *Carthamus tinctorius* L. 的干燥花。

【性味归经】辛，温。归心、肝经。

【功能主治】活血通经，散瘀止痛。用于经闭，痛经，恶露不行，癥瘕痞块，跌扑损伤，疮疡肿痛。

【用法用量】3 ～ 10g。

【化学成分】红花苷、前红花苷、红花黄色素 A 及 B、红花明苷 A、绿原酸、咖啡酸、儿茶酚、焦性儿茶酚、多巴、乙酸乙酯、1- 戊烯 -3- 醇、3- 己醇、松油烯 -4- 醇、马革命烯酮、癸醛、苯并噻唑、鼠李糖、阿拉伯糖、木糖、葡萄糖、甘露糖、半乳糖、月桂酸、α,γ- 二棕榈酸甘油酯、油酸、亚油酸、β- 谷甾醇 -3-O- 葡萄糖苷、红花多糖、丙三醇 - 呋喃阿糖 - 吡喃葡萄糖苷等。

【使用注意】孕妇忌服。

【临床应用】

1. 治疗不稳定性心绞痛

有临床研究观察桃仁红花煎治疗心血瘀阻证冠心病稳定型心绞痛的临床疗效。方为桃仁 15g，当归、川芎、丹参、生地黄各 12g，延胡索、赤芍、红花、乳香各 10g，香附、青皮各 9g。每日 1 剂，常规煎煮 2 次，各取药汁 150mL，混合，分 2 次服。连续治疗 8 周。结果发现桃仁红花煎可改善心血瘀阻证冠心病稳定型心绞痛患者的心功能和中医证候，提高临床疗效。

2. 治疗焦虑

取石菖蒲、夜交藤、玫瑰花、肉桂、红花、合欢花、薰衣草等，用中药粉碎机将中药制成碎末，放入小布袋内扎紧袋口，患者将香袋放于两侧枕边、挂于床头距离头部 30cm 处，使之药香自然挥发扩散。患者通过呼吸经鼻腔黏膜吸入药香，1 周为 1 个疗程。药香通过有效成分的扩散挥发，经患者鼻腔黏膜、大脑皮质等途径，起到改善患者焦虑、恐惧情绪的作用。

3. 治疗慢性阻塞性肺疾病

慢性阻塞性肺疾病患者在常规治疗的基础上，用红花注射液合鱼腥草注射液混合后每日 2 次雾化吸入治疗，连续治疗 10 日为 1 个疗程。通过对治疗前后患者的主要症状及体征、血液流变学、肺通气功能等进行观察，结果显示，红花注射液合鱼腥草注射液对慢性阻塞性肺疾病患者有良好的治疗效果。

4. 治疗膝关节炎

有临床研究将膝骨关节炎患者随机分为对照组和治疗组。对照组患者给予透明质酸钠关节腔灌注治疗，每次 2mL，7 日灌注 1 次，共治疗 5 次；治疗组患者在对照组的处理基础上接受骨痹消积方（红花、桃仁、赤芍、川芎、鸡血藤、当归、木瓜、伸筋草、苏木、延胡索、透骨草、海桐皮、威灵仙、牛膝）熏洗治疗，每日 1 次，每次熏蒸 30 分钟。两组均以 7 日为 1 个疗程，共治疗 5 个疗程。结果显示，骨痹消积方联合透明质酸钠关节腔灌注治疗膝骨关节炎，能够有效降低膝骨关节炎患者的炎症反应及疼痛感，促进膝关节功能恢复。

参考文献

[1] 中国中药学管理局《中华本草》编委会. 中华本草：精选本 [M]. 上海：上海科学技术出版社，1998.

[2] 夏婵娟，杨君，华依梦. 桃仁红花煎治疗心血瘀阻证冠心病稳定性心绞痛临床研究 [J]. 新中医，2023，55（4）：30-33.

[3] 陈燕飞. 中药香袋吸入对中风患者焦虑情绪改善的护理观察 [EB/OL]. [2015-02-12]. https://kns.cnki.net/kcms2/article/abstract?v=DMKM_QUxZ7DlEQjZd4vENEP9g36vGW1N0Mz_IAoV6ncfZRuki6pB7X9NiYV6RjICZFDdsBA3z8ObKgwkNvgqO_uDhGnITYdh-7WLOCN8B2JV_JooMOuC489Rq4-7vQfQ98B_Z8nVyXzxV4KDM71nlX9NPhuqmq5uaJleowjGCRq_1O4WlDXzU0KuFVPQ1jBB&uniplatform=NZKPT&language=CHS.

[4] 杨代勇，陈绍福，杨大男. 红花合鱼腥草注射液雾化吸入治疗慢性阻塞性肺疾病临床观察 [J]. 山东中医杂志，2003（7）：400-401.

[5] 李玲. 骨痹消积方熏洗联合透明质酸钠关节腔灌注治疗膝骨关节炎的疗效及对 CRP、TNF-α、关节功能的影响 [J]. 中医研究，2023，36（1）：39-43.

泽兰

LYCOPI HERBA

【来源】本品为唇形科植物毛叶地瓜儿苗 Lycopus lucidus Turcz.var.hirtus Regel 的干燥地上部分。

【性味归经】苦、辛，微温。归肝、脾经。

【功能主治】活血调经，祛瘀消痈，利水消肿。用于月经不调，经闭，痛经，产后瘀血腹痛，疮痈肿毒，水肿腹水。

【用法用量】6 ～ 12g。

【化学成分】反式草木樨苷、对羟基苯甲酸、反式邻羟基肉桂酸、万寿菊素、咖啡酸、芥子醛、对羟基苯甲酸乙酯、黑麦草内酯、圣草酚、葡萄糖、泽兰糖、水苏糖、棉子糖、蔗糖、虫漆蜡、白桦脂酸、熊果酸、β-谷甾醇，以及挥发油、鞣质类化合物等。

【使用注意】无瘀血者慎服。

【药理作用】

抗氧化

有研究采用高通量活性筛选技术，以清除二苯代苦味酰肼和超氧阴离子自由基能力、还原三价铁离子（Fe^{3+}）能力及抑制脂质过氧化能力为指标，评价泽兰和地笋乙醇总提取物及不同极性部位的抗氧化能力。结果发现，泽兰和地笋乙酸乙酯部位及正丁醇部位具有较强的清除超氧阴离子自由基能力、抑制脂质过氧化能力和还原 Fe^{3+} 能力。

参考文献

[1] 李余钊，章仁，郝吉，等. 紫茎泽兰的化学成分研究 [J]. 中药，2019，42（9）：2058-2061.

[2] 中国中药学管理局《中华本草》编委会. 中华本草：精选本 [M]. 上海：上海科学技术出版社，1998.

[3] 聂波，黄锋，刘勇，等. 泽兰抗氧化活性的研究及活性部位的筛选 [J]. 中国中药杂志，2010，35（13）：1754.

桃仁
PERSICAE SEMEN

【来源】本品为蔷薇科植物桃 *Prunus persica*（L.）Batsch 或山桃 *Prunus davidiana*（Carr.）Franch. 的干燥成熟种子。

【性味归经】苦、甘，平。归心、肝、大肠经。

【**功能主治**】活血祛瘀，润肠通便，止咳平喘。用于经闭，痛经，癥瘕痞块，肺痈肠痈，跌扑损伤，肠燥便秘，咳嗽气喘。

【**用法用量**】5～10g。

【**化学成分**】苦杏仁苷、24-亚甲基环木菠萝烷醇、柠檬甾二烯醇、7-去氢燕麦甾醇、野樱苷、β-谷甾醇、菜油甾醇、β-谷甾醇-3-O-β-D-吡喃葡萄糖苷、菜油甾醇-3-O-β-D-吡喃葡萄糖苷、甲基-α-D-呋喃果糖苷、甲基-β-D-吡喃葡萄糖苷、色氨酸、葡萄糖及蔗糖、绿原素、3-咖啡酰奎宁酸、3-对香豆酰奎宁酸、3-阿魏酰奎宁酸、甘油三油酸酯等。此外，桃仁油富含不饱和脂肪酸，主要为油酸和亚油酸。

【**使用注意**】孕妇忌服。

【**临床应用**】

1. 治疗过敏性鼻炎、鼻窦炎

取威灵仙、黄芪、苍耳子、鱼腥草、蝉蜕、透骨草、川芎、桃仁、冬瓜仁、桔梗、天葵子、黄药片、生甘草、玄参，上药加水放入罐中煮沸，热气蒸腾而出，改为文火煎之，鼻炎患者端坐，面部靠近罐口用鼻吸入热气，然后服下汤药。

2. 治疗小儿喘憋性肺炎

取麻黄 4g，杏仁、川贝、淡芩各 6g，生石膏 10g，葶苈子、天竺黄、桃仁、地龙各 5g，全蝎 2g，桑白皮、鱼腥草各 8g，甘草 3g。经蒸馏、提取、浓缩、灭菌制成无颗粒的溶液，每剂 50mL。根据病情，患者每日应用超声雾化器吸入上药 2～6 次，每次 25mL，每次 20～25 分钟，待喘憋症状明显缓解或消失后，可改为单纯辨证施治之中药内服治疗。

3. 治疗颈椎病

取桃仁 20g，红花 15g，当归 20g，川芎 20g，赤芍 15g，地龙 20g，威灵仙 30g，络石藤 30g，泽兰 30g，伸筋草 30g，徐长卿 30g，川牛膝 20g，桂枝 30g。将上方中药粉碎放入清洁盆中，加入食醋适量调拌均匀，置入锅内文火炒拌至 60～70℃，装入双层纱布袋中，用大毛巾保温，熨敷患处。每次 15～30 分钟，每日 1～2 次，2

周为 1 个疗程，一般治疗 3 个疗程。

4. 治疗脑梗死

将麝香、桃仁、红花、赤芍、石菖蒲、干姜、大枣、黄芪等，按照一定的比例加工成粗颗粒状填枕，脑梗死患者枕之治疗。每周换 1 次填枕中药，治疗 21 天为 1 个疗程。通过观察患者临床疗效、生化指标变化、血流动力学改变、神经功能缺损情况、不良反应情况等发现，患者在治疗后纤维蛋白原降低、凝血酶原时间升高，全血黏度、血浆黏度、红细胞压积明显改善，神经功能缺损评价、Barthel 指数评分等显著改善。由此可知，药枕对治疗脑梗死具有显著疗效。

参考文献

[1] 中国中药学管理局《中华本草》编委会 . 中华本草：精选本 [M]. 上海：上海科学技术出版社，1998.

[2] 刘昌华 . 饮吸并用治鼻渊 [J]. 时珍国药研究，1991（2）：83.

[3] 赵建宗 . 中药雾化吸入治疗小儿喘憋性肺炎 [J]. 江苏中医，1992（6）：11.

[4] 张媛媛，郑晖 . 中药药熨法治疗颈椎病 60 例临床观察及护理 [J]. 中国社区医师（医学专业），2012，14（18）：244.

[5] 赵瑞霞，杜延军 . 通窍活血汤加减口服联合药枕治疗脑梗死临床观察 [J]. 中医学报，2018，33（4）：658–662.

益母草
LEONURI HERBA

【来源】本品为唇形科植物益母草 *Leonurus japonicus* Houtt. 的新鲜或干燥地上部分。

【性味归经】苦、辛，微寒。归肝、心包、膀胱经。

【功能主治】活血调经，利尿消肿，清热解毒。用于月经不调，痛经经闭，恶露不尽，水肿尿少，疮疡肿毒。

【用法用量】9 ～ 30g；鲜品 12 ～ 40g。

【化学成分】良姜素、甲基 –（反式）-3-（2,5- 二羟苯基）丙烯酸酯、卫矛醇 D、2,3- 二羟基 –1-（4- 羟基 –3,5- 二甲氧基苯基）–1– 丙酮、3- 羟基 –1-（4- 羟基 –3,5- 二甲氧基苯基）–1– 丙酮、4- 羟基 –3- 甲氧基苯甲酸甲酯、4- 羟基 –3,5- 二甲氧基苯甲酸甲酯、3,4,5- 三甲氧基苯甲酸、香草酸、4-（甲氧基甲基）– 苯酚、4- 羟基 – 苯甲酸、4- 甲氧基 – 苯甲酸、尿嘧啶、亚油酸甲酯、益母草碱、水苏碱、前西班牙夏罗草酮、西班牙夏罗草酮、鼬瓣花二萜、前益母草二萜、益母草二萜等。

【使用注意】阴虚血少者忌服。

【药理作用】

抗氧化

采用羟基自由基清除及对肝微粒体和亚油酸脂质过氧化抑制的方法，测定益母草药精油及其水提取物的抗氧化活性，采用 Folin–Ciocalteu 试剂法测定它们的总酚含量，用肝细胞体外培养法测定它们的细胞毒性，并对它们的作用机制进行分析，结果发现益母草提取物都具有一定的抗氧化活性。

【临床应用】

1. 防治产后出血

有临床研究为探究缩宫素联合益母草颗粒对产后阴道出血的临床疗效，设置对照组和观察组。对照组在胎儿娩出后给予缩宫素注射液，臀部肌内注射，每次 1mL，每日 1 次，连续治疗 5 日；观察组在对照组基础上给予益母草颗粒，开水冲服，每次 1 袋，每日 2 次，连续治疗 5 日。结果发现，缩宫素联合益母草颗粒治疗产后阴道出血患者，疗效甚佳，可显著改善临床症状，控制出血情况。

2. 改善高血压

降血压药枕中的中药选用桑寄生、丹参、白菊、益母草、磁石、罗布麻叶、夏枯草、钩藤、川芎。上药混合，选用棉质布缝制成小袋将上述中药粉碎后的药粉物全部装入袋中，高血压患者每昼夜使用药枕时间不少于 6 小时。清晨起床后用塑料袋将药枕封好，以减少中药的挥发，延长药效。临床观察显示，该药枕有明显的降压作用。

参考文献

[1] 彭芳，熊亮，何育霖，等 . 益母草化学成分及其抗氧化活性研究 [J]. 中国药学杂志，2020，55（21）：1775-1779.

[2] 中国中药学管理局《中华本草》编委会 . 中华本草：精选本 [M]. 上海：上海科学技术出版社，1998.

[3] 李华涛，苏东海，尚涛，等 . 几种常用中药抗氧化活性研究 [J]. 天然产物研究与开发，2008，20（6）：974-982.

[4] 杨田莉 . 缩宫素联合益母草颗粒对产后阴道出血的临床疗效 [J]. 辽宁医学杂志，2023，37（5）：50-52.

[5] 王忠萍 . 降压药枕治疗高血压病 60 例分析 [J]. 山西医药杂志，2008，37（12）：1102-1103.

牛膝

ACHYRANTHIS BIDENTATAE RADIX

【来源】本品为苋科植物牛膝 *Achyranthes bidentata* Bl. 的干燥根。

【性味归经】苦、甘、酸，平。归肝、肾经。

【功能主治】逐瘀通经，补肝肾，强筋骨，利尿通淋，引血下行。用于经闭，痛经，腰膝酸痛，筋骨无力，淋证，水肿，头痛，眩晕，牙痛，口疮，吐血，衄血。

【用法用量】5～12g。

【化学成分】2,4,6- 三甲氧基苯酚 -1-*O*-β-D- 吡喃葡萄糖苷、6,7- 二甲氧基香豆素、杯苋甾酮、齐墩果酸 α-L- 吡喃鼠李糖基 -β-D- 吡喃半乳糖苷、蜕皮甾酮、牛膝甾酮、红苋甾酮，以及精氨酸、甘氨酸、丝氨酸、天冬氨酸、谷氨酸、苏氨酸、生物碱类、香豆精类等，此外还含有多种多糖类化合物。

【使用注意】凡中气下陷、脾虚泄泻、下元不固、梦遗失精、月经过多者及孕妇均忌服。

【古代吸嗅应用记载】《本草纲目》："治喉痹、乳蛾，用新鲜牛膝根一握，艾叶七片，捣和人乳，取汁灌入鼻内，须臾痰涎从口鼻出，且无艾亦可。"

【临床应用】

治疗高血压

取天麻、杜仲、黄芩、益母草、栀子、茯神、夜交藤、朱砂、钩藤、川牛膝、石决明。将上药共研成粗末，混合均匀，装入纱布枕芯，制成药枕。该药枕适用于肝阳上亢型高血压，症见头胀头痛、眩晕耳鸣、面红目赤、口干口苦、尿黄便结、急躁易怒。

参考文献

[1] 滕利，杨龙飞，付强 . 川牛膝化学成分的分离与鉴定 [J]. 中药，2022，45（1）：84-88.

[2] 中国中药学管理局《中华本草》编委会 . 中华本草：精选本 [M]. 上海：上海科学技术出版社，1998.

[3] 血压高，"自然"降 [J]. 药物与人，2012，25（8）：15.

鸡血藤
SPATHOLOBI CAULIS

【来源】本品为豆科植物密花豆 *Spatholobus suberectus* Dunn 的干燥藤茎。

【性味归经】苦、甘，温。归肝、肾经。

【功能主治】活血补血，调经止痛，舒筋活络。用于月经不调，痛经，经闭，风湿痹痛，麻木瘫痪，血虚萎黄。

【用法用量】9 ～ 15g。

【化学成分】表无羁萜醇、胡萝卜苷、β– 谷甾醇、7– 酮基 –β– 谷甾醇、刺芒柄花素、芒柄花苷、樱黄素、阿佛洛莫生、大豆素、3,7– 二羟基 –6– 甲氧基二氢黄酮醇、表儿茶精、异甘草苷元 3,4,2′,4′ – 四羟基查耳酮、甘草查耳酮 A、原儿茶酸、9– 甲氧基香豆雌酚、大豆异黄酮等。

【使用注意】阴虚火亢者慎用。

【临床应用】

1. 治疗三叉神经痛

将白芷、细辛、辛夷、鸡血藤洗净晒干，粉碎过筛，混合冰片磨成细粉，经 -15℃低温灭菌，装瓶密封备用。用棉棒蘸少量此中药，置入三叉神经痛患者患侧鼻孔内，让患者轻吸即可。每日数次，5 日为 1 个疗程。

2. 治疗高脂血症

通脉枕是选用吴茱萸、木香、菊花、决明子、鸡血藤等质地轻柔，且具有芳香走窜性质的道地药材，将之粉碎成粗颗粒作为枕芯，高脂血症患者于睡时枕用。每半个月换 1 次药。患者睡眠时中药可作用于头部后侧的穴位，以起到活血化瘀、清头目、安神的作用。

3. 治疗类风湿关节炎

类风湿关节炎患者取桂枝、防风、黄芪、茯苓、附子、秦艽、独活、马钱子、丹参、甘草、红花、鸡血藤、薄荷熏蒸治疗，每次 20 分钟，隔天治疗 1 次，连续治疗 1 周为 1 个疗程，连续治疗 6 个疗程。通过观察患者的临床症状、晨僵时间、关节痛及压痛数、关节肿胀程度、红细胞沉降率、类风湿因子（RF）滴度、握力、步行时间、不良反应等发现，中药熏蒸治疗类风湿关节炎效果显著，值得推广。

参考文献

[1] 中国中药学管理局《中华本草》编委会 . 中华本草：精选本 [M]. 上海：上海科学技术出版社，1998.

[2] Liu X Y, Zhang Y B, Yang X W, et al.Anti-inflammatory activity of some characteristic constituents from the vine stems of Spatholobus suberectus[J].Molecules, 2019, 24 (20): 3750.

[3] 杜雅俊 . 吸入中药治疗三叉神经痛 61 例 [J]. 中西医结合心脑血管病杂志，2009，7（11）：1380-1381.

[4] 赵瑜，韩德强 . 通脉枕联合清脂散治疗高脂血症的临床研究 [J]. 辽宁医学杂

志，2014，28（3）：146-148.

[5] 李世宏，沈丽英，张虹. 止痹方薰蒸联合西药治疗类风湿性关节炎随机平行对照研究 [J]. 实用中医内科杂志，2014，28（2）：83-85.

凌霄花
CAMPSIS FLOS

【来源】本品为紫葳科植物凌霄 *Campsis grandiflora*（Thunb.）K.Schum. 或美洲凌霄 *Campsis radicans*（L.）Seem. 的干燥花及根。

【性味归经】甘、酸，寒。归肝、心包经。

【功能主治】活血通经，凉血祛风。用于月经不调，经闭癥瘕，产后乳肿，风疹发红，皮肤瘙痒，痤疮。

【用法用量】5～9g。

【化学成分】齐墩果酸、山楂酸、β- 香树脂醇、阿江榄仁酸、熊果醛、23- 羟基熊果酸、可乐苏酸、木犀草素、槲皮素、芹菜素、柯厄醇、鼠李柠檬树、儿茶酸、胡萝卜苷、3- 羟基 -4- 甲氧基 - 苯甲酸、咖啡酸等。

【古代吸嗅应用记载】《杨氏家藏方》："紫葳散用于治肺有风热，鼻生瘡疱：凌霄花半两（取末），硫黄一两（别研），腻粉一钱，胡桃四枚（去壳）。先将前三味和匀，后入胡桃肉，同研如膏子，用生绢蘸药频频揩之。"

参考文献

金晓琴，沈建飞，盛一梁，等. 凌霄花化学及临床应用研究进展 [J]. 中国处方药，2021，19（2）：18-20.

第三节　活血疗伤药

苏木
SAPPAN LIGNUM

【来源】本品为豆科植物苏木 *Caesalpinia sappan* L. 的干燥心材。

【性味归经】甘、咸，平。归心、肝、脾经。

【功能主治】活血祛瘀，消肿止痛。用于跌打损伤，骨折筋伤，瘀滞肿痛，经闭，痛经，产后瘀阻，胸腹刺痛，痈疽肿痛。

【用法用量】3 ～ 9g。

【化学成分】色原烷类：3-（3′,4- 二羟基苄基）-7- 羟基 -4- 色原烷酮，3-（3′,4′- 二羟基亚苄基）-7- 羟基 -4- 色原烷酮，3-（3′,4′- 二羟基苄基）-3,7- 二羟基 -4 色原烷酮，3-（3′,4′- 二羟基苄基）-4,7- 二羟基色原烷醇，3′（3′,4′- 二羟基苄基）-7- 羟基 -4- 甲氧基色原烷醇的左旋体和右旋体，7- 羟基 -（4′- 羟基亚苄基）-4- 色原烷酮，3,7- 二羟基 -3-（4′- 羟基苄基）-4- 色原烷酮，7- 羟基 -8- 甲氧基 -3-（4′- 甲氧基亚苄基）-4- 色原烷酮，3,4,7- 三羟基 -3-（4′- 羟基苄基）色原烷，苏木酚，表苏木酚，3′- 去氧苏木酚，3′-O- 甲基苏木酚，3′-O- 甲基表苏木酚，4-O- 甲基苏木酚，4-O- 甲基表苏木酚；巴西苏木素类：3′-O- 甲基巴西苏木素和巴西苏木素衍生物 1 及 2；黄酮类：商陆黄素，鼠李素，槲皮素；查耳酮类：4,4′- 二羟基 -2′- 甲氧基查耳酮，2′- 甲氧基 -3,4,4′- 三羟基查耳酮；二苯并环氧庚烷类：原苏木素 A、B、C、E-1、E-2，以及 10-O- 甲基原苏木素 B；苏木苦素 J、P，二十八醇，β- 谷甾醇，以及蒲公英赛醇等。

【使用注意】血虚无瘀者不宜服用，孕妇忌服。

【临床应用】

治疗外痔

活血止痛汤（组成：苏木、厚朴、川乌、草乌、红花、赤芍、黄柏、川椒）取 1 剂置于小搪瓷盒中，加水至 2500mL 左右，武火煮沸后，微火煎 25 分钟，药液浓缩至 1500mL 左右，外痔患者立即熏蒸患处 10 分钟，待温度适中后采用坐浴或用毛巾蘸药敷于患处 20 分钟。每日 1 剂，每日早晚各治疗 1 次。

参考文献

[1] 中国中药学管理局《中华本草》编委会 . 中华本草：精选本 [M]. 上海：上海科学技术出版社，1998.

[2] 武俊侠 . 活血止痛汤薰洗治疗肛门疾患 256 例 [J]. 陕西中医，1999（3）：127.

马钱子

STRYCHNI SEMEN

【来源】本品为马钱科植物马钱 *Strychnos nux-vomica* L. 的干燥成熟种子。

【性味归经】苦，温；有大毒。归肝、脾经。

【功能主治】通络止痛，散结消肿。用于跌打损伤，骨折肿痛，风湿顽痹，麻木瘫痪，痈疽疮毒，咽喉肿痛。

【用法用量】0.3 ～ 0.6g，炮制后入丸散用。

【化学成分】番木鳖碱、马钱子碱、异番木鳖碱、异马钱子碱、番木鳖碱 N- 氧化物、马钱子碱 N- 氧化物、β- 可鲁勃林、16- 羟基 -β- 可鲁勃林、16- 羟基 -α- 可鲁勃林、伪番木鳖碱、伪马钱子碱、N- 甲基 - 断 - 伪番木鳖碱、番木鳖次碱、N- 甲基 - 断 - 伪马钱子碱、4- 羟基番木鳖碱、马钱子苷、马钱子苷酸、去氧马钱子苷、马钱子酮苷、开链马钱子苷等。

【使用注意】不宜生用、多服、久服；孕妇禁用。

【临床应用】

治疗膝骨关节炎

膝骨关节炎患者接受牛膝丸（组成：萆薢、肉苁蓉、菟丝子、杜仲、牛膝、木瓜、牡蛎、全蝎、白芷、白蒺藜、桂枝、两面针）内服配合通痹膏（组成：草乌、天南星、肉桂、独活、细辛、川芎、当归、芥子、马钱子、两面针、乳香、浴盐）外敷或熏洗治疗。连续治疗 15 日为 1 个疗程。临床研究发现，治疗后患者膝骨关节疼痛、肿胀、压痛、关节功能积分均明显下降，表明牛膝丸与通痹膏内外合用治疗膝骨性关节炎，能有效缓解患者临床症状，改善关节功能。

参考文献

[1] 中国中药学管理局《中华本草》编委会.中华本草：精选本 [M].上海：上海科学技术出版社，1998.

[2] 莫卫海，刘志龙，徐宁达，等.中药内外合用治疗膝骨性关节炎 78 例疗效观察 [J].新中医，2007，397（6）：45–46.

血竭
DRACONIS SANGUIS

【来源】本品为棕榈科植物麒麟竭 *Daemonorops draco* Bl. 果实渗出的树脂经加工制成。

【性味归经】甘、咸，平。归心、肝经。

【功能主治】活血定痛，化瘀止血，生肌敛疮。用于跌打损伤，心腹瘀痛，外伤出血，疮疡不敛。

【用法用量】内服：研末，1 ～ 2g；或入丸剂。外用：研末撒或入膏药用。

【化学成分】血竭红素、血竭素、去甲基血竭红素、去甲基血竭素、（2S）–5–甲氧基 –6– 甲基黄烷 –7– 醇、（2S）–5– 甲氧基蓼烷 –7– 醇、2,4– 二羟基 –5– 甲基 –6– 甲氧基查耳酮、血竭黄烷 A、血竭二氧杂庚醚、海松酸、异海松酸、松香酸、去氢松香酸、山达海松酸等。

【使用注意】

《神农本草经疏》："凡血病无瘀积者不必用。"

【古代吸嗅应用记载】《博济方》中有关于血竭散治瘰疬已破，脓水不止的记载："炒血竭二钱半，干地黄末半两，青州枣二十枚。烧灰为散，以淬唾调贴疮上。"

《医林集要》中有关于治鼻衄的记载："血竭、蒲黄等分。为末，吹之。"

【临床应用】

1. 治疗坏疽期血栓闭塞性脉管炎

坏疽期血栓闭塞性脉管炎患者接受中药熏吸治疗。取玲珑丸（由炉甘石、麝香、珍珠母、血竭等中药组成）1丸置于石棉网上，点燃酒精灯置于石棉网下对药丸进行小火加热，至石棉网上冒烟开始，用备好的锥形罩筒罩住药丸，患者用鼻慢慢吸取药烟，吸烟时口含凉水护齿。每次2丸，每日1次，连续治疗3天后进行下一疗程，改为每2天1次。临床观察显示，坏疽期血栓闭塞性脉管炎患者经此治疗后疗效甚佳，证明中药熏吸疗法治疗坏疽期血栓闭塞性脉管炎疗效确切。

2. 治疗矽肺结核

取雄黄、乳香、血竭、儿茶、百部、艾叶、白芷、败酱草，将上药研碎、制成药卷，矽肺结核患者每日熏1支，治疗7日为1个疗程，间隔1～2个月再进行下一疗程，一般患者需治疗2～3个疗程。

3. 治疗骨质增生

有临床研究采用中药外敷、内服治疗腰椎骨质增生患者。外敷方用活血散，组成如下：红花30g，土鳖虫15g，延胡索30g，骨碎补20g，制草乌30g，三七15g，没药20g，乳香20g，细辛15g，血竭30g，续断30g，制川乌30g，大黄30g，冰片10g，桃仁30g，丹参30g。上药打粉制成膏药后在患者症状最明显处贴敷，每日1贴，10日为1个疗程。内服方用补阳还五汤加减，组成如下：当归15g，黄芪20g，赤芍10g，川芎10g，骨碎补10g，地龙10g，熟地黄15g，木香10g，丹参15g，红花10g，桃仁10g，茯苓10g，薏苡仁25g，独活10g，甘草5g。水煎服，每次100mL，每日3次，隔日1剂，5剂为1个疗程。结果发现，中药外敷、内服治疗腰椎骨质增生获得了显著疗效。

参考文献

[1] 中国中药学管理局《中华本草》编委会.中华本草：精选本 [M].上海：上海科学技术出版社，1998.

[2] 陈品英，刘建魁.中药熏吸治疗坏疽期血栓闭塞性脉管炎临床疗效研究 [J].河北中医药学报，2021，36（6）：34-36&45.

[3] 孙奎.手法联合中药治疗腰椎骨质增生的临床观察 [J].按摩与康复医学，2018，9（20）：49-50.

骨碎补

DRYNARIAE RHIZOMA

【来源】本品为水龙骨科植物槲蕨 *Drynaria fortunei*（Kunze）J.Sm. 的干燥根茎。

【性味归经】苦，温。归肾、肝经。

【功能主治】疗伤止痛，补肾强骨；外用消风祛斑。用于跌扑闪挫，筋骨折伤，肾虚腰痛，筋骨痿软，耳鸣耳聋，牙齿松动；外治斑秃，白癜风。

【用法用量】3～9g。

【化学成分】槲蕨根茎含柚皮苷、21-何帕烯、9（11）羊齿烯、7-羊齿烯、3-雁齿烯、β-谷甾醇、豆甾醇、环木菠萝甾醇-乙酸酯、环水龙骨甾醇乙酸酯、环鸦片甾烯醇乙酸酯、9,10-环羊毛甾-25-烯醇-3β-乙酸酯等。

【使用注意】阴虚及无瘀血者慎服。

【临床应用】

治疗腰椎退行性病变

腰椎退行性病变患者仰卧于熏蒸牵引床上，暴露腰部皮肤，取红花、当归、乳香、没药、白芷、防风、独活、花椒、木瓜、透骨草、桑寄生、骨碎补、牛膝、杜仲、续断进行中药熏蒸。患者每次治疗30分钟，每日治疗1次，10日为1个疗程，连续治疗2个疗程。

参考文献

[1] 中国中药学管理局《中华本草》编委会. 中华本草：精选本 [M]. 上海：上海科学技术出版社，1998.

[2] 施红曙，陈宝伟，陈健. 中药薰蒸治疗腰椎退性行变临床观察 [C]. 浙江省中西医结合学会. 浙江省中西医结合学会保健与康复医学专业委员会第六次学术年会暨国家级继续教育学习班资料汇编. [出版地不详]：[出版者不详]，2008：1.

马鞭草
VERBENAE HERBA

中药吸嗅学

【来源】本品为马鞭草科植物马鞭草 *Verbena officinalis* L. 的干燥地上部分。

【性味归经】苦，凉。归肝、脾经。

【功能主治】活血散瘀，截疟，解毒，利水消肿。用于症瘕积聚，经闭，痛经，疟疾，喉痹，痈肿，水肿，热淋。

【用法用量】4.5 ～ 9g。

【化学成分】全草含马鞭草苷、戟叶马鞭草苷、羽扇豆醇、β- 谷甾醇、熊果酸、桃叶珊瑚苷、蒿黄素等；叶中含马鞭草新苷、腺苷、β- 胡萝卜素等。

【使用注意】孕妇慎用。

【临床应用】

1. 治疗乳腺增生

乳腺增生患者可在鼻内放置中药气味丸闻吸气味，同时加以中药内服进行治疗。中药气味丸组成：桂枝、麝香、青皮、白芷、荔枝核、杏仁、香附等有效成分。内服方药组成：蒲公英、瓜蒌、马鞭草、丝瓜络、全蝎。临床观察结果显示，闻吸中药气味丸配合中药内服治疗乳腺增生病程短，疗效确切，值得在临床推广应用。

2. 治疗念珠菌性阴道炎

临床实践中可应用马鞭草治疗念珠菌性阴道炎。念珠菌阴道炎患者以马鞭草加蛇床子，水煎 30 分钟，药汁置于专用脸盆中，先熏后坐浴浸泡阴道 10 分钟，同时以消毒纱布裹中指清洗阴道皱褶。每晚治疗 1 次，5 天为 1 个疗程。在临床观察中共治疗念珠菌阴道炎患者 28 例，其中 25 例 1 个疗程治愈，2 例 2 个疗程治愈，1 例 3 个疗程治愈。

参考文献

[1] 中国中药学管理局《中华本草》编委会 . 中华本草：精选本 [M]. 上海：上海科学技术出版社，1998.

[2] 黄伟，张炜 . 闻吸中药气味配合中药内服治疗乳腺增生病 120 例疗效观察 [J]. 吉林中医药，2012，32（11）：1126–1127.

[3] 朱玲 . 马鞭草治疗念珠菌性阴道炎及流行性结膜炎 [J]. 中医杂志，2001（6）：33.

第十七章　化痰止咳平喘药

第一节　止咳平喘药

牡荆叶
VITICIS NEGUNDO FOLIUM

【来源】本品为马鞭草科植物牡荆 *Vitex negundo* L.var.*cannabifolia*（Sieb.et Zucc.）Hand.–Mazz. 的新鲜叶。

【性味归经】微苦、辛，平。归肺经。

【功能主治】祛痰，止咳，平喘。用于咳嗽痰多。

【用法用量】鲜用；供提取牡荆油用。

【化学成分】β– 石竹烯、桉油精、石竹烯氧化物、乙酸松油酯、斯巴醇、芳樟醇、3– 侧柏烯、α– 石竹烯、香橙烯、小茴香烯、桉叶醇、芹菜素、5,4′– 二羟基 –3,6,7– 三甲氧基黄酮、猫眼草酚、槲皮素、1,4– 二羟基（*3R,5R*）– 二咖啡酰氧基环己甲酸甲酯、灰毡毛忍冬素 F、椒二醇、β– 谷甾醇、对羟基苯甲酸、β– 胡萝卜苷等。

【使用注意】阴虚者不宜用。

【药理作用】

杀虫

研究发现，牡荆叶挥发油对害虫烟草甲体现出较强的触杀毒性，LD_{50} 值为

25.30μg/ 头；牡荆叶挥发油对烟草甲成虫有很强的熏蒸毒性，LC_{50} 为 13.12mg/L。

参考文献

[1] 吴彦，尤春雪，田兆福，等 . 牡荆叶挥发油对烟草甲的杀虫活性 [J]. 植物保护，2016，42（5）：97–102&109.

[2] 李曼曼，黄正，霍会霞，等 . 牡荆叶化学成分研究 [J]. 世界科学技术 – 中医药现代化，2015，17（3）：578–582.

款冬花
FARFARAE FLOS

【来源】本品为菊科植物款冬 Tussilago farfara L. 的干燥花蕾。

【性味归经】辛、微苦，温。归肺经。

【功能主治】润肺下气，止咳化痰。用于新久咳嗽，喘咳痰多，劳嗽咳血。

【用法用量】5 ～ 10g。

【化学成分】千里光宁、金丝桃苷、芦丁、异槲皮苷、山柰酚、款冬花酮、款冬酮、款冬花素内酯、山柰酚 –3– 芸香糖苷、甲基丁酰款冬素酯、款冬二醇、3,4– 二咖啡奎尼酸、3,5– 二咖啡酰基奎尼酸、4,5– 二咖啡酰基奎尼酸、咖啡酸、绿原酸、芥子酸等。

【古代吸嗅应用记载】《本草纲目》："有人病久嗽，肺虚生寒热，以款冬花焚三两，俟烟出，以笔管吸其烟，满口则咽之，至倦则已。日作五七次，遂瘥。"

《本草纲目》："款冬花。肺热劳咳，连连不绝，涕唾稠粘，为温肺治嗽之最。痰嗽带血，同百合丸服。以三两烧烟，筒吸之。"

【药理作用】

舒张支气管

离体家兔、豚鼠及猫的气管 – 肺灌流试验证明，小剂量的款冬花醚提取液可使支气管略有舒张，大剂量反而收缩。

参考文献

[1] 程晓叶，张霞，廖曼，等 .UPLC–Q–TOF–MS 法分析款冬花的化学成分 [J]. 中药，2017，48（12）：2390–2400.

[2] 郑开颜，韦杰，王乾，等 .款冬花化学成分及药理作用研究进展 [J]. 亚太传统医药，2018，14（7）：89–92.

洋金花
DATURAE FLOS

【**来源**】本品为茄科植物白花曼陀罗 *Datura metel* L. 的干燥花。

【**性味归经**】辛，温；有毒。归肺、肝经。

【**功能主治**】平喘止咳，解痉定痛。用于哮喘咳嗽，脘腹冷痛，风湿痹痛，小儿慢惊；外科麻醉。

【**用法用量**】0.3 ～ 0.6g，宜入丸散；亦可作卷烟分次燃吸（1 日量不超过 1.5g）。外用适量。

【**化学成分**】醉茄内酯 B、白曼陀罗素、白曼陀罗苷、洋金花素 A、半枝莲碱、托品酸、松脂酚、橙黄胡椒酰胺、*N*– 反式 – 对香豆酰酪胺、β– 谷甾醇、豆甾醇、莨菪碱、阿托品、东莨菪碱、山莨菪碱、二氢红花菜豆酸、托品酸甲酯、苯甲酸甲酯、4– 羟基苯乙酮、3,4– 二羟基甲苯等。

【**使用注意**】外感及痰热咳喘、青光眼、高血压及心动过速患者，以及孕妇禁用。

【**古代吸嗅应用记载**】《外科十三方考》："曼陀罗花（洋金花）两五，火硝一钱，川贝一两，法夏八钱，泽兰六钱，冬花五钱。上共研细末，用老姜一斤，捣烂取汁，将药末合匀，以有盖茶盅一只盛贮封固，隔水蒸一小时久，取出，以熟烟丝十两和匀，放通风处，吹至七、八成干（不可过于干燥，恐其易碎）时，贮于香烟罐中备用。每日以旱烟筒或水烟袋，如寻常吸烟法吸之。"

《医学衷中参西录》："醉仙桃即曼陀罗花也……俗呼为洋金花……今人治劳喘者，

多有取其花与叶，作烟吸之者，实有目前捷效，较服其膏为妥善也。"

【临床应用】

止喘

洋金花配烟叶，挫合在一起，卷成烟卷，点燃吸之以疗哮喘，很有效果。洋金花之所以止喘，大概是因其有"松弛平滑肌"的作用。

参考文献

[1] 朱金莲，邓颖嘉，何燕珊，等. 洋金花的化学成分、药理作用及临床应用研究进展 [J]. 中国实验方剂学杂志，2021，27（23）：201–209.

[2] 井佳楠，吕邵娃，王秋红，等. 洋金花化学成分和药理作用及临床应用研究进展 [J]. 中药，2016，47（19）：3513–3521.

[3] 刘印刚. 辨证应用洋金花治遗尿 [J]. 河北中医药学报，1998，（4）：21.

白果
GINKGO SEMEN

【来源】本品为银杏科植物银杏 *Ginkgo biloba* L. 的干燥成熟种子。

【性味归经】甘、苦、涩，平；有毒。归肺、肾经。

【功能主治】敛肺定喘，止带缩尿。用于痰多喘咳，带下白浊，遗尿尿频。

【用法用量】5 ～ 10g。

【化学成分】二十六烷酸、棕榈酸、白果醇、β- 谷甾醇、正十六烷酸 -1- 甘油酯、熊果酸、金松双黄酮、银杏黄素、异银杏黄素、胡萝卜苷、银杏内酯 A、银杏内酯 B、银杏内酯 C、尿嘧啶、松柏苷、甘草苷、腺苷、D- 葡萄糖、蔗糖等。

【使用注意】生食有毒。

【古代吸嗅应用记载】《外治寿世方》："治寒哮。白果、麻黄各等分，捣塞鼻。"

参考文献

周桂生，姚鑫，唐于平，等. 白果仁化学成分研究 [J]. 中国药学杂志，2012，47（17）：1362–1366.

百部
STEMONAE RADIX

【来源】本品为百部科植物直立百部 *Stemona sessilifolia*（Miq.）Miq.、蔓生百部 *Stemona japonica*（Bl.）Miq. 或对叶百部 *Stemona tuberosa* Lour. 的干燥块根。

【性味归经】甘、苦，微温。归肺经。

【功能主治】润肺下气止咳，杀虫灭虱。用于新久咳嗽，肺痨咳嗽，顿咳；外用于头虱，体虱，蛲虫病，阴痒。蜜百部润肺止咳，用于阴虚劳嗽。

【用法用量】3～9g。外用适量，水煎或酒浸。

【化学成分】对叶百部烯酮、脱氢对叶百部碱、对叶百部酮、氧化对叶百部碱、大黄素甲醚、3-羟基-4-甲氧基苯甲酸、对羟基苯甲酸、胸腺嘧啶、2-（1′,2′,3′,4′-四羟基丁基）-6-（2″,3″,4″-三羟基丁基）-吡嗪、掌叶半夏碱戊、豆甾醇、β-谷甾醇棕榈酸酯、β-谷甾醇、β-胡萝卜苷等。

【古代吸嗅应用记载】《本草纲目》："熏衣去虱：百部、秦艽，为末。入竹笼烧烟熏之，自落。亦可煮汤洗之。"

【临床应用】

治疗术后咳嗽

以百部三参汤为基本方，方为百部 20g，太子参 20g，沙参 15g，尾参 15g，桑叶 10g，川贝 10g，杏仁 10g。将上方按常规煎至 50mL，待药水凉后取 25mL 装入雾化器内，患者用之进行雾化吸入，维持 20 分钟。每日 2 次，每日 1 剂。此法对术后咳嗽患者有良好的疗效。

参考文献

[1] 赵侠，刘锦锦，张国民 . 高效液相色谱法测定直立百部药材中 2 种生物碱的含量 [J]. 湖南中医杂志，2022，38（6）：189-192.

[2] 王珺，高羽，张朝凤，等 . 对叶百部中的非生物碱类成分 [J]. 药学与临床研究，2012，20（3）：193-195.

[3] 刘清明 . 中药雾化吸入治疗术后咳嗽 32 例 [J]. 湖南中医杂志，2004，（6）：37.

第二节　温化寒痰药

天南星
ARISAEMATIS RHIZOMA

【**来源**】本品为天南星科植物天南星 *Arisaema erubescens*（Wall.）Schott、异叶天南星 *Arisaema heterophyllum* Bl. 或东北天南星 *Arisaema amurense* Maxim. 的干燥块茎。

【**性味归经**】苦、辛，温；有毒。归肺、肝、脾经。

【**功能主治**】散结消肿；外用治痈肿，蛇虫咬伤。

【**用法用量**】外用生品适量，研末以醋或酒调敷患处。

【**化学成分**】葫芦巴碱、秋水仙碱、夏佛托苷、异夏佛托苷、芹菜素 6-*C*- 半乳糖 -8-*C*- 阿拉伯糖苷、芹菜素 6-*C*-β-D- 半乳糖 -8-*C*-α-L- 阿拉伯糖苷、棕榈酸、亚油酸、亚麻酸、柠檬酸、阿魏酸、β- 谷甾醇、磷酸丝氨酸、牛磺酸、磷酸乙醇胺等。

【**使用注意**】孕妇慎用；生品内服宜慎。

【古代吸嗅应用记载】《验方新编》："头痛熏鼻法又方：天南星一个、艾叶五钱，烧烟熏之。"

《普济方》："三生饮：一切卒中。不论中风、中寒、中暑、中湿、中气及痰厥、饮厥之类，初作皆可用此。先以皂角去弦皮，细辛或生天南星、半夏为末，揭以管子，吹入鼻中，候其喷嚏。即进前药。"

参考文献

胡浩，戴佳锟，王璐，等．中药天南星的化学成分及其药理作用 [J]. 生命的化学，2020，40（12）：2216-2225.

桂花
OSMANTHI FRAGRANTIS FLOS

【来源】本品为木犀科植物木犀 *Osmanthus fragrans*（Thunb.）Lour. 的干燥花。

【性味归经】辛，温。归肺、脾、肾经。

【功能主治】化痰，散瘀。治痰饮喘咳，肠风血痢，牙痛，口臭。

【用法用量】内服：煎汤，1.875 ~ 3.75g；或泡茶、浸酒。外用：煎水含漱，或蒸热外熨。

【化学成分】γ- 癸酸内酯、α- 紫罗兰酮、β- 紫罗兰酮、反式 - 芳樟醇氧化物、顺式 - 芳樟醇氧化物、芳樟醇、壬醛、β- 水芹烯、橙花醇、牻牛儿醇、二氢 -β- 紫罗兰酮等。

【临床应用】

放松舒缓

临床研究发现，患者于安静环境以合适坐姿休息，将超声波喷雾机置于受试者头部上方不远处，喷雾机中加入蒸馏水和一定量的咸宁桂花精油，治疗一段时间后，对比患者在治疗前后的心率变异测量变化。结果显示，吸入咸宁桂花精油后患者交感神经兴奋性有所提升，说明咸宁桂花精油具有放松舒缓的效果。

参考文献

[1] 于蕾蕾，高旭政，苏子龙，等．桂花的应用和药用价值概述 [J]．湖北科技学院学报（医学版），2022，36（5）：444-448．

[2] 胡春芳．咸宁桂花遗传关系的 SRAP 分析及其精油的瘦身舒压功效研究 [D]．阿拉尔：塔里木大学，2013．

猪牙皂

GLEDITSIAE FRUCTUS ABNORMALIS

【来源】本品为豆科植物皂荚 *Gleditsia sinensis* Lam. 的干燥不育果实。

【性味归经】辛、咸，温；有小毒。归肺、大肠经。

【功能主治】祛痰开窍，散结消肿。用于中风口噤，昏迷不醒，癫痫痰盛，关窍不通，喉痹痰阻，顽痰喘咳，咯痰不爽，大便燥结；外治痈肿。

【用法用量】1～1.5g，多入丸散用。外用适量，研末吹鼻取嚏或研末调敷患处。

【化学成分】棕榈酸、油酸、N-氨基四氢吡咯、2,6-二甲基辛烷-1,7-二烯-3-醇、四氢吡喃、香兰素、新橙皮苷、右旋大根香叶烯、芳樟醇、δ-杜松烯、α-古巴烯、α-芹子烯、正己醛、豆甾醇、谷甾醇等。

【使用注意】孕妇及咳血、吐血患者禁用。

【古代吸嗅应用记载】《本草汇言》："治诸窍不通，因气、因痰、因风、因火，暴病闭塞者。猪牙皂荚（去皮、弦、子，炒），为细末，吹入鼻内即通。"

《本草汇言》中有关于治卒头痛的记载："皂荚末吹鼻中，令嚏则止。"

《儒门事亲》："治脑宣。皂角（去皮、弦、子）蜜炙捶碎，水中揉成浓汁，熬成膏子，鼻内搐之，口中咬箸，良久涎出为度。"

《急救广生集》："中风痰壅用此吐痰。江子仁（六粒），猪牙皂三钱（切片），明矾（一两）。先将矾化开，入二味和匀，待矾枯为末，每用一字吹鼻内，则涎流口开。"

《疡医大全》："卒暴中风，牙关紧急，药不得下，用通关散（细辛、薄荷、猪牙皂、雄黄各二钱，研细）。每用少许，吹入鼻中，俟喷嚏后，然后进药。"

【药理作用】

1. 抗脑缺氧缺血

研究表明，猪牙皂经鼻给药苷可显著提高常压缺氧和急性缺血缺氧小鼠的存活时间。

2. 抗亚硝酸钠中毒

小鼠每日用猪牙皂的正丁醇萃取液经鼻给药，末次给药 1 小时后，腹腔注射亚硝酸钠 240mg/kg（注射量 0.1mL/10g），立即计时，记录存活时间。结果显示，猪牙皂的正丁醇萃取液可显著延长小鼠的亚硝酸钠中毒存活时间。

3. 促进排痰

分别提取猪牙皂的石油醚、乙醚、氯仿、乙酸乙酯、水饱和正丁醇萃取液，小鼠分别每日经鼻给药对应萃取液，末次给药 1 小时后，腹腔注射 2.5% 酚红溶液 0.5mL，1 小时后处死动物，剥离气管周围组织，剪下自甲状软骨下至气管分支处的一段气管，放入盛有 2mL 生理盐水的试管中，再加入 1mol/L 的 NaOH 0.1mL，用 TU-1810 分光光度计于波长 558 nm 处测吸光度（A）值。A 越大表示酚红排泌量越多，提示中药的祛痰作用越强。实验结果显示，猪牙皂的正丁醇、石油醚、乙醚萃取液均使小鼠呼吸道黏膜排出的酚红增加，正丁醇萃取液的作用相对更强。说明猪牙皂具有一定的排痰作用。

参考文献

[1] 董娜娜，陈晓兰，邓铋莉，等.猪牙皂化学成分及药理作用研究进展 [J]. 贵州中医药大学学报，2022，44（5）：72-76.

[2] 杨敬鸿，陈晓兰，杨晓梅，等.基于信息熵理论和方差分析比较猪牙皂不同组分对小鼠缺血缺氧及血脑屏障通透性影响 [J]. 中药药理与临床，2018，34（6）：83-86.

[3] 邓显仪，陈晓兰，唐红艳，等.猪牙皂对小鼠祛痰与耐缺氧作用的药效学研

究 [J]. 贵阳中医学院学报，2017，39（3）：21–24&28.

芥子

SINAPIS SEMEN

【**来源**】本品为十字花科植物白芥 *Sinapis alba* L. 或芥 *Brassica juncea*（L.）Czern.et Coss. 的干燥成熟种子。

【**性味归经**】辛，温。归肺经。

【**功能主治**】温肺豁痰利气，散结通络止痛。用于寒痰咳嗽，胸胁胀痛，痰滞经络，关节麻木、疼痛，痰湿流注，阴疽肿毒。

【**用法用量**】3 ～ 9g。外用适量。

【**化学成分**】芥子碱、4– 羟基苯甲酰胆碱、3– 羟基 –4– 甲氧基桂皮酰胆碱、3,4– 甲氧基苯甲酰胆碱、硫代葡萄糖苷类、异硫氰酸烯丙酯、茴香脑、1– 环丙基丙烷、苯并噻唑、巴豆腈、异硫氰酸环己酯等。

【**使用注意**】肺虚咳嗽及阴虚火旺者忌服。

【**古代吸嗅应用记载**】《验方新编》："（头痛熏鼻法）又方：牙皂、白芥子、研细末，头痛时嗅少许入鼻内，并可除根，屡试屡验。"

参考文献

[1] 张青山，王卓，孔铭，等 . 芥子中芥子碱类和硫代葡萄糖苷类成分化学稳定性和质量评价研究进展 [J]. 中药，2015，46（1）：148–156.

[2] 蔡君龙，卢金清，黎强，等 . 顶空固相微萃取 – 气相色谱 – 质谱联用分析白芥子挥发性化学成分 [J]. 中国药业，2014，23（4）：26–27.

白附子

TYPHONII RHIZOMA

【来源】本品为天南星科植物独角莲 *Typhonium giganteum* Engl. 的干燥块茎。

【性味归经】辛，温；有毒。归胃、肝经。

【功能主治】祛风痰，定惊搐，解毒散结，止痛。用于中风痰壅，口眼喝斜，语言謇涩，惊风癫痫，破伤风，痰厥头痛，偏正头痛，瘰疬痰核，毒蛇咬伤。

【用法用量】3 ～ 6g。一般炮制后用，外用生品适量捣烂，熬膏或研末以酒调敷患处。

【化学成分】白附子脑苷 A、白附子脑苷 B、白附子脑苷 C、白附子脑苷 D、芸苔甾醇苷、胡萝卜苷、松柏苷、乙基松柏苷、己醛、2- 庚醇、1- 辛烯 -3- 醇、樟脑、2- 正戊基呋喃、菲、异丁基邻苯二酸酯、乙酸龙脑酯、芫妥醇、核黄素等。

【使用注意】孕妇慎用；生品内服宜慎。

【古代吸嗅应用记载】《普济方》："诸风杂治。白僵蚕（微炒）、白附子（炮裂）、地龙（微炒）、黄丹（微炒）各一两，人中白（炒灰半两）。上为吹鼻方，治产后头痛。"

参考文献

黄金钰，戴忠，马双成 . 白附子的研究进展 [J]. 中药，2015，46（18）：2816-2822.

大皂角

GLEDITSIAE SINENSIS FRUCTUS

【来源】本品为豆科植物皂荚 *Gleditsia sinensis* Lam. 的干燥成熟果实。

【性味归经】辛、咸，温；有小毒。归肺、大肠经。

【功能主治】祛痰开窍，散结消肿。用于中风口噤，昏迷不醒，癫痫痰盛，关窍不通，喉痹痰阻，顽痰喘咳，咳痰不爽，大便燥结；外治痈肿。

【用法用量】1～1.5g，多入丸散用。外用适量，研末吹鼻取嚏或研末调敷患处。

【化学成分】荭草苷、花旗松素、牡荆素、异槲皮苷、木犀草苷、槲皮苷、槲皮素、芹菜素等。

【使用注意】孕妇及咳血、吐血患者忌服。

【古代吸嗅应用记载】《太平圣惠方》："治食诸鱼骨鲠，久不出方。上以皂荚末少许吹鼻中，使得嚏鲠出。"

《寿世保元》："一论伤寒，昏迷不省人事，以皂荚刺燃烟入鼻，有嚏可治，无则不治，肺气上绝也。"

《本草备要》："治中风口噤，胸痹喉痹。凡中风不省人事，口噤不能进药，急提头发，手掐人中，用皂角末或半夏末吹入鼻中，有嚏者生，无嚏者肺气已绝，死。"

参考文献

谢胡敏，宓月光，徐晓艳，等.大皂角、猪牙皂和皂角刺中10种黄酮与生物碱成分的含量测定 [J]. 中国中药杂志，2023，48（7）：1899–1907.

半夏
PINELLIAE RHIZOMA

【来源】本品为天南星科植物半夏 *Pinellia ternata*（Thunb.）Breit. 的干燥块茎。

【性味归经】辛、温；有毒。归脾、胃、肺经。

【功能主治】燥湿化痰，降逆止呕，消痞散结。用于湿痰寒痰，咳喘痰多，痰饮眩悸，风痰眩晕，痰厥头痛，呕吐反胃，胸脘痞闷，梅核气；外治痈肿痰核。

【用法用量】内服一般炮制后使用，3～9g。外用适量，磨汁涂或研末以酒调敷患处。

【化学成分】左旋麻黄碱、胆碱、葫芦巴碱、亚油酸、棕榈酸、琥珀酸、*E*-对-香豆醇、松柏苷、异落叶松脂素、松脂醇、大豆素、芹菜苷、7-甲基芹菜定、黄芩苷、黄芩素、β-谷甾醇、胡萝卜苷等。

【使用注意】不宜与川乌、制川乌、草乌、制草乌、附子同用；生品内服宜慎。

【古代吸嗅应用记载】《奇效简便方》："喉痹肿塞。生半夏末，鼻内、涎出效。"

《本草纲目》："小儿惊风：生半夏一钱，皂角半钱，为末。吹少许入鼻。"

《本草备要》："治中风口噤，胸痹喉痹，中风不省人事，口噤不能进药，急提头发，手掐人中，用皂角末或半夏末吹入鼻中，有嚏者生，无嚏者肺气已绝，死。"

参考文献

王依明，王秋红.半夏的化学成分、药理作用及毒性研究进展[J].中国药房，2020，31（21）：2676-2682.

第三节　清化热痰药

桔梗
PLATYCODONIS RADIX

【来源】本品为桔梗科植物桔梗 *Platycodon grandiflorum*（ Jacq. ）A.DC. 的干燥根。

【性味归经】苦、辛，平。归肺经。

【功能主治】宣肺，利咽，祛痰，排脓。用于咳嗽痰多，胸闷不畅，咽痛音哑，肺痈吐脓。

【用法用量】3 ～ 10g。

【化学成分】桔梗皂苷 A、桔梗皂苷 B、桔梗皂苷 D、远志苷 D、远志苷 D2、桔梗聚糖、菊糖、蜜桔素、槲皮素 –7–*O*– 葡萄糖苷、槲皮素 –7–*O*– 芸香苷、菠菜甾醇、α– 菠菜甾醇 –β–D– 葡萄糖苷、δ–7– 豆甾烯醇、白桦脂醇、β– 谷甾醇、亚油酸、软脂酸、亚麻酸、棕榈酸、胡萝卜素、维生素 B1、尼克酸等。

【使用注意】桔梗皂苷有溶血作用，不能用于注射。

【古代吸嗅应用记载】《儿科萃精》："外用吹鼻龙脑散（如龙脑、麝香各少许，各研细末，炒黄蜗牛壳、虾膜灰、瓜蒂、黄连、细辛、桔梗各等分，研极细末，入瓷盒内贮之），每取少许，吹入鼻中，日吹二次。"

《验方新编》："雷击散：专治瘟疫，并治忽然腹痛，手足厥逆，面色青黑，并上吐下泻、霍乱、朱砂症，以及一切痧症……牙皂、北细辛各三钱半，朱砂、明雄各二钱半，藿香三钱，枯矾、白芷各一钱，桔梗、防风、木香、贯众、陈皮、苏薄荷、法夏、甘草各二钱，共研极细末，贮瓶中忽泄气，随带身边。凡遇急症，取二三分吹入鼻中，再用一二钱姜汤冲服，服后，安卧片时，汗出而愈。"

参考文献

孙萍，徐慧，黄艳红，等 . 桔梗化学成分的提取方法和药理作用概述 [J]. 中国酿造，2022，41（9）：18–23.

胆南星
ARISAEMA CUM BILE

【来源】本品为制天南星的细粉与牛、羊或猪胆汁经加工而成，或为生天南星细粉与牛、羊或猪胆汁经发酵加工而成。

【性味归经】苦、微辛，凉。归肺、肝、脾经。

【功能主治】清热化痰，息风定惊。用于痰热咳嗽，咳痰黄稠，中风痰迷，癫狂惊痫。

【用法用量】3 ～ 6g。

【化学成分】胆酸和去氧胆酸主要存在于用牛胆汁发酵制得的胆南星中；猪胆酸和猪去氧胆酸主要存在于用猪胆汁发酵制得的胆南星中；牛、羊、猪胆汁发酵制得的胆南星中均含有一定量的鹅去氧胆酸、芹菜素、夏佛托苷、异夏佛托苷、芥子酸、儿茶酚、绿原酸、胆固醇等。

【古代吸嗅应用记载】《医学衷中参西录》："至痉之因惊骇得者，当以清心、镇肝、安魂、定魄之药与蜈蚣并用，若朱砂、铁锈水、生龙骨、生牡蛎诸药是也；有热者，加羚羊角、青黛；有痰者，加节菖蒲、胆南星；有风者，加全蝎、僵蚕；气闭塞及牙关紧者，先以药吹鼻得嚏，后灌以汤药。"

参考文献

唐照琦，李彪，王秋红，等.胆南星的化学成分、药理作用及相关复方临床应用的研究进展 [J]. 中国药房，2020，31（12）：1523–1527.

第十八章　安神药

天仙子
HYOSCYAMI SEMEN

【**来源**】本品为茄科植物莨菪 *Hyoscyamus niger* L. 的干燥成熟种子。

【**性味归经**】苦、辛，温；有大毒。归心、胃、肝经。

【**功能主治**】解痉止痛，平喘，安神。用于胃脘挛痛，喘咳，癫狂。

【**用法用量**】0.06 ～ 0.6g。

【**化学成分**】莨菪碱、阿托品、脱水东莨菪碱、羟莨菪碱、脱水阿托品、茛芋碱、东莨菪碱、亚油酸、硬脂酸、棕榈酸、己醛、2– 庚酮等。

【**使用注意**】心脏病、心动过速、青光眼患者及孕妇禁用。

【**古代吸嗅应用记载**】《本草纲目》："年久呷嗽至三十者。莨菪子、木香、熏黄等分。为末，以羊脂涂青纸上，撒末于上，卷作筒，烧烟熏吸之。"

《景岳全书》："用天仙子，不拘多少，烧烟，以竹筒抵牙，引烟熏之，其虫即死。"

参考文献

[1] 祁文娟，王兆基，吴志成，等 . 毒性中药天仙子有效成分的液相色谱 – 质谱法定性定量分析 [J]. 药物分析杂志，2012，32（4）：599–602.

[2] 王秀琴，王岩，李军，等 .GC–MS 分析天仙子及其炮制品中挥发油成分 [J]. 中华中医药学刊，2013，31（5）：1044–1047.

远志

POLYGALAE RADIX

【来源】本品为远志科植物远志 *Polygala tenuifolia* Willd. 或卵叶远志 *Polygala sibirica* L. 的干燥根。

【性味归经】苦、辛，温。归心、肾、肺经。

【功能主治】安神益智，交通心肾，祛痰，消肿。用于心肾不交引起的失眠多梦、健忘惊悸、神志恍惚，咳痰不爽，疮疡肿毒，乳房肿痛。

【用法用量】3～10g。

【化学成分】远志皂苷、7-羟基-1-甲氧基-2,3-亚甲二氧基酮、1,3,7-三羟基-2,6-二甲氧基酮、7-羟基-1-甲氧基酮、1,7-二羟基-3,4-二甲氧基酮、哈尔满、降哈尔满、N9-甲酰基哈尔满、1-丁氧羰基-β-咔啉、1-乙氧羰基-β-咔啉、1-甲氧羰基-β-咔啉、油酸、亚油酸、软脂酸、熊果酸、2α,3β,19α-三羟基乌索-12-烯-23,28-三羧酸等。

【古代吸嗅应用记载】《圣济总录纂要》中有关于远志散方的记载："治脑风头痛不可忍。远志去心，不拘多少为细散。每用半匙，先含水满口，即搐药入鼻中，仍揉痛处。"

参考文献

李旭冉，陈思邈，陈伟燕，等. 远志的化学成分及防治阿尔兹海默症的研究进展[J]. 中国药学杂志，2022，57（1）：15-23.

迷迭香

ROSMARINI HERBA

【来源】本品为唇形科植物迷迭香 *Rosmarinus officinalis* L. 的全草。

【性味归经】辛，温、平。归肺、胃、脾经。无毒。

【功能主治】发汗，健脾，安神，止痛。用于各种头痛，早期脱发。

【用法用量】内服煎汤，4.5 ～ 9g。外用浸水洗。

【化学成分】迷迭香酸、鼠尾草酸、鼠尾草酚、咖啡酰奎宁酸、异鼠李素 – 己糖、桉叶素、马鞭草烯酮、松油烯、樟脑、龙脑、蒎烯、莰烯、乙酸龙脑酯、α– 蒎烯、柠檬烯等。

【古代吸嗅应用记载】《普济方》："上用迷迭香烧之，去鬼，辟恶。出本草。"

【药理作用】

1. 抗菌

通过金黄色葡萄球菌滴鼻法建立小鼠肺炎模型，小鼠每日 2 次吸入迷迭香精油治疗，每次 30 分钟，连续 7 日。实验结束后为小鼠称重、采血，分析血常规指标及病理切片。实验结果显示，肺炎小鼠在吸入迷迭香精油治疗后反应温和，饮食和体重增加，IL–6 和其他炎性细胞数量明显减少，肺组织充血减轻，肺泡间隙炎性细胞浸润减少，肺泡结构完整性逐步恢复，接近正常小鼠。表明迷迭香精油具有良好的抗菌作用，可以缓解金黄色葡萄球菌引起的肺部炎症。

2. 改善记忆功能

有研究发现，单用迷迭香精油吸入与天王补心丹联合迷迭香精油吸入均可显著提高阿尔茨海默病模型小鼠 T 迷宫跨越格数、缩短潜伏期，提高记忆测试正确率，表明迷迭香精油对小鼠记忆力有改善作用。

研究表明，吸嗅迷迭香精油后，痴呆模型大鼠在定位航行实验中逃避潜伏期显著低于未给药的痴呆模型大鼠，平均探索次数明显高于未给药的痴呆模型大鼠，5– 羟色胺（5–HT）的免疫反应阳性细胞数量增多明显，细胞着色加深，排列较紧凑。表明吸嗅迷迭香精油可提高大鼠海马内 5–HT 的含量和活性，进而改善血管性痴呆大鼠的学习、记忆能力。

参考文献

[1] 吴娟娟，曹凯航，钱建瑞，等 . 不同产地迷迭香化学成分的差异研究 [J]. 中国

食品添加剂，2022，33（3）：1-8.

[2] 刘倩，曹硕，张昊，等.迷迭香精油对金葡菌感染小鼠的干预作用 [J].北京农学院学报，2019，34（2）：71-76.

[3] 赵献敏，李南，杜彩霞，等.天王补心丹联合迷迭香精油对阿尔兹海默病模型小鼠记忆功能的影响 [J].中医学报，2018，33（4）：611-615.

[4] 窦云龙，高晓平，李光武.迷迭香吸嗅对血管性痴呆大鼠学习记忆及海马内5-羟色胺含量的影响 [J].中国康复医学杂志，2013，28（7）：657-659.

薰衣草
LAVANDULAE HERBA

【来源】本品为唇形科植物狭叶薰衣草 *Lavandula angustifolia* Mill. 的干燥地上部分。

【性味归经】辛，凉。

【功能主治】清热解毒，散风止痒。用于头痛头晕，口舌生疮，咽喉红肿，水火烫伤，风疹，疥癣。

【用法用量】内服煎汤，3～9g。外用适量，捣敷。

【化学成分】1,8-桉叶素、冰片、樟脑、α-萜品烯、（Z）-β-法呢烯、芳樟醇、乙酸芳樟醇、隐品酮、芳樟醇氧化物、石竹烯氧化物、芹菜素、木犀草素、β-谷甾醇、胆甾醇等。

【药理作用】

1. 改善学习记忆能力

抑郁症模型大鼠经持续吸入雾化薰衣草精油水溶液治疗 1 小时，每日 3 次，持续治疗 28 日。治疗后，大鼠摄食量显著增高，定位巡航潜伏期明显缩短，第三象限路程百分比、第三象限时间百分比及穿越平台次数较造模后均有所提高，海马及杏仁核区环磷腺苷效应元件结合蛋白（cAMP-response element binding protein，CREB）的磷酸化水平的表达均明显增加。表明薰衣草精油芳香疗法能够上调抑郁症模型大鼠海马和杏仁核中 CREB 磷酸化水平及原癌基因 c-fos 的表达，并改善大鼠的学习、记忆能力。

2. 改善睡眠质量

对氯苯丙氨酸诱导建立的失眠大鼠模型在经过连续 5 天的 8 小时薰衣草精油香熏治疗后，大鼠的睡眠潜伏期明显缩短，睡眠时间显著延长，大鼠脑内五羟色胺（5-HT）、γ- 氨基丁酸（GABA）、白介素 -1β（IL-1β）含量明显增加。表明薰衣草精油可明显改善大鼠的睡眠质量。

【临床应用】

1. 改善原发性失眠

原发性失眠患者每日睡前吸入不同浓度的薰衣草精油 10 分钟，连续治疗 1 周。多导睡眠监测仪（PSG）检测结果显示，薰衣草精油可缩短患者的睡眠潜伏期，延长睡眠时间，提高睡眠效率及睡眠维持率，增加非快速眼动睡眠百分比，同时还能降低血压，其中 1% 浓度的薰衣草精油效果更佳。

2. 降低高血压

原发性高血压患者分别吸入不同浓度的薰衣草精油。临床观察结果显示，患者吸入 100% 薰衣草精油 15 分钟后平均动脉压（MAP）下降，作用持续 2 小时；患者吸入 1% 薰衣草精油 15 分钟后 MAP 下降，作用持续 5 小时；患者吸入 1% 薰衣草精油 30 分钟后 MAP 下降，作用持续 30 分钟，且其血浆肾素活性（PRA）、血管紧张素 Ⅰ（Ang Ⅰ）、血管紧张素 Ⅱ（Ang Ⅱ）、醛固酮（ALD）和去甲肾上腺素（NE）水平均降低。该研究说明，1% 薰衣草精油降低血压的效果较为明显，作用时间久，且对心率没有影响。

3. 缓解疼痛

腹股沟疝手术后患者安静仰卧，每 8 小时接受 1 次平静呼吸薰衣草精油熏香治疗。经过 3 次治疗后，患者的疼痛数字评分法（NRS）评分显著降低，术后首次下床活动时间明显缩短，24 小时内睡眠时间延长。表明薰衣草精油吸入疗法可有效缓解腹股沟疝患者术后疼痛。

参考文献

[1] 陈莘雨，陈新梅. 薰衣草化学成分与药理作用研究进展 [J]. 中华中医药杂志，2022，37（3）：1600-1604.

[2] 张轶，贺芳，何叶成，等. 薰衣草精油对抑郁症大鼠海马、杏仁核 pCREB 及 c-fos 表达影响的研究 [J]. 中华中医药学刊，2021，39（2）：194-198&285-286.

[3] 宋旺弟，申静，江敏，等. 薰衣草精油的纯化及安眠功效的研究 [J]. 中国医院药学杂志，2018，38（18）：1911-1917.

[4] 杨莹，位凯，吕达平. 吸入薰衣草精油对原发性失眠症患者的临床疗效 [J]. 中国医药导报，2016，13（24）：144-147.

[5] 李家霞，刘云峰，李光武，等. 吸入不同浓度薰衣草精油对高血压患者血压的影响 [J]. 安徽医药，2011，15（11）：1418-1421.

[6] 丁敏青，叶丽娜，裴锦瑜，等. 薰衣草精油吸入疗法对腹股沟疝患者术后疼痛的影响 [J]. 中国乡村医药，2022，29（6）：10-11.

白石英
QUARTZ ALBUM

【来源】本品为氧化物类矿物石英族石英，主含二氧化硅。

【性味归经】甘、辛，温。归肺，肾，心经。

【功能主治】温肺肾，安心神，利小便。用于肺寒咳喘，阳痿，消渴，心神不安，惊悸善忘，小便不利，黄疸，石水，风寒湿痹。

【用法用量】内服煎汤，9～15g；或入丸、散。

【化学成分】主要成分为二氧化硅，其次为磷酸铝和氟化铍。

【使用注意】久服、多服可导致元气下陷。

【古代吸嗅应用记载】《普济方》："疗欬咳烟法。钟乳（研）、白石英（研）、人参、丹参（研）、雄黄（研）各七分，水银（研）三分，乌羊肾脂一具，净纸十张。上为末，以水银投药裹，细研，使入诸药，羊脂熬，取置纸中，令匀平，使厚一分，散药令周遍。剪纸一张作三分，瘦弱妇人五日用半寸熏，未服药前斋戒五日，服药后一百日，忌五辛酒肉。此一剂得疗五十年，上气悉皆愈，忌生血物。"

参考文献

刘振阔，王勤，王贤书，等.不同炮制工艺对白石英物相图谱以及化学成分的影响研究 [J]. 广东化工，2022，49（5）：18-20.

第十九章　平肝息风药

蒺藜
TRIBULI FRUCTUS

【来源】本品为蒺藜科植物蒺藜 *Tribulus terrestris* L. 的干燥成熟果实。

【性味归经】辛、苦，微温；有小毒。归肝经。

【功能主治】平肝解郁，活血祛风，明目，止痒。用于头痛眩晕，胸胁胀痛，乳闭乳痈，目赤翳障，风疹瘙痒。

【用法用量】6 ～ 10g。

【化学成分】薯蓣皂苷、原薯蓣皂苷、新原皂苷、蒺藜新苷 A、槲皮素、山奈酚、木犀草素、哈尔满、哈尔碱、哈尔醇、蒺藜酰亚胺、蒺藜酰胺、4- 酮基松脂醇、胡萝卜苷、大黄素、β- 谷甾醇、大黄素甲醚等。

【古代吸嗅应用记载】《备急千金要方》："治鼻塞多年不闻香臭清水出不止方。取当道车辗过蒺藜一把，捣。以水三升，煎取熟。先仰卧，使人满口，含取一合汁，灌鼻中，使入。不过再度，上嚏必出。一两个息肉似赤蛹。一方：有黄连等分，同煎。"

参考文献

赵外荣，施雯婷，郁丘婷，等. 蒺藜化学成分分析及其皂苷类成分对心血管疾病作用的实验研究进展 [J]. 上海中医药大学学报，2018，32（4）：105-108.

天麻
GASTRODIAE RHIZOMA

【来源】本品为兰科植物天麻 *Gastrodia elata* Bl. 的干燥块茎。

【性味归经】甘，平。归肝经。

【功能主治】息风止痉，平抑肝阳，祛风通络。用于小儿惊风，癫痫抽搐，破伤风，头痛眩晕，手足不遂，肢体麻木，风湿痹痛。

【用法用量】3～10g。

【化学成分】香荚兰醛、香荚兰醇、天麻素、4,4′–二羟基二苄醚、天麻醚苷、4–甲氧甲基苯基–4′–羟苄基醚、4,4′–亚甲基联苯酚、天麻呋喃二酮、β–谷甾醇、3β,5α,6β–三羟基豆甾烷、胡萝卜苷、薯蓣皂苷元、豆甾烷–3,5–二烯、菜油甾醇、γ–谷甾醇、豆甾醇、柠檬酸、棕榈酸、琥珀酸、天麻多糖等。

【古代吸嗅应用记载】《验方新编》："（偏正头风）又方：白槿树花子三钱，僵蚕、升麻、款冬花、天麻各钱半，葱头二个，姜皮三片，水煎，先熏鼻眼，待温即服。如头痛甚者须发汗，轻者不必发汗，四服即愈。"

《串雅全书》："治急、慢惊风吹鼻。二寸蜈蚣，一分麝香，四两白芷、天麻，更加二钱黄花子，死在阴司要返家。共为末，吹鼻即苏。"

参考文献

于涵，张俊，陈碧清，等．天麻化学成分分类及其药理作用研究进展 [J]. 中药，2022，53（17）：5553–5564.

第二十章　开窍药

苏合香
STYRAX

【来源】本品为金缕梅科植物苏合香树 *Liquidambar orientalis* Mill. 的树干渗出的香树脂经加工精制而成。

【性味归经】辛，温。归心、脾经。

【功能主治】开窍，辟秽，止痛。用于中风痰厥，猝然昏倒，胸痹心痛，胸腹冷痛，惊痫。

【用法用量】0.3 ～ 1g，宜入丸散服。

【化学成分】苯甲醇、α– 松油醇、安息香酸、肉桂烯、安息香醛、乙酸苄酯、氢化肉桂醛、乙酸苯丙酯、α– 长蒎烯、绿叶烯、乙酸肉桂酯、石竹烯、肉桂酸异丁酯、β– 杜松烯、安息香酸苄酯、5α– 雄烷、硬尾醇氧化物、异广藿香烷、2,6,6– 三甲基 –3–（苯硫基）环庚 –4– 烯醇、17– 氧白羽扇豆碱、肉桂酸苄酯、氢化枞醇、4,14– 松香油等。

【古代吸嗅应用记载】《本草纲目》："沉香、蜜香、合香、安息香、詹糖香、樟脑、返魂香、兜木香、皂荚、古厕木，并烧之，辟疫。"

《疡医大全》："或登厕，或出郊外野地，或游冷室，或行人所罕到之处，突然眼见鬼物，口鼻吸着恶气，蓦然倒地，四肢逆冷，两手拳握，口鼻出血，性命逡巡不救，此名中恶。大约此证同尸厥证同，但腹中不鸣，心腹俱暖为异。凡遇此证，即刻众人围绕，不可移动，众人打鼓烧火，或焚麝香、苏合香、安息香之类，直候至醒知人事，方可移动，用犀角一钱，朱砂、麝香各五分，研细，水调服。或用石菖蒲捣汁灌口鼻中。"

【药理作用】

1. 缓解急性、慢性应激抑郁和焦虑行为

有研究采用慢性轻度应激诱发小鼠产生抑郁和焦虑样行为，小鼠分别吸嗅苏合香精油 10 分钟和 30 分钟。药理实验结果显示，吸嗅苏合香精油 30 分钟可以显著增加小鼠在旷场实验（OFT）的中央停留时间、缩短小鼠在新奇摄食抑制实验（NSF）的摄食潜伏期、增加小鼠在糖水偏好实验（SPT）的糖水偏爱值、缩短小鼠强迫游泳实验（FST）的不动总时间；吸嗅苏合香精油 10 分钟可以显著缩短小鼠在悬尾实验（TST）的不动总时间。上述结果表示，吸嗅苏合香精油可以改善慢性应激诱发的小鼠抑郁和焦虑行为。

2. 缓解炎症刺激的抑郁样行为

采用脂多糖腹腔注射诱导炎症应激的方法建造小鼠抑郁模型，应用 10% 苏合香精油吸嗅治疗进行干预。实验结果表明，吸嗅苏合香精油显著逆转了炎症刺激诱发的小鼠抑郁样行为。

【临床应用】

改善脑卒中后认知功能障碍

有临床研究请脑卒中后认知功能障碍患者接受苏合香精油芳香疗法治疗，将 4mL 苏合香精油加入 100mL 的纯净水中混合，给予患者苏合香香熏干预，治疗时间为每日 9:00—11:00 和 19:00—21:00，每次持续 30 分钟。共治疗 8 周后，患者简明精神状态量表（MMSE）、蒙特利尔认知评估量表（MoCA）评分明显升高，血清同型半胱氨酸（Hcy）水平明显降低，血清脑源性神经营养因子（BDNF）差值含量明显升高。表明苏合香芳香疗法可以改善脑卒中后认知功能障碍患者的认知功能。

参考文献

[1] 刘萍，于绍帅，何新荣. 中药苏合香研究进展 [J]. 中国药物应用与监测，2010，7（5）：315-317.

[2] 梁敏. 苏合香精油吸嗅对应激致小鼠抑郁焦虑行为的影响 [D]. 石家庄：河北

医科大学，2018.

[3] 李文静 . 苏合香吸嗅对炎症抑郁小鼠行为学影响及初步机制研究 [D]. 石家庄：河北医科大学，2020.

[4] 王妍妍 . 苏合香芳香疗法对卒中后认知障碍患者的影响 [D]. 石家庄：河北医科大学，2021.

麝香
MOSCHUS

【来源】本品为鹿科动物林麝 *Moschus berezovskii* Flerov、马麝 *Moschus sifanicus* Przewalski 或原麝 *Moschus moschiferus* Linnaeus 成熟雄体香囊中的干燥分泌物。

【性味归经】辛，温。归心、脾经。

【功能主治】开窍醒神，活血通经，消肿止痛。用于热病神昏，中风痰厥，气郁暴厥，中恶昏迷，经闭，癥瘕，难产死胎，胸痹心痛，心腹暴痛，跌扑伤痛，痹痛麻木，痈肿瘰疬，咽喉肿痛。

【用法用量】0.03 ～ 0.1g，多入丸散用。外用适量。

【化学成分】胆甾 –5– 烯 –3β– 醇、5α– 雄甾烷 –3,17– 二酮、5β– 雄甾烷 –3,17– 二酮、雄甾 –4 烯 –3,17– 二酮、4– 胆甾烯 –3– 酮、3– 甲基环十五酮、环十五酮、5– 环十六碳烯 –1– 酮、1– 环癸基 – 乙酮、5– 顺式环十四烯酮、5– 顺式（14– 甲基）环十五烯酮、纤维素、尿素等。

【使用注意】孕妇禁用。

【古代吸嗅应用记载】《疡医大全》："或登厕，或出郊外野地，或游冷室，或行人所罕到之处，突然眼见鬼物，口鼻吸着恶气，蓦然倒地，四肢逆冷，两手拳握，口鼻出血，性命逡巡不救，此名中恶。大约此证同尸厥证同，但腹中不鸣，心腹俱暖为异。凡遇此证，即刻众人围绕，不可移动，众人打鼓烧火，或焚麝香、苏合香、安息香之类，直候至醒知人事，方可移动，用犀角一钱，朱砂、麝香各五分，研细，水调服。或用石菖蒲捣汁灌口鼻中。"

《本草纲目》："脐风撮口，生川乌尖三个，全足蜈蚣半条，酒浸炙麝香少许，为末，以少许吹鼻，得嚏，乃以薄荷汤灌一字。"

《串雅全书》："治急、慢惊风吹鼻。二寸蜈蚣，一分麝香，四两白芷、天麻，更加二钱黄花子，死在阴司要返家。共为末，吹鼻即苏。"

参考文献

周文杰，李宁，谢兴文，等．天然麝香的化学成分及药理研究进展 [J]. 时珍国医国药，2022，33（1）：185–188.

蟾酥
BUFONIS VENENUM

【来源】本品为蟾蜍科动物中华大蟾蜍 *Bufo bufo gargarizans* Cantor 或黑眶蟾蜍 *Bufo melanostictus* Schneider 的干燥分泌物。

【性味归经】辛，温；有毒。归心经。

【功能主治】解毒，止痛，开窍醒神。用于痈疽疔疮，咽喉肿痛，中暑神昏，痧胀腹痛吐泻。

【用法用量】0.015 ～ 0.03g，多入丸散用。外用适量。

【化学成分】蟾毒灵、华蟾毒精、沙蟾毒精、假蟾毒精、有机酸、肾上腺素、吗啡、蟾毒色胺类、胆甾醇、7α– 羟基胆甾醇、7β– 羟基胆甾醇、β– 谷甾醇、麦角甾醇、菜油甾醇等。

【使用注意】孕妇慎用。

【古代吸嗅应用记载】《普济方》："通项散治。鼻塞不闻香臭，出圣惠方。滑石（研）、胡黄连（末）各一分，瓜蒂（为末）七枚，麝香（研）半两，蟾酥（研）一钱。上同研匀，每以少许吹入鼻中即差。"

参考文献

黄东宇，杨璐铭，钟映琪，等．蟾酥活性成分及其药理作用的研究进展 [J]. 沈阳药科大学学报，2023，40（1）：124–136.

樟脑
Camphor（Natural）

【来源】本品为（1*R*,4*R*）–1,7,7– 三甲基二环 [2.2.1] 庚烷 –2– 酮，系自樟科植物中提取制得。含 $C_{10}H_{16}O$ 不少于 96.0%。

【性味归经】辛，热，有小毒。归心、脾经。

【功能主治】通窍，杀虫，止痛，辟秽。治心腹胀痛，脚气，疮疡疥癣，牙痛，跌打损伤。

【用法用量】内服入散剂，0.06 ～ 0.15g；或以酒溶化。外用研末撒或调敷。

【化学成分】（1*R*,4*R*）–1,7,7– 三甲基二环 [2.2.1] 庚烷 –2– 酮。

【使用注意】气虚者忌服。

【古代吸嗅应用记载】《本草纲目》："沉香、蜜香、合香、安息香、詹糖香、樟脑、返魂香、兜木香、皂荚、古厕木，并烧之，辟疫。"

参考文献

李时珍 . 本草纲目 [M]. 刘衡如，刘山永，校注 . 北京：华夏出版社，2011.

冰片
BORNEOLUM

【来源】本品为樟科植物樟 *Cinnamomum camphora*（L.）Presl 的新鲜枝、叶经提取加工制成。

【性味归经】辛、苦，凉。归心、脾、肺经。

【功能主治】开窍醒神，清热止痛。用于热病神昏、惊厥，中风痰厥，气郁暴厥，中恶昏迷，胸痹心痛，目赤，口疮，咽喉肿痛，耳道流脓。

【用法用量】0.3 ～ 0.9g，入丸散服。外用适量，研粉点敷患处。

【使用注意】孕妇慎用。

【古代吸嗅应用记载】《御纂医宗金鉴》："壶卢壳（烧灰）、石钟乳、胆矾、冰片各等分，共为末，吹入鼻内，出黄水，日吹二三次，三二日即通。"

《医述》："咽喉两旁，块肿如卵，气塞痰鸣，证在危急。用杜牛膝粗根两许，勿经水，捣汁和醋，鸡毛蘸搅喉中，涎出自消。后吹人中白、冰片。如牙关紧闭，和人乳捣汁，滴入鼻内。"

安息香
BENZOINUM

【来源】本品为安息香科植物白花树 *Styrax tonkinensis*（Pierre）Craib ex Hart. 的干燥树脂。

【性味归经】辛、苦，平。归心、脾经。

【功能主治】开窍醒神，行气活血，止痛。用于中风痰厥，气郁暴厥，中恶昏迷，心腹疼痛，产后血晕，小儿惊风。

【用法用量】0.6 ～ 1.5g，多入丸散用。

【化学成分】苯甲酸、香草酸、肉桂酸、松柏醛、邻苯二甲酸二丁酯、对羟基苯乙酮、香草酸甲酯、齐墩果酸、苏门答腊树脂酸、泰国树脂酸、芝麻素等。

【古代吸嗅应用记载】《疡医大全》："或登厕，或出郊外野地，或游冷室，或行人所罕到之处，突然眼见鬼物，口鼻吸着恶气，蓦然倒地，四肢逆冷，两手拳握，口鼻出血，性命逡巡不救，此名中恶。大约此证同尸厥证同，但腹中不鸣，心腹俱暖为异。凡遇此证，即刻众人围绕，不可移动，众人打鼓烧火，或焚麝香、苏合香、安息香之类，直候至醒知人事，方可移动，用犀角一钱，朱砂、麝香各五分，研细，水调服。或用石菖蒲捣汁灌口鼻中。"

【临床应用】

1. 治疗声带息肉

将 110 例声带息肉患者分为对照组和观察组，对照组采取支撑喉镜联合鼻内镜下手术治疗；观察组采取支撑喉镜联合鼻内镜下手术治疗，同时加用 CO_2 激光手术，激光术后联合复方安息香酊雾化吸入治疗。治疗后 3 天，观察组首次发声时间、声音完全恢复时间、出院时间均短于对照组，总有效率、治疗满意度均高于对照组；治疗后 6 个月，观察组复发率低于对照组。由结果可知，在声带息肉治疗的中，支撑喉镜联合鼻内镜下手术加用 CO_2 激光联合复方安息香酊雾化吸入治疗较之单纯手术治疗取得的疗效更佳。

2. 治疗慢性喉炎

慢性喉炎患者除常规服用中药复方外，配合安息香酊蒸汽治疗。安息香酊蒸汽治疗时，患者每次取生理盐水 50mL，加热至沸冒出蒸汽，加入 15 滴复方安息香酊，用毛巾围于口、鼻、药液之间，张口徐徐吸入蒸汽，每次持续约 15 分钟，早晚各 1 次。临床观察发现，如此治疗 10 天后，90% 慢性喉炎患者痊愈或好转。

参考文献

[1] 李宗梅，姚玲玲，邹宇琛，等 . 安息香药材化学成分、药理作用研究进展及质量标志物预测分析 [J]. 世界科学技术 – 中医药现代化，2021，23（11）：4156–4164.

[2] 郭颖，王美熠，王敬东 . CO_2 激光联合复方安息香酊雾化吸入治疗声带息肉的临床观察 [J]. 中国激光医学杂志，2020，29（4）：203–207.

[3] 邵云 . 中药配合复方安息香酊蒸气吸收治疗慢性喉炎 86 例 [J]. 安徽中医临床杂志，2001（2）：98.

石菖蒲
ACORI TATARINOWII RHIZOMA

【来源】本品为天南星科植物石菖蒲 *Acorus tatarinowii* Schott 的干燥根茎。

【性味归经】辛、苦，温。归心、胃经。

【功能主治】开窍豁痰，醒神益智，化湿开胃。用于神昏癫痫，健忘失眠，耳鸣耳聋，脘痞不饥，噤口下痢。

【用法用量】3～10g。

【化学成分】β–细辛醚、α–细辛醚、甲基异丁香酚、β–石竹烯、原儿茶酸、咖啡酸、隐绿原酸、肉豆蔻酸、香草酸、烟酸、对羟基苯甲酸、反式桂皮酸、苯甲酸、反式丁烯二酸、辛二酸、阿魏酸、环阿屯醇、胡萝卜苷、羽扇豆醇、谷甾醇、豆甾醇、水菖蒲酮、菖蒲螺烯酮、菖蒲螺酮烯、石菖蒲酮、异紫花前胡内酯、异茴香内酯等。

【古代吸嗅应用记载】《太医院校注妇人良方大全》："内鼻散。治尸厥，脉动，静而若死，用石菖蒲末吹鼻中，仍以桂末安于舌上。"

《证治准绳》："通耳法。追风散。藜芦、雄黄、川芎、石菖蒲、白芷、藿香、鹅不食草、薄荷、苦丁香各等分，麝香少许。上为细末，每用些少吹鼻中，如无鹅不食草，加片脑少许。"

【药理作用】

防治老年性痴呆

采用 D–乳糖和氯化铝致大白鼠老年性痴呆模型，分别用脑复康、脑复康加石菖蒲挥发油治疗观察。观察结果显示，脑复康加石菖蒲挥发油能明显改善老年性痴呆模型大鼠的学习记忆能力，提高脑组织重量、脑组织超氧化物歧化酶含量、血清睾酮含量，降低模型大鼠血清乙酰胆碱脂酶水平、脑组织丙二醛含量，其疗效优于模型组和单纯脑复康组。该研究提示，石菖蒲外嗅香熏辅助治疗对于老年性痴呆模型大鼠具有一定的治疗作用。

参考文献

[1] 石坚宏，姬丽婷，骆启晗，等.石菖蒲化学成分、药理作用及质量标志物预测分析研究进展 [J]. 中成药，2021，43（5）：1286–1290.

[2] 林慧光，杜建，张亮亮，等.石菖蒲挥发油香熏辅助治疗老年性痴呆大鼠的实验研究 [J]. 福建中医学院学报，2007，（4）：25–27.

第二十一章　补虚药

韭菜子
ALLII TUBEROSI SEMEN

【来源】本品为百合科植物韭菜 *Allium tuberosum* Rottl.ex Spreng. 的干燥成熟种子。

【性味归经】辛、甘，温。归肝、肾经。

【功能主治】温补肝肾，壮阳固精。用于肝肾亏虚，腰膝酸痛，阳痿遗精，遗尿尿频，白浊带下。

【用法用量】3～9g。

【化学成分】棕榈酸、亚油酸、油酸、韭菜子皂苷、烟碱苷、大蒜素、葫芦巴苷、天冬宁、原薯蓣皂苷、金丝桃苷、山奈酚、槲皮素、柚皮素、柚皮苷、橙皮素、橙皮苷、木犀草素、牡荆素、表儿茶素、维生素 E、β- 胡萝卜素、维生素 B1、维生素 B2、维生素 B6、烟酸、泛酸、叶酸、核黄素、硫胺素、抗坏血酸等。

【古代吸嗅应用记载】《证治准绳》："用小瓦片置油拌韭子烧烟，搁在水碗上，以漏斗覆之，以蛀牙受漏斗口中烟，其牙内虫如针者，皆落水碗中。"

参考文献

赵日虹，刘习平，周昭丽，等.韭菜子化学成分、药理作用及质量标志物（Q-Marker）的预测分析 [J]. 中药药理与临床，2023，39（11）：121-128.

白术

ATRACTYLODIS MACROCEPHALAE RHIZOMA

【来源】本品为菊科植物白术 *Atractylodes macrocephala* Koidz. 的干燥根茎。

【性味归经】苦、甘，温。归脾、胃经。

【功能主治】健脾益气，燥湿利水，止汗，安胎。用于脾虚食少，腹胀泄泻，痰饮眩悸，水肿，自汗，胎动不安。

【用法用量】6～12g。

【化学成分】苍术酮、香橙烯、榄香烯、蛇床二烯、β-芹子烯、β-石竹烯、白术内酯、双白术内酯、白术醚、双炔内酯Ⅱ、脱氢香橙烯、白术多糖等。

【古代吸嗅应用记载】《验方新编》："苍术、雄黄、丹参、桔梗、白术、川芎、白芷、藜芦、菖蒲、皂角、川乌、甘草、薄荷各五钱，细辛、芜荑各三钱，以上俱用生料，晒干，研末烧熏，可避瘟疫，屡试神验。"

参考文献

顾思浩，孔维崧，张彤，等. 白术的化学成分与药理作用及复方临床应用进展[J]. 中华中医药学刊，2020，38（1）：69-73.

人参

GINSENG RADIX ET RHIZOMA

【来源】本品为五加科植物人参 *Panax ginseng* C.A.Mey. 的干燥根和根茎。

【性味归经】甘、微苦，微温。归脾、肺、心、肾经。

【功能主治】大补元气，复脉固脱，补脾益肺，生津养血，安神益智。用于体虚欲脱，肢冷脉微，脾虚食少，肺虚喘咳，津伤口渴，内热消渴，气血亏虚，久病虚羸，惊悸失眠，阳痿宫冷。

【用法用量】3～9g，另煎兑服；也可研粉吞服，每次 2g，每日 2 次。

【化学成分】人参多糖、人参二醇、人参皂苷、丙二酰人参皂苷、西洋参皂苷、三七皂苷、柠檬酸、马来酸、肉桂酸、酒石酸、延胡索酸、香草酸、人参酸、γ- 氨基丁酸、三七氨酸、精氨酸果糖苷、精氨酸双糖苷等。

【使用注意】不宜与藜芦、五灵脂同用。

【古代吸嗅应用记载】《订补明医指掌》："通顶散。治病人初中风，昏愦不省人事，口噤不能开者，急用之。藜芦、甘草（生）、川芎、细辛、人参各一钱，石膏五分。上为末，吹鼻中一字，就提起头顶心发，立苏。有嚏者可治，无嚏者不可治。"

参考文献

高健，吕邵娃 . 人参化学成分及药理作用研究进展 [J]. 中医药导报，2021，27（1）：127–130&137.

甘草
GLYCYRRHIZAE RADIX ET RHIZOMA

【来源】本品为豆科植物甘草 *Glycyrrhiza uralensis* Fisch.、胀果甘草 *Glycyrrhiza inflata* Bat. 或光果甘草 *Glycyrrhiza glabra* L. 的干燥根和根茎。

【性味归经】甘，平。归心、肺、脾、胃经。

【功能主治】补脾益气，清热解毒，祛痰止咳，缓急止痛，调和诸药。用于脾胃虚弱，倦怠乏力，心悸气短，咳嗽痰多，脘腹、四肢挛急疼痛，痈肿疮毒，缓解药物毒性、烈性。

【用法用量】2～10g。

【化学成分】光甘草酸、甘草内酯、白桦脂酸、乌拉尔甘草皂苷、甘草皂苷、甘草多糖、α- 松油醇、甘草黄酮、异甘草素、甘草查尔酮 A、刺甘草查尔酮、芒柄花黄素等。

【使用注意】不宜与海藻、京大戟、红大戟、甘遂、芫花同用。

【古代吸嗅应用记载】《验方新编》:"苍术、雄黄、丹参、桔梗、白术、川芎、白芷、藜芦、菖蒲、皂角、川乌、甘草、薄荷各五钱,细辛、芜荑各三钱,以上俱用生料,晒干,研末烧熏,可避瘟疫,屡试神验。"

《疡医大全》:"脑崩鼻息,甘草四两煎汤,用有嘴壶贮,以鼻嗅之。"

参考文献

邓桃妹,彭灿,彭代银,等.甘草化学成分和药理作用研究进展及质量标志物的探讨 [J]. 中国中药杂志,2021,46(11):2660-2676.

大枣
JUJUBAE FRUCTUS

【来源】本品为鼠李科植物枣 *Ziziphus jujuba* Mill. 的干燥成熟果实。

【性味归经】甘,温。归脾、胃、心经。

【功能主治】补中益气,养血安神。用于脾虚食少,乏力便溏,妇人脏躁。

【用法用量】6～15g。

【化学成分】大枣皂苷、无刺枣环肽、无刺枣因、无刺枣碱 A、芦丁、当药黄素、棘苷、槲皮素、无刺枣苄苷、无刺枣催吐醇苷、维生素、核黄素、硫胺素、胡萝卜素、尼克酸等。

【古代吸嗅应用记载】《本草纲目》:"鼻室不通,蓖麻子仁三百粒,大枣去皮一枚,捣匀,绵裹塞之。一日一易,三十日闻香臭也。"

《寿世保元》:"一论外解诸方。凡被房事经水生产之秽所犯者,以大枣烧烟解之。"

《近代中医珍本集》:"触犯尸气,痘疮陷伏,口中吐沫者,急用芜荽、大枣、熟艾烧烟熏之,并用芜荽、生姜酒煮汁入辰砂少许调服。"

参考文献

刘世军,唐志书,崔春利,等.大枣化学成分的研究进展 [J]. 云南中医学院学报,

2015，38（3）：96–100.

当归

ANGELICAE SINENSIS RADIX

【**来源**】本品为伞形科植物当归 *Angelica sinensis*（Oliv.）Diels 的干燥根。

【**性味归经**】甘、辛，温。归肝、心、脾经。

【**功能主治**】补血活血，调经止痛，润肠通便。用于血虚萎黄，眩晕心悸，月经不调，经闭，痛经，虚寒腹痛，风湿痹痛，跌扑损伤，痈疽疮疡，肠燥便秘。酒当归活血通经，用于经闭，痛经，风湿痹痛，跌扑损伤。

【**用法用量**】6 ～ 12g。

【**化学成分**】亚丁基苯酞、邻羧基苯正戊酮等。

【**使用注意**】湿阻中满及大便溏泄者慎服。

【**临床应用**】

治疗原发性痛经

原发性痛经患者以当归芍药散加味研细布包塞鼻，每次 30 分钟，每日 1 次，连续治疗 3 个月。临床观察显示，当归芍药散加味配合中药鼻吸治疗原发性痛经效果显著。

参考文献

郑芳忠.当归芍药散加味配合中药鼻吸治疗原发性痛经35例[J].中医研究，2011，24（12）：46.

百合

LILII BULBUS

【来源】本品为百合科植物卷丹 *Lilium lancifolium* Thunb.、百合 *Lilium brownii* F.E.Brown var. *viridulum* Baker 或细叶百合 *Lilium pumilum* DC. 的干燥肉质鳞叶。

【性味归经】甘，寒。归心、肺经。

【功能主治】养阴润肺，清心安神。用于阴虚燥咳，劳嗽咳血，虚烦惊悸，失眠多梦，精神恍惚。

【用法用量】6 ～ 12g。

【化学成分】百合鳞茎含秋水仙碱等多种生物碱及淀粉、蛋白质、脂肪等。

【使用注意】风寒痰嗽，中寒便滑者忌服。

【临床应用】

外用止血

临床以百合海绵填塞用于治疗鼻衄及鼻息肉切除、中下鼻甲部分截除等手术后止血，止血效果良好。临床观察发现，百合海绵在鼻腔中 3 小时即开始溶化，14 小时完全消失，能被组织吸收而无不良反应。

参考文献

南京中医药大学《中药大辞典》编委会 . 中药大辞典：缩印本 [M]. 上海：上海科学技术出版社，2006.

石斛

DENDROBII CAULIS

【来源】本品为兰科植物金钗石斛 *Dendrobium nobile* Lindl.、霍山石斛 *Dendrobium huoshanense* C.Z.Tang et S.J.Cheng、鼓槌石斛 *Dendrobium chrysotoxum* Lindl. 或流苏石斛 *Dendrobium fimbriatum* Hook. 的栽培品及其同属植物近似种的新鲜或干燥茎。

【性味归经】甘，微寒。归胃、肾经。

【功能主治】益胃生津，滋阴清热。用于热病津伤，口干烦渴，胃阴不足，食少干呕，病后虚热不退，阴虚火旺，骨蒸劳热，目暗不明，筋骨痿软。

【用法用量】6～12g；鲜品 15～30g。

【化学成分】金钗石斛含石斛碱、石斛胺、石斛次碱、石斛星碱、石斛因碱、6-羟石斛星碱，以及黏液质、淀粉等。

【使用注意】《本草经集注》:"陆英为之使。恶凝水石、巴豆。畏僵蚕、雷丸。"《百草镜》:"惟胃肾有虚热者宜之，虚而无火者忌用。"

【药理作用】

1. 抗肿瘤

在体外试验中，铁皮石斛提取物可以在一定程度上抑制 Hep G2（人肝癌细胞）、Hela S3（宫颈癌细胞）、HCT-116（结肠癌细胞）等多种肿瘤细胞株的增殖。

2. 保肝

铁皮石斛能降低乙肝患者丙氨酸氨基转移酶（ALT）、天冬氨酸转氨酶（AST）的水平，提高乙肝患者 HBV-DNA（病毒基因）的转阴率。

3. 降血糖

研究表明，铁皮石斛不会改变正常小鼠体内胰岛素和血糖的水平，但可促进升高四氧嘧啶诱导下的糖尿病小鼠的血清胰岛素水平。铁皮石斛还能降低空腹血糖（FBG）和糖基化血清蛋白（GSP）。

4. 抗胃溃疡

有研究建立由冷水浸泡引起易怒性胃溃疡大鼠模型和浓度为 40mg/kg 的吲哚美辛管饲诱导的化学性胃溃疡大鼠模型，通过计算溃疡指数（根据 Guth 标准评分法）的方式，评估鲜榨铁皮石斛汁治疗前后的大鼠胃溃疡情况。研究发现，鲜榨铁皮石斛汁能明显降低模型大鼠易怒性和溃疡指数。

参考文献

[1] 南京中医药大学《中药大辞典》编委会. 中药大辞典：缩印本 [M]. 上海：上海科学技术出版社，2006.

[2] 周丽群. 铁皮石斛有效成分及药理作用的研究 [J]. 中阿科技论坛（中英文），2020，18（8）：27-29.

[3] 林丽珍，许仕锦，杨永军，等. 不同生长年限的仿野生铁皮石斛醇提物的抗肿瘤活性比较 [J]. 中药新药与临床药理，2018，29（2）：149-154.

[4] 汤小华，陈素红，吕圭源，等. 铁皮石斛对小鼠急性酒精性肝损伤模型 SOD、MDA、GSH-Px 的影响 [J]. 浙江中医杂志，2010，45（5）：369-370.

[5] 胡宗礼，何文倩，王青华，等. 丹霞铁皮石斛的降血糖实验研究 [J]. 智慧健康，2019，5（23）：40-41&52.

[6] 冯霞，赵欣. 铁皮石斛水提物对 SD 大鼠胃损伤的预防效果 [J]. 江苏农业科学，2013，41（7）：294-296.

墨旱莲
ECLIPTAE HERBA

【来源】本品为菊科植物鳢肠 *Eclipta prostrata* L. 的干燥地上部分。

【性味归经】甘、酸，寒。归肾、肝经。

【功能主治】滋补肝肾，凉血止血。用于肝肾阴虚，牙齿松动，须发早白，眩晕耳鸣，腰膝酸软，阴虚血热吐血、衄血、尿血，血痢，崩漏下血，外伤出血。

【用法用量】6 ～ 12g。

【化学成分】皂苷类、烟碱类、鞣质类、噻吩类化合物，以及维生素 A、鳢肠素等。

【使用注意】脾肾虚寒者忌服。

【古代吸嗅应用记载】《本草纲目》："偏正头痛，鳢肠（墨旱莲）草汁，滴鼻中。"

参考文献

国家中药学管理局《中华本草》编委会 . 中华本草：精选本 [M]. 上海：上海科学技术出版社，1998.

第二十二章　收涩药

诃子
CHEBULAE FRUCTUS

【来源】本品为使君子科植物诃子 *Terminalia chebula*Retz. 或绒毛诃子 *Terminalia chebula* Retz.var.*tomentella* Kurt. 的干燥成熟果实。

【性味归经】苦、酸、涩，平。归肺、大肠经。

【功能主治】涩肠止泻，敛肺止咳，降火利咽。用于久泻久痢，便血脱肛，肺虚喘咳，久嗽不止，咽痛音哑。

【用法用量】3 ～ 10g。

【化学成分】诃子酸、诃黎勒酸、1,3,6– 三没食子酰葡萄糖、1,2,3,4,6– 五没食子酰葡萄糖、鞣云实精、原诃子酸、葡萄糖没食子鞣苷、并没食子酸、没食子酸等。

【使用注意】凡外邪未解，内有湿热火邪者忌服。

【古代吸嗅应用记载】《证类本草》："止霍乱转筋，治心痛、鼻洪，并带下及患痢人。后分寒热急痛，和蜡并诃子烧熏，神验。"

【临床应用】

治疗白喉带菌者

治疗白喉带菌者可内服 10% 诃子煎液，每日 3 ～ 4 次，每次 100 ～ 150mL。局部可用煎液含漱，每日 4 ～ 5 次；或用蒸过的诃子含咽，每日 4 ～ 5 次，每次 1 ～ 2 粒；亦可用 50% 煎液喷射鼻腔及咽喉部，每日 1 次。临床观察 20 例（其中 1 例中途加用他药治疗）依此法治疗的白喉带菌患者，服药后经连续 3 次以上喉拭培养均为阴性。用药时间最短 4 天，最长 17 天，平均为 6.9 天。

参考文献

南京中医药大学《中药大辞典》编委会 . 中药大辞典：缩印本 [M]. 上海：上海科学技术出版社，2006.

中药吸嗅学

第二十三章　攻毒杀虫止痒药

雄黄
REALGAR

【来源】本品为硫化物类矿物雄黄族雄黄，主含二硫化二砷（As_2S_2）。

【性味归经】辛，温；有毒。归肝、大肠经。

【功能主治】解毒杀虫，燥湿祛痰，截疟。用于痈肿疔疮，蛇虫咬伤，虫积腹痛，惊痫，疟疾。

【用法用量】0.05 ～ 0.1g，入丸散用。外用适量，熏涂患处。

【化学成分】主含二硫化二砷（AS_2S_2），并含少量其他重金属盐。

【使用注意】内服宜慎，不可久用；孕妇禁用。

【古代吸嗅应用记载】《普济方》："治偏正头痛。雄黄（得深黄红而鸡冠色者佳臭黄勿用）、细辛（真者去芦洗）上等分为末。每用一字。左痛右痛。"

参考文献

南京中医药大学《中药大辞典》编委会 . 中药大辞典：缩印本 [M]. 上海：上海科学技术出版社，2006.

大蒜

ALLII SATIVI BULBUS

【来源】本品为百合科植物大蒜 *Allium sativum* L. 的鳞茎。

【性味归经】辛，温。归脾、胃、肺经。

【功能主治】解毒消肿，杀虫，止痢。用于痈肿疮疡，疥癣，肺痨，顿咳，泄泻，痢疾。

【用法用量】9 ～ 15g。

【化学成分】蒜氨酸、二烯丙基二硫化物、二烯丙基三硫化物、槲皮素、山奈酚、果聚糖、维生素 C、维生素 B6、硒、锰、谷氨酰胺、精氨酸、蒜氨酸酶等。

【使用注意】阴虚火旺者，以及目疾、口、齿、喉、舌诸患和时行病后均忌食。

【临床应用】

1. 预防流行性感冒

采用 10% 大蒜汁（内加 3% 普鲁卡因）每日滴鼻 3 次，每次 6 ～ 8 滴，连用 3 天，可起到预防流感的作用。

2. 治疗百日咳

在一项临床观察中，百日咳患儿接受了采用大蒜植物杀菌素挥发性成分的吸入疗法治疗，其中 60% 的患儿在经 6 次治疗后临床症状停止进展，治疗 10 天即完全停止咳嗽，且不再复发。

3. 治疗萎缩性鼻炎

萎缩性鼻炎患者用 40% 大蒜液或 50% 大蒜甘油涂布鼻腔，每日 3 次，3 ～ 4 日即见效果。患者还可以用 50% 大蒜甘油用消毒棉花制成大蒜油棉栓，均匀铺盖鼻腔各个部分，半小时后取出，6 ～ 12 次为 1 个疗程，持续进行 3 个疗程。

参考文献

[1] 谢宗万 . 全国中药汇编 [M]. 北京：人民卫生出版社，1975.

[2] 南京中医药大学《中药大辞典》编委会 . 中药大辞典：缩印本 [M]. 上海：上海科学技术出版社，2006.

木鳖子
MOMORDICAE SEMEN

【来源】本品为葫芦科植物木鳖 *Momordica cochinchinensis*（Lour.）Spreng. 的干燥成熟种子。

【性味归经】苦、微甘，凉；有毒。归肝、脾、胃经。

【功能主治】散结消肿，攻毒疗疮。用于疮疡肿毒，乳痈，瘰疬，痔瘘，干癣，秃疮。

【用法用量】0.9 ～ 1.2g。外用适量，研末，用油或醋调涂患处。

【化学成分】木鳖子酸、丝石竹皂苷元、齐墩果酸、α– 桐酸、氨基酸、甾醇等。

【使用注意】孕妇及体虚者忌服。

【古代吸嗅应用记载】《仁斋直指》："倒睫拳毛，因邪风攻入脾经，致使两皮风痒不住，双手背揉，目久赤烂，拳毛入眼内，将木鳖子去壳捣烂，用丝绵包撚成条，左患塞右鼻，右患塞左，其毛自分上下。次服五退散。"

参考文献

南京中医药大学《中药大辞典》编委会 . 中药大辞典：缩印本 [M]. 上海：上海科学技术出版社，2006.

第二十四章　涌吐药

藜芦

VERATRI NIGRI RADIX ET RHIZOMA

【来源】本品为百合科藜芦属植物藜芦 *Veratrum nigrum* L.、牯岭藜芦 *Veratrum schindleri* Loes.f.、毛穗藜芦 *Veratrum maackii* Regel、兴安藜芦 *Veratrum dahuricum* (Turcz.) Loes.f. 及毛叶藜芦 *Veratrum grandiflorum* (Maxim.) Loes.f. 的根及根茎。

【性味归经】辛、苦，寒。有毒。入肝经。

【功能主治】祛痰，催吐，杀虫。用于中风痰壅，癫痫，疟疾，骨折；外用治疥癣，灭蝇蛆。

【用法用量】内服：入丸、散，0.3–0.6g。外用：适量，研末，油或水调涂。

【化学成分】

1. 藜芦根茎

去乙酰基原藜芦碱 A，计默任碱，原藜芦碱 A，藜芦马林碱，计米定碱，双去乙酰基原藜芦碱 A，藜芦嗪，新计布定碱，芥芬胺，藜芦酰棋盘花碱，玉红芥芬胺，异玉红芥芬胺，藜芦胺，藜芦碱胺 A、B、C、D，藜芦甾二烯胺，藜芦米宁，3,15– 二当归酰基计明胺，茄咪啶，β– 谷甾醇，硬脂酸酯，胡萝卜苷，蜡酸，硬脂酸等。

2. 毛叶藜芦

棋盘花辛碱、芥芬胺、藜芦甾二烯胺、藜芦嗪、茄啶、毛叶藜芦定碱、玉红芥芬碱等。

3. 兴安藜芦

伪芥芬胺、藜芦碱苷、藜芦甾二烯胺、芥芬胺、藜芦定、玉红芥芬胺、藜芦马林碱、藜芦酰棋盘花胺、异玉红芥芬胺、藜芦嗪、藜芦胺等。

4. 毛穗藜芦

藜芦嗪、当归酰棋盘花胺、毛穗藜芦碱、计马尼春碱、棋盘花碱、藜芦嗪宁等。

【使用注意】内服宜慎，孕妇忌服。不宜与人参、沙参、丹参、玄参、苦参、细辛、芍药同用。

【古代吸嗅应用记载】《圣济总录》："通顶散。治头痛鼻塞脑闷。藜芦（研，半两），黄连（去须，三分）。上二味，捣研为散，每用少许，入鼻中。"

《圣济总录》："治头痛不可忍。吹鼻麝香散方。藜芦（和州者一茎）。上一味，曝干，捣罗为散，入麝香麻子许研匀，吹鼻中。"

参考文献

南京中医药大学《中药大辞典》编委会 . 中药大辞典：缩印本 [M]. 上海：上海科学技术出版社，2006.

第二十五章 其他

百里香
THYMUS VULGARIS

【来源】本品为唇形科百里香属植物百里香 *Thymus serpyllum* L.[*T. mongolicus*Ronn.] 和地椒（兴凯百里香）*T. przewalskii*（Komar.）Nakai，以全草入药。

【性味归经】辛，温。有小毒。

【功能主治】祛风解表，行气止痛，止咳，降压。用于感冒，咳嗽，头痛，牙痛，消化不良，急性胃肠炎，高血压。

【用法用量】内服：煎汤，9–12g；或研末；或浸酒。外用：适量，研末撒；或煎水洗。

【化学成分】黄芩素葡糖苷、水犀草素 –7– 葡萄糖苷、芹菜素、香荆芥酚、对 – 聚伞花素、γ– 松油烯、α– 松油醇、姜烯、龙脑等。

参考文献

南京中医药大学《中药大辞典》编委会 . 中药大辞典：缩印本 [M]. 上海：上海科学技术出版社，2006.

洋甘菊
MATRICARIA CHAMOMILLA

【来源】本品为菊科母菊属一年生草本植物 *Matricaria recutita* L. 的花或全草。

【性味归经】辛，微苦，凉。归脾、胃、大肠经。

【功能主治】清热解表，镇静安神，祛风健胃，补脑强肾。用于感冒发热，易惊失眠，精神不振，风寒胃痛，手足挛紧，腰膝酸软。

【化学成分】黄酮醇、二氢黄酮、芹菜素、咖啡酰奎宁酸、奎宁酸、香豆素糖苷、α-红没药醇、桉油烯醇、(E)-β-金合欢烯、齐墩果酸、豆甾醇、β-谷甾醇、β-谷甾醇-葡萄糖苷、根皮素、白藜芦醇、松柏醛等。

【药理作用】

1. 抗炎、镇痛

洋甘菊精油提取物可剂量依赖性地抑制大鼠炎症性模型的痛觉过敏。

2. 抗菌

洋甘菊精油具有抗菌作用，对单核增生李斯特菌、大肠杆菌、蜡状芽孢杆菌、黄曲霉菌、黑曲霉菌具有抑制作用。

【临床应用】

1. 改善睡眠

吸嗅洋甘菊精油可以使人心情平静、缓和，舒缓头痛，缓解失眠焦虑。

2. 治疗胃肠道疾病

洋甘菊可用于治疗胃胀气、胃溃疡和胃肠道刺激等多种胃肠道疾病。

3. 抗焦虑与催眠

中重度广泛性焦虑症患者短期或长期使用洋甘菊，其焦虑症状均可有所减轻。

4. 镇痛

洋甘菊精油提取物可减少膝关节骨性关节炎患者镇痛药使用量，减轻乳腺炎患者的轻中度乳腺痛及偏头痛患者的疼痛、恶心等症状。

参考文献

[1] 李晶晶，陈少影，兰卫. 洋甘菊的化学成分和药理作用研究进展及其质量标志物预测分析 [J]. 中国药学杂志，2024，59（8）：664–675.

[2] 岳明，阿迪拉·阿布都热西提，尼格尔热依·亚迪卡尔，等. 洋甘菊残渣抑菌活性及作用研究 [J]. 食品研究与开发，2023，44（4）：36–42.

马郁兰
ORIGANUM VULGARE

【来源】本品又名甜牛至，为唇形科植物，多年生草本。原产于欧洲、亚洲的温带地区。药用部位通常为干燥的叶子和花，以叶子常见。

【性味归经】辛、甘，温。

【功能主治】祛风散寒，理气调中，抗菌，抗病毒。用于风寒感冒引起的咳嗽、头痛，胸腹胀满，消化不良，以及寒湿引起的胃痛、腹泻。

【化学成分】橙花烯、番荔枝烯、槲皮素、绿原酸、薄荷醇、松油烯等。

【使用注意】心脏病高血压患者及孕妇不可过量使用。

【药理作用】

1. 抗菌、抗病毒

马郁兰精油中的主要成分橙花烯和番荔枝烯有强大的抗菌作用，能够抑制多种病原微生物，包括大肠杆菌、金黄色葡萄球菌等。

2. 抗氧化

马郁兰中的黄酮类化合物，如槲皮素等，具有显著的抗氧化作用，有助于保护细胞免受自由基的损害。

3. 抗炎

马郁兰可通过抑制炎症反应，有效缓解由炎症引起的疼痛，减轻风湿、关节炎等导致的疼痛、肿胀，尤其对肌肉、关节等部位的疼痛有缓解作用。

【临床应用】

1. 放松舒缓

马郁兰精油熏香有放松作用，有助于改善头痛、偏头痛和失眠。在感冒时，马郁兰精油熏香还能消除头脑的窒塞感。

2. 其他

本品有治疗哮喘、咳嗽、消化不良、牙痛和心脏病等功效。

参考文献

[1] Baser K, Buchbauer G. Handbook of Essential Oils: Science, Technology, and Applications；Second Edition[M]. [出版地不详]：[出版者不详]，2015.

[2] 王有娣，姚小丽，肖青林，等 . 迷迭香精油和马郁兰精油化学成分及抗氧化活性研究 [J]. 中国调味品，2021，46（1）：135-141.

澳洲茶树
MELALEUCA ALTERNIFOLIA

【来源】本品又名互叶白千层、澳洲白千层，为属桃金娘科植物，常绿灌木。主要药用部位为叶子，叶子中富含挥发油，常用于提取精油。

【性味归经】辛，温。

【功能主治】清热解毒，抗菌消炎。用于治疗皮肤病（以治疗湿疹、痤疮、皮肤炎症见长），口腔溃疡等。

【用法用量】外用，一般稀释后使用。稀释方法：1 ～ 2 滴茶树精油加入 10mL 基底油（如椰子油、橄榄油）中。

【化学成分】1,8- 桉叶油、茶树烯、α- 蒎烯、γ- 萜烯等。

【使用注意】孕妇、哺乳期妇女慎用。使用时避免接触眼睛和黏膜，易发生皮肤过敏等不良反应。

【药理作用】

1. 抗菌

茶树精油对多种病原微生物（如金黄色葡萄球菌、大肠杆菌等）具有显著的抗菌作用。

2. 抗病毒

本品对某些病毒（如流感病毒、单纯疱疹病毒等）具有抑制作用，能有效缓解由部分病毒感染引起的疾病。

3. 抗炎

本品可通过减少炎症因子的分泌，缓解由炎症引起的症状，如皮肤过敏、关节炎等。

4. 免疫调节

研究表明，茶树精油具有增强免疫功能的作用，能够提高免疫系统的反应能力。

【临床应用】

治疗感冒

当感冒患者发现有呼吸不畅、鼻塞、喉咙痛等症状时，可以将 2 滴茶树精油、1 滴松精油、2 滴百里香精油共同加入水中，以泡澡或蒸汽的方式吸入，效果非常显著。

参考文献

[1] 肖玉菲，覃子海，张烨，等 . 澳洲茶树不同部位精油含量及成分比较分析 [J]. 福建农业学报，2020，35（9）：957-963.

[2] 李亚军，陶萍芳，李秀英，等 . 澳洲茶树精油的成分分析及美白抗氧化功效研究 [J]. 粮食与油脂，2023，36（4）：75-78.

蓝桉

EUCALYPTUS GLOBULUS

【**来源**】本品为桃金娘科植物蓝桉 *Eucalyptus globulus* Labill. 的叶和果实。

【**性味归经**】微辛、微苦，平。

【**功能主治**】疏风解热，抑菌消炎，防腐止痒。用于预防流行性感冒和流行性脑脊髓膜炎，还可用于治疗上呼吸道感染，咽喉炎，支气管炎，肺炎，急、慢性肾盂肾炎，肠炎，痢疾，丝虫病；外用治疗烧烫伤，蜂窝组织炎，乳腺炎，疖肿，丹毒，水田皮炎，皮肤湿疹，脚癣，还可用于皮肤消毒。

【**用法用量**】9 ~ 15g，内服不宜过量。外用适量，煎水外洗。

【**化学成分**】1,8- 桉叶油，α- 蒎烯，γ- 萜烯、β- 松油烯，石竹烯等。

【**药理作用**】

1. 抗菌

蓝桉叶精油具有抗革兰氏阴性菌（大肠杆菌）和革兰氏阳性菌（金黄色葡萄球菌）的抗菌活性。

2. 抗炎

蓝桉精油能够减少炎症因子的分泌，缓解感染引起的炎症反应，尤其对呼吸道、关节等部位的炎症具有良好的抗炎作用。

3. 祛痰

蓝桉精油能够促进呼吸道分泌物的排出，缓解因感冒、流感等引起的痰多、咳嗽等症状。

4. 抗氧化

蓝桉精油具有抗氧化特性，能够保护细胞免受自由基的损害，有助于延缓衰老、提高免疫力。

参考文献

[1] 于欢，张冬丽，李敏，等．HPLC 法同时测定蓝桉果实中两种 marocarpal 型成分含量 [J]. 天津医科大学学报，2021，27（1）：79–82.

[2] 张广晶，杨莹莹，张舒媛，等 . 蓝桉生物活性研究 [J]. 长春中医药大学学报，2014，30（4）：617–619.

快乐鼠尾草
SALVIA SCLAREA

中药吸嗅学

【来源】本品又名欧鼠尾草、香紫苏，为唇形科鼠尾草属草本植物。原产于地中海地区，如今也被广泛栽培于温带和亚热带地区。药用部位是花、叶子，常用于提取精油。

【性味归经】甘、辛，微温。

【功能主治】镇静安神，消炎杀菌。用于缓解焦虑、抑郁，促进睡眠，调节女性荷尔蒙平衡，对于月经不调、围绝经期综合征颇有良效，还能缓解胃肠不适，如消化不良、胀气、便秘等。

【用法用量】不宜内服。外用取干燥花叶 1 ～ 2g，泡茶；或取精油外用。

【化学成分】香叶醇、香叶酸、β- 蒎烯、α- 蒎烯、苍术醇等。

【使用注意】孕妇慎用。使用时需注意剂量，易发生皮肤过敏不良反应。

【药理作用】

1. 抗焦虑

快乐鼠尾草精油能调节神经递质（如 γ- 氨基丁酸、5- 羟色胺等）的活性，具有显著的镇静作用，能帮助缓解由压力引起的焦虑症状。

2. 镇痛

快乐鼠尾草对肌肉和关节的疼痛有一定缓解作用，尤其在缓解由压力、紧张引起的肌肉痉挛方面具有显著的效果。

3. 抗菌抗病毒

快乐鼠尾草精油具有抑制多种细菌（如大肠杆菌、金黄色葡萄球菌等）和真菌（如念珠菌等）的作用。

【临床应用】

1. 缓解气喘

用盆取 1L 热水，将快乐鼠尾草精油滴在热水中，用大毛巾覆盖头部及盆，闭上眼睛，边吸边蒸 5 分钟，可达到较好的抗痉挛效果。此法有助于放松支气管，对治疗气喘、喉咙痛有不错的疗效。

2. 治疗焦虑

将调配好的快乐鼠尾草精油加入香熏炉中，使香气溢于居室。快乐鼠尾草的镇静特质能安抚焦虑，可以缓解痉挛或紧张带来的不适症状。

3. 调节激素

快乐鼠尾草精油对女性的激素平衡具有调节作用，对月经不调、围绝经期综合征有很好的治疗效果。

参考文献

伍建中，颜玮韬，张雨云，等 . 快乐鼠尾草精油 GC-MS 分析及其抗菌、抗炎活性研究 [J]. 广州化工，2021，49（5）：89-93.

柠檬香茅
CYMBOPOGON CITRATUS

【来源】本品又名柠檬香茅草，为禾本科香茅属多年生常绿草本植物。其药用部位为叶子，常用于提取精油。

【性味归经】辛、甘，微温。

【功能主治】理气解郁，消炎止痛，抗菌，抗病毒。用于因气滞引起的情绪不畅、胃肠不适、失眠焦虑，缓解因炎症引起的疼痛和不适等。

【用法用量】取新鲜或干燥的柠檬香茅叶 15 ～ 30g，泡茶。或取精油外用。

【化学成分】主要含有挥发性油类成分如香茅醛、柠檬烯、芳樟醇、β– 蒎烯、牻牛儿醇、左旋龙脑、1,8– 对 – 薄荷二烯 –5– 醇等。

【使用注意】孕妇、哺乳期妇女和高血压患者慎用。使用时需注意剂量，易发生皮肤过敏不良反应。

【药理作用】

1. 抗菌

柠檬香茅精油具有显著的抗菌效果，对常见的致病细菌（如大肠杆菌、金黄色葡萄球菌等）具有强烈的抑制作用。

2. 抗病毒

柠檬香茅精油对多种病毒，尤其是流感病毒、呼吸道病毒有抑制作用，可以辅助治疗呼吸道感染。

3. 抗氧化

柠檬香茅中的柠檬烯、香茅醛等成分具有抗氧化作用，帮助清除自由基，延缓衰老过程。

4. 镇静与抗焦虑

柠檬香茅精油的中芳香成分可以刺激大脑，释放压力，缓解焦虑，改善睡眠。

5. 抗炎

柠檬香茅能够有效减轻由感染或炎症引起的疼痛和不适，对关节炎等疾病具有辅助治疗作用。

【临床应用】

1. 防治流行性感冒

柠檬香茅与尤加利、松香共同熏香，具有很强的抗菌力和杀菌力，可以用于防治流行性感冒。

2. 提神

柠檬香茅精油熏香能够提振精神。

参考文献

[1] 王秋亚，王勇森．香茅精油的提取方法、抑菌活性及在食品保鲜中的应用进展 [J]. 中国调味品，2021，46（9）：181–184.

[2] 邱珊莲，林宝妹，洪佳敏，等．柠檬香茅精油的提取及其成分分析 [J]. 中国调味品，2020，45（7）：177–179&185.

[3] 谷瑶，朱永杰，周丽珠，等．柠檬香茅草总黄酮和多糖含量的测定 [J]. 应用化工，2018，47（4）：846–848.

依兰
CANANGA ODORATA

【来源】本品为樟科植物属 *Cananga odorata* Lamk. Hook.f.et Thoms. 常绿大乔木。药用部位为花朵，常用于提取精油。

【性味归经】甘、辛，温。

【功能主治】理气解郁，活血化瘀。用于消化不良，胃痛，腹胀，失眠，焦虑等。

【用法用量】花朵 3 ～ 5g，泡茶。或取精油外用。

【化学成分】依兰醇、依兰烯、甲基苯、沉香醇、β– 石竹烯、杜松烯、苯甲酸苄酯、α– 葎草烯等。

【使用注意】孕妇慎用。使用时需避免与安眠药或其他镇静药物产生相互作用。

【药理作用】

1. 镇静

依兰精油具有显著的镇静作用，能够减轻焦虑、紧张、失眠等症状。其香气成分，如芳樟醇，能通过调节神经系统起到缓解压力、放松身心的作用。

2. 抗菌

依兰精油具有抗菌、抗病毒作用，对金黄色葡萄球菌、大肠杆菌等细菌具有抑制作用。

3. 调节内分泌

依兰能够调节激素分泌，尤其在女性的月经不调、痛经等方面具有辅助治疗效果。

4. 抗氧化

依兰中的芳香分子具有抗氧化作用，可以帮助清除体内的自由基，从而延缓衰老过程。

5. 改善循环系统

依兰精油具有活血化瘀的作用，有助于改善血液循环，缓解由血瘀引起的疼痛、肿胀等症状。

【临床应用】

愉悦心情

将依兰精油滴用于负离子扩香器，或者直接滴于枕上，可以令人保持心情愉悦。

参考文献

[1] 程文文，李家霞，李光武，等.薰衣草和依兰精油通过嗅觉通路对正常成人血压的影响 [J].中华高血压杂志，2011，19（6）：573–577.

[2] 张淑宏，金声，曹家驹.依兰精油化学成分的研究 [J].北京大学学报（自然科学版），1991（6）：645–652.

桃金娘

RHODOMYRTUS TOMENTOSA

【来源】本品为桃金娘科植物桃金娘 *Rhodomyrtus tomentosa*（Ait.）Hassk. 的根、叶和果。

【性味归经】甘、涩，平。归肝、脾经。

【功能主治】养血止血，涩肠固精。用于血虚体弱，吐血，鼻衄，劳伤咳血，便血，崩漏，遗精，带下，痢疾，脱肛，烫伤，外伤出血。

【用法用量】根、叶、果 25 ~ 50g。根、叶可外用，适量。

【化学成分】主要含黄酮类、酚类、氨基酸类、糖类化合物等。

【使用注意】大便秘结者禁服。
《台湾药用植物志》："儿童食之，或大便难下。"

【临床应用】

1. 治疗呼吸道感染

桃金娘精油具有净化功能，对气喘、慢性支气管炎、鼻窦炎及感冒引起的呼吸道感染都有一定疗效。

2. 舒缓情绪

将 4 滴桃金娘精油滴入香熏炉或香熏灯中，其香气可缓解紧张焦虑的情绪。

参考文献

国家中药学管理局《中华本草》编委会．中华本草：精选本 [M]. 上海：上海科学技术出版社，1998.

中药吸嗅学

下篇 ▶

吸嗅在现代疾病中的应用

第二十六章　吸嗅在呼吸系统疾病的应用

急性上呼吸道感染

急性上呼吸道感染简称上感，为鼻腔、鼻窦、咽或喉部急性炎症的总称。其主要病原体是病毒，少数是细菌，也有混合感染的情况存在。本病通常病情较轻、病程短、有自限性，预后良好，有一定的传染性。但由于本病发病率较高，不仅会影响患者的工作和生活，而且有时会伴有严重的并发症，特别是对于有基础疾病的患者，以及婴幼儿、孕妇和老年人等特殊人群。

【病因病机】

急性上呼吸道感染属中医"感冒"范畴。中医认为，感冒是因六淫、时行之邪侵袭肺卫，以致卫表不和，肺失宣肃而为病。

【适应证型】

1. 风寒束表

症见恶寒重，发热轻，无汗，头痛，肢体酸楚，甚则疼痛，鼻塞声重，打喷嚏，时流清涕，咽痒，咳嗽，痰白稀薄，舌苔薄白，脉浮或浮紧。

2. 风热犯表

症见身热较著，微恶风，汗泄不畅，干甚则咽痛，鼻塞，流黄涕，头胀痛，咳嗽，痰黏或黄，口干欲饮，舌尖红，舌苔薄白干或薄黄，脉浮数。

3. 暑湿伤表

症见发热，微恶风，身热不扬，汗出不畅，肢体困重或酸痛，头重如裹，胸闷，脘痞纳呆，鼻塞，流浊涕，心烦口渴，大便溏泄，小便短赤，舌苔白腻或黄腻，脉濡数。

4. 虚体感冒

（1）气虚感冒

症见恶寒较甚，或并发热，鼻塞，流涕，气短，乏力，自汗，咳嗽，痰白，咳痰无力，平素神疲体弱，或易感冒，舌淡，苔薄白，脉浮无力。

（2）阴虚感冒

症见身热，微恶风寒，无汗、微汗或盗汗，干咳少痰，头昏，心烦，口干，甚则口渴，舌红少苔，脉细数。

（3）阳虚感冒

症见恶寒重，发热轻，头痛身痛，无汗，面色㿠白，语声低微，四肢不温，舌质淡胖，苔白，脉沉细无力。

【中药吸嗅法治疗】

1. 中药吸入疗法

临床治疗急性上呼吸道感染发热 3 天以上的患者，除给予常规治疗外，可辅以鱼腥草注射液 1 ～ 2mL/kg，加入 10 ～ 20mL 生理盐水中，充分混合溶解后置于超声雾化器的药皿中，按常规治疗方法操作。每次 15 ～ 20 分钟，每日 2 次，5 日为 1 个疗程。

2. 香囊疗法

香囊制作方法如下：藿香、艾叶、冰片等中药经粉碎机粉碎成可过 60 目筛漏的药粉，再按一定质量比混合，将 20g 混匀药粉装填于 6cm×8cm 无纺布内衬包中，外覆 7.5cm×8.5cm 的香囊套。将香囊佩于儿童胸前距鼻孔 15cm 处，夜晚置枕边，每周更换 1 次，持续佩戴 8 周，可预防急性上呼吸道感染。

选用藿香、艾叶、肉桂、苍术、山柰等 7 种药材制成中药香囊包，给老年及幼儿等上呼吸道感染易感人群佩戴。临床观察结果提示，幼儿及老年人佩戴中药香囊包对预防急性上呼吸道感染确有其效，而且香囊包对幼儿群体的预防效果更佳。

参考文献

[1] 李云 . 强化健康教育护理在小儿急性上呼吸道感染护理中的效果研究 [J]. 中国

医学文摘（耳鼻咽喉科学），2023，38（3）：151-153.

[2] Somerville VS, Braakhuis AJ, Hopkins WG. Effect of flavonoids on upper respiratory tract infections and immune function: A systematic review and meta-analysis[J]. Adv Nutr, 2016, 7 (3): 488-497.

[3] 郑桂平. 血清 CRP 与 SAA 联合检测在急性上呼吸道感染患儿诊断中应用研究 [J]. 现代诊断与治疗，2023，34（4）：568-570.

[4] 晋松，孙剑峰，郭鸿，等. 杵针治疗感冒的临床体会 [J]. 四川中医，2016，34（9）：32-34.

[5] 林建华. 鱼腥草针雾吸治疗小儿急性上呼吸道感染临床分析 [J]. 中国初级卫生保健，2006（4）：82.

[6] 王军. 御感香囊预防儿童急性呼吸道感染临床研究 [D]. 天津：天津中医药大学，2021.

[7] 陈华，沈微，陈健，等. 香佩疗法预防上呼吸道感染效果观察 [J]. 中华中医药学刊，2010，28（6）：1196-1198.

[8] 吴勉华，石岩. 中医内科学 [M]. 5 版. 北京：中国中医药出版社，2021：51-57.

[9] 葛均波，王辰，王建安. 内科学 [M]. 10 版. 北京：人民卫生出版社，2024：18.

急性支气管炎

急性支气管炎是由生物、物理、化学刺激或过敏等因素引起的大气道或叶 / 段支气管的急性气管支气管黏膜炎症，大多 1 ～ 3 周自愈。本病多散发，无流行倾向，年老体弱者易感。本病临床症状主要为咳嗽和咳痰，常发生于寒冷季节或气候突变时，也可由急性上呼吸道感染迁延不愈所致。

【病因病机】

急性支气管炎属中医"咳嗽"范畴。咳嗽的病因有外感和内伤两类：外感咳嗽因六淫外邪侵袭肺系；内伤咳嗽因脏腑功能失调，内邪干肺。不论邪从外而入，或自内而发，均可引起肺失宣肃，肺气上逆，而致咳嗽。

【适应证型】

1. 外感咳嗽

（1）风寒袭肺

症见咳嗽声重，气急，咽痒，咳白稀痰，常伴有鼻塞，流清涕，头痛，肢体酸痛，恶寒发热，无汗，舌苔薄白，脉浮或浮紧。

（2）风热犯肺

症见咳嗽频剧，气粗或咳声嘶哑，喉燥咽痛，咳痰不爽，痰黏稠或色黄，常伴有鼻流黄涕，口渴，头痛，恶风，身热，舌红，苔薄黄，脉浮数或浮滑。

（3）风燥伤肺

症见干咳无痰，或痰少而黏，不易咳出，或痰中带有血丝，咽喉干痛，口鼻干燥，初起或伴有少许恶寒，身热头痛，舌尖红，苔薄白或薄黄而干，脉浮数或小数。

2. 内伤咳嗽

（1）痰湿蕴肺

症见咳嗽反复发作，咳声重浊，因痰而嗽，痰出则咳缓，痰多色白，黏腻或稠厚成块，每于晨起或食后咳甚痰多，胸闷脘痞，纳差，乏力，大便时溏，舌苔白腻，脉滑。

（2）痰热郁肺

症见咳嗽气粗，喉中可闻及痰声，痰多黄稠或黏厚，咳吐不爽，或有热腥味，或夹有血丝，胸胁胀满，咳时引痛，常伴有面赤，或有身热，口干欲饮，舌红，苔薄黄腻，脉滑数。

（3）肝火犯肺

症见上气咳逆阵作，咳时面红目赤，引胸胁作痛，咽干口苦，常感痰滞咽喉而咳之难出，量少质黏，或痰如絮条，症状可随情绪波动而增减，舌红，苔薄黄少津，脉弦数。

（4）肺阴亏虚

干咳，咳声短促，痰少质黏色白，或痰中带血丝，或声音逐渐嘶哑，口干咽燥，午后潮热，颧红盗汗，常伴有日渐消瘦，神疲乏力，舌红少苔，脉细数。

【中药吸嗅法治疗】

雾化吸入法

清热解毒中药穿心莲的提取物穿琥宁采用氧驱雾化吸入法可治疗小儿急性支气管炎。在常规综合治疗基础上，采用穿琥宁氧驱雾化吸入治疗，每次吸入10mg/（kg·d）kg，每日分2次进行，每次用生理盐水5～10mL稀释。临床观察发现，治疗5日后，患儿退热、止咳、肺部啰音消失时间均缩短，说明穿琥宁氧驱雾化吸入法治疗小儿急性支气管炎能提高疗效，缩短病程。

热毒宁注射液中含有青蒿、金银花、栀子。对于急性支气管炎患者，在常规对症治疗的同时加用热毒宁注射液雾化吸入治疗以提高疗效。具体而言，10mL热毒宁注射液加入10mL生理盐水中，放入雾化器内吸入治疗20分钟，连续治疗5日。临床观察发现，热毒宁注射液雾化吸入治疗急性支气管炎疗效确切。

参考文献

[1] 韩彩云，拓玉芬.观察盐酸氨溴索联合阿奇霉素治疗小儿支原体肺炎合并急性支气管炎患儿的临床疗效[J].贵州医药，2023，47（5）：701-702.

[2] 胡思源.急性支气管炎中药临床试验设计与评价技术指南[J].药物评价研究，2023，46（2）：251-257.

[3] 薛凯，王文丽.中医辨证施护联合子午流注穴位贴敷对痰热壅肺型急性支气管炎患儿心理韧性、呼吸功能及炎症因子的影响[J].西部中医药，2023，36（5）：128-133.

[4] 毕斗星，张晓霞，彭粉花.清热宣肺止咳汤联合西医治疗急性支气管炎（痰热壅肺证）疗效观察[J].中国中医急症，2019，28（9）：1627-1629.

[5] 胡南红.氧驱雾化吸入穿琥宁治疗小儿急性支气管炎82例[J].当代医学（学术版），2007，（12）：20-21.

[6] 王辉.热毒宁注射液雾化吸入治疗急性支气管炎的临床观察[J].中国现代药物应用，2010，4（15）：140-141.

[7] 吴勉华，石岩.中医内科学[M].5版.北京：中国中医药出版社，2021：58-63.

[8] 葛均波，王辰，王建安.内科学[M].10版.北京：人民卫生出版社，2024：21.

支气管哮喘

　　支气管哮喘简称哮喘，是一种以慢性气道炎症和气道高反应性为特征的异质性疾病。临床表现为喘息、气急、胸闷或咳嗽等，常在夜间及凌晨发作或加重，同时伴有可变的呼气气流受限。其呼吸道症状可随时间变化，且严重程度可变。

【病因病机】

　　哮喘属中医"哮病""喘证"的范畴。哮病的发生为痰伏于肺，每因外感、饮食、情志、劳倦等诱因引动而触发，致痰阻气道，肺气上逆，气道挛急。喘证常由多种疾患引起，病因复杂，有外感、内伤两大类。外感为六淫外邪侵袭肺系，内伤为痰浊内蕴、情志失调、久病劳欲等。

【适应证型】

哮病

1. 发作期

（1）寒哮

　　症见呼吸急促，喉中哮鸣有声，胸满闷如塞，咳不甚，痰稀薄色白，咳吐不爽，面色晦滞带青，口不渴或渴喜热饮，天冷或受寒易发，形寒畏冷。初起多兼恶寒、发热、头痛等表证，舌苔白滑，脉弦紧或浮紧。

（2）热哮

　　症见气粗息涌，咳呛阵作，喉中哮鸣，胸高胁胀，烦闷不安，汗出，口渴喜饮，面赤口苦，咳痰色黄或色白，黏浊稠厚，咳吐不利，不恶寒，舌质红，苔黄腻，脉滑数或弦滑。

（3）寒包热哮

　　症见喉中鸣息有声，胸膈烦闷，呼吸急促，喘咳气逆，咳痰不爽，痰黏色黄，或黄白相间，烦躁，发热，恶寒，无汗，身痛，口干欲饮，大便偏干，舌苔白腻罩黄，舌尖边红，脉弦紧。

（4）风痰哮

　　症见喉中痰涎壅盛，声如拽锯，或鸣声如吹哨笛，喘急胸满，但坐不得卧，咳痰黏腻难出，或为白色泡沫痰液，无明显寒热倾向，面色青暗，起病多急，常倏忽来去，发前自觉鼻咽、眼、耳发痒，打喷嚏，鼻塞，流涕，胸部憋塞，随之迅即发作，舌苔厚浊，脉滑实。

（5）虚哮

症见喉中哮鸣如鼾，声低，气短息促，动则喘甚，发作频繁，甚则持续哮喘，口唇爪甲青紫，咳痰无力，痰涎清稀或质黏起沫，面色苍白或颧红唇紫，口不渴或咽干口渴，形寒肢冷或烦热，舌质淡、偏红或紫暗，脉沉细或细数。

（6）哮喘脱证

症见哮病反复久发，喘息鼻扇，张口抬肩，气短息促，烦躁，神志昏蒙，面青，四肢厥冷，汗出如油，舌质青暗，苔腻或滑，脉细数不清，或浮大无根。

2. 缓解期

（1）肺虚

症见喘促气短，语声低微，面色白，自汗畏风，咳痰清稀色白，多因气候变化而诱发，发前喷嚏频作，鼻塞流清涕，舌淡苔白，脉细弱或虚大。

（2）脾虚

症见倦怠无力，食少便溏，面色萎黄无华，痰多而黏，咳吐不爽，胸中满闷，恶心纳呆，或食油腻易腹泻，每因饮食不当而诱发，舌质淡，苔白滑或腻，脉细弱。

（3）肾虚

症见平素息促气短，动则为甚，呼多吸少，咳痰质黏起沫，脑转耳鸣，腰酸腿软，心不耐劳累，或五心烦热，颧红，口干，或畏寒肢冷，面色苍白，舌淡苔白质胖，或舌红少苔，脉沉细或细数。

喘证

1. 实喘

（1）风寒壅肺

症见喘息咳逆，呼吸急促，胸部胀闷，痰多色白清稀，常伴恶寒无汗，头痛鼻塞，或有发热，口不渴，舌苔薄白而滑，脉浮紧。

（2）表寒肺热

症见喘逆上气，息粗鼻扇，胸胀或痛，咳而不爽，吐痰稠黏，伴形寒，身热，烦闷，身痛，有汗或无汗，口渴，舌质红，苔薄白或黄，脉浮数或滑。

（3）痰热郁肺

症见喘咳气涌，胸部胀痛，痰多质黏色黄，或为血痰，伴胸中烦闷，身热有汗，口渴而喜冷饮，面赤咽干，小便赤涩，大便或秘，舌质红，苔黄腻，脉滑数。

（4）痰浊阻肺

症见喘咳痰鸣，胸中满闷，甚则胸盈仰息，痰多黏腻色白，咳吐不利，呕恶纳呆，口黏不渴，舌质淡，苔白腻，脉滑或濡。

（5）肺气郁痹

症见每遇情志刺激而诱发，突然呼吸短促，息粗气憋，胸胁闷痛，咽中如窒，喉中痰鸣不著，平素多忧思抑郁，或失眠心悸，或心烦易怒，面红目赤，舌质红，苔薄白或黄，脉弦。

2. 虚喘

（1）肺气虚耗

症见喘促短气，气怯声低，喉有鼾声，咳声低弱，痰吐稀薄，自汗畏风，或咳呛，痰少质黏，烦热口干，咽喉不利，面颧潮红，舌质淡红，或舌红少苔，脉软弱或细数。

（2）肾虚不纳

症见喘促日久，动则喘甚，呼多吸少，气不得续，形瘦神惫，跗肿，汗出肢冷，面青唇紫，或见喘咳，面红烦躁，口咽干燥，足冷，汗出如油，舌质淡，苔白或黑润，或舌红少津，脉沉弱或细数。

（3）正虚喘脱

症见喘逆剧甚，张口抬肩，鼻翼扇动，不能平卧，稍动则咳喘欲绝，或有痰鸣，心悸烦躁，四肢厥冷，面青唇紫，汗出如珠，脉浮大无根，或脉微欲绝。

【中药吸嗅法治疗】

1. 中药吸入治疗

将麻黄、杏仁、桑白皮、黄芩、金银花、北沙参、地龙、甘草以水浸泡，煎煮取汁，无菌条件下静置30分钟，取上清液反复过滤，将澄清药液装入无菌药瓶中备用。使用时取制备好的药液50～100mL，装入雾化器的药缸中，支气管哮喘患者进行雾化吸入治疗。每次治疗5～10分钟，早晚各1次。

2. 药枕治疗

将黄芪、防风、辛夷、荆芥、紫苏叶、白芷、桔梗、鱼腥草、木香、白豆蔻、川芎、香龙脑、野菊花等中药按一定比例打碎混合，每500g混合药粉制作1个枕芯，支气管哮喘患者卧床时吸入治疗。1个月换药1次，3个月为1个疗程。

将木香、白豆蔻、鱼腥草、野菊花、辛夷、白芷、冰片、川芎粉碎后装于枕内，支气管哮喘患者卧床时吸入治疗，10日为1个疗程。

3. 中药熏蒸

取鱼腥草、黄芪、麦冬、何首乌、女贞子、枸杞，五味子、麻黄、白术、淫羊藿、制半夏、车前草、当归、连翘放在器具里（以不锈钢、瓷砂材质为宜），加水煮沸，支气管哮喘患者取俯卧位，暴露肩背部，放在器具以上用蒸汽熏蒸，注意避免烫伤，每次治疗20～30分钟。

参考文献

[1] 郑纯凤，朱颖，曲轶，等.保儿宁颗粒治疗临床缓解期儿童哮喘对先天/获得性免疫的调节作用[J].中药材，2023，46（6）：1542-1546.

[2] 马艺菲，张建.支气管哮喘的中西医治疗研究进展[J].新疆中医药，2021，39（6）：120-124.

[3] 刘亚尊，薛征，周欢，等.支气管哮喘缓解期不同中医证型患儿的肺功能改变情况[J].中华中医药杂志，2022，37（10）：6006-6009.

[4] 王盈盈，叶假若，陈晓和.推拿联合麻杏桑芩汤雾化吸入治疗小儿支气管哮喘慢性持续期40例[J].中国中医药科技，2018，25（5）：717-719.

[5] 孙红梅.化瘀方配合药枕治疗小儿支气管哮喘缓解期66例[J].河北中医，2000（10）：736-737.

[6] 姜宇，方铁岩.以药枕为主的综合疗法治疗支气管哮喘180例[J].中国民间疗法，2017，25（6）：37-38.

[7] 周到.中药熏蒸配合小针刀治疗支气管哮喘1例[J].大家健康（学术版），2012，6（23）：96-97.

[8] 吴勉华，石岩.中医内科学[M].5版.北京：中国中医药出版社，2021：65-73.

[9] 葛均波，王辰，王建安 . 内科学 [M]. 10 版 . 北京：人民卫生出版社，2024：31.

肺脓肿

肺脓肿是由多种病原体感染所引起的肺组织坏死性病变和脓腔形成。本病临床特征为高热、咳嗽和咳大量脓臭痰。本病患者胸部 X 线片或 CT 检查可见一个或多发的含气液平面的空洞，如形成多个直径小于 2cm 的空洞，则可称为坏死性肺炎。本病可见于任何年龄，以青壮年较多见，男多于女。其病原体主要是厌氧菌和兼性厌氧菌，此外还有需氧菌等。

【病因病机】

肺脓肿属中医学"肺痈"的范畴。肺痈发病的主要原因为感受外邪，内犯于肺，或因痰热素盛，蒸灼肺脏，以致热壅血瘀，蕴酿成痈，血败肉腐化脓。

【适应证型】

1. 初期

症见恶寒发热，咳嗽，胸痛，咳时尤甚，咳吐白色黏痰，痰量由少渐多，呼吸不利，口干鼻燥，舌尖红，苔薄黄或薄白少津，脉浮数而滑。

2. 成痈期

症见身热转甚，汗出身热不解，胸满作痛，转侧不利，咳吐黄稠或黄绿色痰，自觉喉间有腥味，咳嗽气急，口干咽燥，烦躁不安，舌质红，苔黄腻，脉滑数有力。

3. 溃脓期

症见咳吐大量脓血痰，或如米粥，腥臭异常，有时咳血，身热，面赤，烦渴喜饮，胸中烦满而痛，甚则气喘不能卧，舌质红，苔黄腻，脉滑数或数实。

4. 恢复期

症见身热渐退，咳嗽减轻，咯吐脓血渐少，臭味亦减，痰液转为清稀，精神渐振，食欲改善，或见胸胁隐痛，难以久卧，气短乏力，自汗，盗汗，低热，午后潮热，心烦，口干咽燥，面色不华，形瘦神疲，舌质红或淡红，苔薄，脉细或细数无力。

【中药吸嗅法治疗】

苦杏仁、黄芩、桔梗、金银花，水煎取汁 300mL，日 1 剂，滤清备用。肺脓肿患者采用超声雾化器以上方做超声雾化吸入治疗。每次治疗 15 分钟，每日 2 次，14 日为 1 个疗程，每个疗程间隔 2 日，连续治疗 2 个疗程后观察疗效。

参考文献

[1] 王宗耀，余海滨，马锦地，等 . 基于现代名老中医经验对肺脓肿常见证候及其特征的研究 [J]. 中医研究，2016，29（10）：59-62.

[2] 洪波，鲍翊君，王邦才 . 钟一棠治疗肺脓肿经验 [J]. 中华中医药杂志，2016，31（11）：4550-4552.

[3] 国家中医药管理局 . 中医病证诊断疗效标准 [M]. 南京：南京大学出版社，1994.

[4] 徐大椿 . 河溪医案 [M]. 吴金寿，焦振廉，注释 . 上海：上海浦江教育出版社有限公司，2013.

[5] 黄满生 . 杏芩消痈方超声雾化吸入治疗急性肺脓肿疗效观察 [J]. 河北中医，2013，35（9）：1307-1308.

[6] 吴勉华，石岩 . 中医内科学 [M]. 5 版 . 北京：中国中医药出版社，2021：80-84.

[7] 葛均波，王辰，王建安 . 内科学 [M]. 10 版 . 北京：人民卫生出版社，2024：68.

肺结核

肺结核是由结核分枝杆菌引发的肺部感染性疾病。其传播途径主要有空气飞沫传播和皮肤伤口直接接触传播，各类人群均可能感染肺结核。本病以咳嗽、咳血、潮热、盗汗、形体逐渐消瘦为主要临床特征。在我国，肺结核的发病率相对较高，近年来虽有所波动，但仍存在上升趋势，这对我国人民的身体健康构成了严重威胁。

【病因病机】

肺结核属于中医"肺痨"范畴。中医学认为，肺结核是由于痨虫感染所致，同时伴有多种因素引起的人体正气虚弱。在本病的发生发展过程中，阳气亏耗为始，继则阴虚火旺，终则阳损及阴，并可因阳气耗损而导致阴阳交亏，同时肺叶的损伤传及脾、肾、心和肝，五脏传变，不断加重病情。

【适应证型】

1. 肺阴亏虚

症见干咳，痰少且黏，痰液色白或带血丝，口干咽燥，午后手足心热，皮肤干灼，少量盗汗，疲乏无力，纳谷不香，舌边尖红，无苔或少苔，脉细数。

2. 阴虚火旺

症见咳呛气急，痰少黏稠或黄稠，口干咽燥，时时咳血，午后潮热，骨蒸颧红，口渴盗汗，心烦失眠，性急善怒，胁肋掣痛，男子梦遗失精、女子月经不调，形体日渐消瘦，舌绛，苔黄或剥，脉细数。

3. 气阴两虚

症见咳嗽无力，气短声低，咳痰清稀，色白量较多，痰中偶带血或咳血，乏力，自汗与盗汗并见，怕风畏冷，食少腹胀，面色白，颧红，舌质淡红，边有齿痕，脉细弱而数。

4. 阴阳虚损

症见咳逆少气，白沫状痰，或夹带血丝，血色暗淡，喘促气短，潮热盗汗、自汗，声嘶失音，四肢浮肿，五更泄泻，心慌，唇紫肢冷，口舌糜烂，大肉尽脱，男子滑精阳痿、女子经少经闭，舌质淡，紫暗少津，苔黄而剥，脉微细而数或虚大无力。

5. 瘀血阻肺

症见久咳不已，咳血不止，肌肤甲错，面色鳖黑，形体消瘦，舌暗红或有斑点，脉细涩。

6. 饮停胸胁

症见咳唾引痛，咳逆气喘，喘促不能平卧，气短胸闷，病侧肋间胀满，或胸廓隆起，舌苔薄白腻，脉沉弦或弦滑。

【中药吸嗅法治疗】

1. 雾化吸入疗法

取沙参、百部、天冬、熟地黄、阿胶、龟甲、山药、白术、百合、白果、夏枯草、金银花、五味子、桔梗、桑白皮，上药经过浸渍、煎煮、去渣等工艺，制成30mL的浓缩汁，经过精滤、纯化、封装，制成雾化液，可用于肺结核患者的治疗。

2. 中药鼻熏疗法

取信石、防风、白芷，研成细粉后混合均匀，用软纸卷成10个小卷，每卷放入适量艾叶，再将之放入香油内浸泡片刻，取出晾干，制成鼻熏卷。治疗时，肺结核患者取坐位，施术者点燃鼻熏卷，一手用血管钳夹住鼻熏卷的一端，一手将鼻熏卷置于患者鼻孔下，患者按平常呼吸节律将烟吸入呼吸道。鼻熏治疗时，患者需口含凉水，每1分钟换1次，以防牙齿受损。此法每日治疗1次，每次1支，治疗20～30次为1个疗程。

参考文献

[1] 王进，张雪芳.肺结核患者中医体质分布特征及相关因素研究 [J].湖南中医杂志，2020，36（12）：115–118.

[2] 王光耀，许光兰，陈小丽，等.基于数据挖掘和网络药理学的古方治疗肺结核的用药规律及机制分析 [J].世界科学技术 – 中医药现代化，2020，22（7）：2256–2268.

[3] 黄颖新，孟庆龙，陈曦，等.耐多药肺结核中医证候与肺部影像相关性研究 [J].中医临床研究，2016，8（13）：8–11

[4] 黎志刚.肺结核合并支气管结核中医证候分布规律研究 [J].中医临床研究，2020，12（17）：19–22.

[5] 常竟.中药雾化吸入联合中医护理对肺结核患者依从性及不良反应影响 [J].中国中医药现代远程教育，2020，18（5）：61–63.

[6] 宋成涛，夏春苗，陈宗燕．研究中药汤剂雾化吸入辅助治疗耐药肺结核的临床效果 [J]. 当代医学，2019，25（27）：142-143.

[7] 中药鼻熏法治疗肺结核 [J]. 广西卫生，1973（2）：62.

慢性阻塞性肺疾病

慢性阻塞性肺疾病（简称慢阻肺病）是一种异质性的肺部疾病，以因气道异常（支气管炎、细支气管炎）和（或）肺泡异常（肺气肿）进而引起慢性呼吸症状（呼吸困难、咳嗽、咳痰）及持续、进行性加重的气流受限为特征。不可逆气流受限是诊断慢阻肺病的关键，在吸入支气管扩张剂后，第一秒用力呼气容积（FEV_1）与用力肺活量（FVC）的比值（FEV_1/ FVC）<70% 表明存在持续气流受限。

【病因病机】

慢性阻塞性肺疾病属于中医"肺胀"的范畴。肺胀的发生，多因久病肺虚，痰瘀潴留，而致肺不敛降，气还肺间，肺气胀满，每因复感外邪诱使病情发作或加剧。

【适应证型】

1. 外寒内饮

症见咳逆喘满不得卧，气短气急，咳痰白稀，呈泡沫状，胸部膨满，恶寒，周身酸楚，或口干不欲饮，面色青暗，舌体胖大，舌质暗淡，舌苔白滑，脉浮紧。

2. 痰浊壅肺

症见胸膺满闷，咳嗽痰多，色白黏腻或呈泡沫样，短气喘息，稍劳即著，恶风汗多，脘痞纳少，倦怠乏力，舌暗，苔薄腻或浊腻，脉滑。

3. 痰热郁肺

症见咳逆喘息气粗，痰黄或白，黏稠难咳，胸满烦躁，目胀睛突，或发热汗出，或微恶寒，溲黄便干，口渴欲饮，舌质暗红，苔黄或黄腻，脉滑数。

4. 痰蒙神窍

症见咳逆喘促日重，咳痰不爽，表情淡漠，嗜睡，甚或意识蒙眬，谵妄，烦躁不安，入夜尤甚，昏迷，撮空理线，或肢体瞤动，抽搐，舌质暗红、淡紫或紫绛，苔白腻或黄腻，脉细滑数。

5. 痰淤阻肺

症见咳嗽痰多，色白或呈泡沫样，喉间痰鸣，喘息不能平卧，胸部膨满，憋闷如塞，面色灰白而暗，唇甲发绀，舌质暗或紫，舌下青筋增粗，苔腻或浊腻，脉弦滑。

6. 阳虚水泛

症见面浮肢肿，甚或一身悉肿，脘痞腹胀，或腹满有水，尿少，心悸，喘咳不能平卧，咳痰清稀，怕冷，面唇青紫，舌胖质暗，苔白滑，脉沉虚数或结代。

7. 肺肾气虚

症见呼吸浅短难续，咳声低怯，胸满短气，甚则张口抬肩，倚息不能平卧，咳嗽，痰如白沫，咳吐不利，心慌，形寒汗出，面色晦暗，舌淡或暗紫，苔白润，脉沉细无力。

【中药吸嗅法治疗】

中药吸入疗法

大椎穴、肺俞穴、膏肓俞穴隔姜灸，配以二陈汤合补肺汤（半夏9g，陈皮6g，茯苓9g，炙甘草6g，五味子6g，紫菀6g，桑白皮6g，党参9g，黄芪9g，熟地黄12g）浓煎后雾化吸入治疗，可以明显改善本病患者的肺功能和临床症状，提高患者生活质量，并且在预防本病急性发作方面也有一定优势。

参考文献

[1] 韩洪棋.中医治疗慢性阻塞性肺疾病研究进展 [J].光明中医，2024，39（22）：4653-4656.

[2] 吴勉华，石岩.中医内科学 [M].5版.北京：中国中医药出版社，2021：91-96.

[3] 葛均波，王辰，王建安.内科学 [M].10版.北京：人民卫生出版社，2024：25.

[4] 张仟，施茵.隔姜灸联合中药雾化治疗稳定期肺气虚型慢性阻塞性肺疾病疗

效观察 [J]. 中国针灸，2020，40（9）：933-938.

肺动脉高压

肺动脉高压是指肺动脉压力异常升高的一种血流动力学状态，并非是一种独立的疾病。肺动脉压力的升高既可来源于肺血管自身的病变，也可继发于心、肺或系统性疾病。肺动脉高压如失治误治可逐步发展成右心衰竭，甚至导致死亡。肺动脉高压的患病率约占全球人口总数的 1%，其发病率、致残率和致死率均处于较高水平，严重威胁人类的生命健康。

【病因病机】

肺动脉高压属中医学"肺胀""久咳"等范畴。本病系肺气郁滞，痰瘀互阻，累及于心，引发心阳阻遏，乃至心阳虚衰。肺主气，为水之上源，通调水道，肺气郁滞，血流受阻，停而为瘀，水液运行受阻，聚而为痰，痰瘀互阻于肺，进而累及于心，肺不能助心行血，使心君受累，心阳被遏，乃至心阳虚衰，肺病及心，最终会导致肺心同病。肺失清肃，燥热内盛，亦可影响肝，肝失条达，疏泄不利，肝气郁结。

【适应证型】

1. 肺虚瘀热

症见呼吸困难，或气喘胸痛，咳血，口渴，舌质红或暗，苔薄黄，脉虚弱或涩。

2. 肺虚寒瘀

症见气喘头晕，胸痛，水肿，口淡不渴，舌质淡或暗，苔薄白，脉虚弱或涩。

3. 肺虚痰阻

症见胸闷心痛，口唇青紫，口淡不渴，舌质淡，苔白厚腻，脉多结代，脉弱或滑。

4. 肺虚水气

症见呼吸困难或气喘，水肿，头晕目眩，口淡不渴，舌质淡，苔滑白腻，脉弱或沉。

5. 痰热动风

症见呼吸困难，或气喘晕厥，或咳血，口渴，舌质红苔黄腻，脉滑或数。

6. 阴虚风扰

症见气喘晕厥，咳血，眩晕耳鸣，口燥咽干，五心烦热，舌红少苔，脉细或细数。

【中药吸嗅法治疗】

雾化吸入疗法

肺动脉高压患者在常规治疗的基础上，给予川芎嗪雾化吸入治疗。具体方法为 40mg 川芎嗪加入 30mL 生理盐水中进行雾化吸入治疗。每日 2 次，14 日为 1 个疗程。通过观察患者治疗前后肺动脉平均压、血小板聚集率、血小板 α 颗粒膜蛋白、血栓素 B2 及 6– 酮 – 前列腺素 F1α 的变化，发现川芎嗪雾化吸入能降低肺动脉高压患者的肺动脉压力。

参考文献

[1] 中华医学会呼吸病学分会肺栓塞与肺血管病学组，中国医师协会呼吸医师分会肺栓塞与肺血管病工作委员会，全国肺栓塞与肺血管病防治协作组，等 . 中国肺动脉高压诊断与治疗指南（2021 版）[J]. 中华医学杂志，2021，101（1）：11–51.

[2] 顾振华，申春娣，唐蜀华，等 . 肺动脉高压的中医证候分布及中药用药规律文献研究 [J]. 北京中医药，2023，42（1）：106–110.

[3] 苏晓艳，王金凤，惠培林，等 . 基于数据挖掘技术研究中医治疗肺动脉高压的组方配伍规律 [J]. 中西医结合心脑血管病杂志，2022，20（18）：3286–3292.

[4] 郑盛杰，戴勇 . 川芎嗪雾化吸入对 COPD 急性加重期患者肺动脉高压、血小板功能的影响 [J]. 临床和实验医学杂志，2006（2）：157–158.

肺源性心脏病

肺源性心脏病（简称"肺心病"）是指由于肺血管压力增高，进而导致右心室结构和功能损害而引起的心脏病。肺源性心脏病根据起病缓急和病程长短，可分为慢性肺源性心脏病和急性肺源性心脏病两大类，临床上以后者多见。慢性肺源性心脏病是由于肺、胸廓或肺动脉血管慢性病变所致的肺循环阻力增加、肺动脉高压，进而使右心肥厚、扩大，甚至发生右心衰竭的心脏病。急性肺源性心脏病是由于静脉系统或右心腔的栓子脱落进入肺循环，造成肺动脉主干或分支广泛栓塞，同时并发广泛肺细小动脉痉挛，使肺循环受阻，肺动脉压急剧升高，从而引起右心室扩张和右心衰竭的心脏病。

【病因病机】

肺心病可归属中医学"肺胀""喘病"等范畴。本病病因病机可归纳为久病肺气亏虚，致水湿、痰饮、瘀血潴留，肺气壅滞，不能敛降，胸膺胀满，损及心、脾、肾，复感外邪，诱使病情发作或加重。形成肺动脉高压的因素主要分为功能性因素和解剖学因素。其中功能性因素是其病变的主要因素，即持续的肺动脉高压超过右心负荷量，导致代偿性右心肥大，进而可发展为右心功能衰竭。此外，反复肺部感染、酸碱平衡失调、慢性缺氧也可进一步损伤心肌，加重心衰。

【适应证型】

1. 阳虚水泛

症见心悸心慌，胸闷气促，咳喘不能平卧，动则喘甚，颜面晦暗，肢体浮肿，以下肢为甚，形寒肢冷，小便短少或清长，腰膝酸软，冷汗时出，舌胖边有齿印，舌苔白，脉沉滑或结代。

2. 肺肾阴虚

症见胸闷气短，语声低怯，动则气喘或面色晦暗，形容憔悴或面目浮肿，舌淡苔白，脉细弱涩。

3. 肺脾气虚

症见咳喘倚息，脘痞纳呆，声低气弱，乏力自汗，纳呆食少，畏寒怕冷，大便溏稀，小便清长，舌质淡紫，苔白润，脉虚。

4. 心阳欲脱

症见喘促气弱，四肢厥冷，大汗淋漓，皮肤湿冷，烦躁不宁，舌质青紫，苔灰黑润，脉微欲绝。

【中药吸嗅法治疗】

雾化吸入疗法

治疗肺源性心脏病可用肺心泰汤（方为清半夏、黄芩、苦杏仁、胆南星、鱼腥草、瓜蒌、地龙、泽兰、僵蚕、茯苓、桂枝、白术、丹参、山药）煎药取汁，取15mL加至超声雾化器中用氧气面罩吸入治疗。每日2次，每次12～15分钟，12日为1个疗程。

参考文献

[1] 安世英，董艺丹，马梦娇，等.肺源性心脏病中医辨治研究进展 [J].中国中医药信息杂志，2022，29（8）：143-146.

[2] 刘洋，郑彩霞.韩明向从"湿胜则阳微"论治肺心病经验 [J].安徽中医药大学学报，2021，40（1）：48-50.

[3] 蔡晓霖，吴志平，李英莲.郭为汀运用扶正固本法论治肺心病缓解期的临床经验 [J].中医药通报，2015，14（3）：40-41.

[4] 苏开品.慢性肺源性心脏病中医治疗效果观察 [J].实用心脑肺血管病杂志，2011，8（8）：91-92.

[5] 陈春晖.慢性肺源性心脏病的中医证型及证素研究 [D].长沙：湖南中医药大学，2021.

[6] 杨风菊，孟雪.循证护理加中药雾化吸入治疗肺源性心脏病急性加重期的临床研究 [J].中国中医急症，2015，24（6）：965-966&1035.

第二十七章　吸嗅在神经系统疾病的应用

抑郁症

抑郁症是一种常见疾病，以情绪、动机、认知及生理等方面的消极改变为主要特征，主要临床表现有心情低落、情绪反应迟缓、精神不济、悲观消极、愉悦感丧失、有自杀倾向等。

【病因病机】

抑郁症属中医学"郁证"的范畴，由外邪或情志等多种因素导致。中医学认为，郁证的根源在于七情内伤，即恼怒、忧思、悲伤、恐惧等情绪长期或突然、强烈的刺激，影响气机的升降与出入，致使人体出现如气滞、痰湿、郁热、瘀血等病理产物，进一步损伤脏腑。中医学认为，脏腑与情绪之间存在密切的对应关系，这种关系基于"五脏主五志"的理论框架。具体而言，肝主怒、心主喜、脾主思、肺主忧、肾主恐。情绪过度或长期失衡会直接损伤对应脏腑的气机功能，而脏腑虚损又会反过来加重情志失调，形成恶性循环。

【适应证型】

1. 肾虚肝郁

症见悲观失望，疏懒退缩，腰膝酸软，畏寒嗜睡，胸胁胀满，胸闷短气，善太息，面色晦暗，小便清长，阳痿，月经不调，舌淡或暗，舌苔白，脉沉细或沉弦。

2. 肝郁脾虚

症见多疑善忧，胸胁胀满，胸闷，善太息，面色萎黄，胃脘胀满，腹痛腹胀，恶心，肠鸣，大便稀溏，咽中有异物感，舌淡苔白，脉弦细或弦滑。

3. 心脾两虚

症见多思善虑，心悸多梦，面色萎黄，手足麻木，头晕，气短自汗，腹胀便溏，月经不调，舌质淡嫩，舌苔白，脉细弱。

4. 心肾不交

症见心悸不安，头晕多梦，五心烦热，盗汗，咽干口燥，腰膝酸软，遗精早泄，月经不调，小便短赤，舌红苔剥或无苔，脉细数。

5. 肝胆湿热

症见烦躁易怒，胸胁胀满，多梦，耳中轰鸣，头晕头胀，腹胀口苦，咽中有异物感，恶心，小便短赤，舌红，苔黄腻，脉弦数或滑数。

6. 心胆气虚

症见易惊善恐，自卑绝望，难以决断，悲伤欲哭，心悸气短，自汗胸闷，多梦，面色白，舌质淡或暗，脉沉细或细而无力。

【中药吸嗅法治疗】

1. 香熏吸入疗法

（1）取 5 滴复方苏合香提取物，加入 100mL 蒸馏水中混合，将混合液添加至超音波迷你香熏机中运行 30 分钟，雾量设置为中档。在治疗室创造一个安静、舒适、气味芳香、温湿度适宜的环境，试验仪器保持与卒中后抑郁障碍患者鼻部 20～30cm 的距离，每天 9:00～11:00（脾经主时，脾在志为思）干预一次，共持续治疗 8 周。治疗结束后对患者进行汉密尔顿抑郁量表（24 项版）（HAMD24）评分、匹兹堡睡眠质量指数（PSQI）评分、汉密尔顿焦虑量表（14 项版）（HAMA14）评分等评估。研究发现，经过 8 周的芳香湿化环境干预，患者的抑郁症状和焦虑状态均有所改善。

（2）将薰衣草精油、甜橙精油、佛手柑精油以 2∶1∶1 比例调配成复方精油，每位老年抑郁症患者每次接受 30 分钟的香熏治疗，每周 2 次，共治疗 8 周。香熏治疗的方法是，将 50mL 复方精油与 10mL 纯净水同时放于雾化机的药物杯中，通电工作后，给予患者鼻部雾化治疗。通过对患者的血清 5-羟色胺浓度及不同阶段的老年抑郁量表简版（Depression Scale Short-form，GDS-15）、患者健康问卷抑郁自评量表

（Patient Health Questionnaire Depression Module，PHQ-9）评分观察。结果表明，芳香疗法能有效提高老年抑郁者的血清 5- 羟色胺浓度，改善其抑郁状态。

2. 药枕疗法

（1）取香附 30g，柴胡 20g，乌药 30g，艾叶 30g，佩兰 30g，石菖蒲 30g，灯心草 30g，合欢花 80g，川芎 20g，枳壳 15g，玫瑰花 50g，首乌藤 50g，淮小麦 50g 制备成解郁安神药枕，结合心理护理对脑卒中抑郁症患者进行治疗。通过对比常规治疗方法发现，加用解郁安神药枕的患者在改善抑郁症状方面更加显著，提示解郁安神药枕确有疗效。

（2）取香附、郁金、石菖蒲、玫瑰花、月季花、玳玳花、绿梅花、佛手花各100g，香附、郁金、石菖蒲研粗末，五种花则取生药，装入 30cm×15cm×3cm 的棉布枕套中。脑卒中患者卧床时即使用该芳香药枕治疗，取舒适体位即可。治疗 4 周后，采用汉密尔顿抑郁量表（Hamilton Depression Scale，HAMD）和脑卒中临床神经功能缺损程度评分量表（National institutes of health stroke scale，NIHSS）进行疗效评价，结果发现，该芳香药枕可降低脑卒中患者的抑郁症状。

3. 香囊疗法

将青皮 3g，石菖蒲 3g，玫瑰花 1.5g，茉莉花 1.5g，合欢花 1.5g，冰片 0.5g 装入透气性良好的 10cm×15cm 布袋中，制成疏肝解郁香囊。脑卒中患者每天 23:00 把香囊放于枕中，次日 7:00 取出，并于塑料袋密封保存，每周更换 1 次香囊。治疗 6 周后，对患者进行抑郁自评量表（SDS）评分、焦虑自评量表（SAS）评分、匹兹堡睡眠质量指数量表（PSQI）评分。结果发现，疏肝解郁香囊可以改善脑卒中后患者焦虑抑郁情绪，提高患者睡眠质量。

4. 熏蒸疗法

取连翘 10g，广藿香 10g，紫苏叶 10g，薄荷 12g，将药物浸泡 30 分钟后进行煎煮，取 2000mL 药汁放于中药熏蒸容器内，温度保持在 38 ～ 42℃，对抑郁症患者进行全身熏蒸治疗。每次 30 分钟，每天 1 次。通过观察患者的抑郁评分、睡眠质量及生活质量变化情况，发现中药熏蒸可以有效缓解抑郁症患者焦虑和抑郁症状，改善睡眠质量，提高生活质量。

中药吸嗅学

参考文献

[1] CHEN G, GUO X. Neurobiology of chinese herbal medicine on major depressive disordery[J]. International Review of Neurobiology, 2017, 135: 97–95.

[2] MENARD C, HODES G E, RUSSO S J. Pathogenesis of depression: insights from human and rodent studieslyl[J]. Neurosciece, 2016, 321: 138–162.

[3] 张艺颖，范文涛，王倩. 基于中西医临床病证特点的抑郁症动物模型评价分析 [J]. 中药新药与临床药理，2023，34（4）：528–533.

[4] 马丽. 芳香湿化环境对卒中后抑郁障碍患者的影响 [D]. 石家庄：河北医科大学，2018.

[5] 熊梅. 老年抑郁的预测因素及芳香疗法的干预效果研究 [D]. 成都：成都医学院，2016.

[6] 倪斐琳. 解郁安神药枕结合心理护理对脑卒中抑郁症的影响 [J]. 中国中医急症，2010，19（6）：1069–1070.

[7] 汤娟娟，王俊杰，桑丽清. 芳香中药药枕联合耳穴贴压对卒中后抑郁患者的效果观察 [J]. 中华护理杂志，2015，50（7）：848–851.

[8] 刘佳，黄静，倪娟，等. 疏肝解郁香囊对中风后患者焦虑抑郁情绪的效果观察 [J]. 湖南中医杂志，2024，40（2）：78–80.

[9] 詹琴华，嵇晓慧，毛艳. 中药熏蒸结合穴位贴敷对抑郁症患者生活质量的影响 [J]. 新中医，2020，52（16）：170–173.

焦虑症

焦虑症又称焦虑性神经症，是一种以过度担忧和焦虑不安为主要特征的精神心理障碍性疾病。随着社会节奏加快和生活压力增大，焦虑症发病率也呈逐年上升趋势，本病不仅对患者心理健康造成严重损害，同时还会造成患者躯体的不适。

【病因病机】

中医文献中无"焦虑症"这一病名的记载，根据临床表现，可将其归纳为"郁证""脏躁""惊悸"等范畴。本病多由七情内伤引发气血不畅、五脏功能失调而发病，病位主要在心、肝，涉及脾、肾等脏腑，或单脏腑受累，或多脏腑合病。本病多以情志变化引发的肝郁气滞为初始病机，郁火生痰，发为实证；或心脾亏虚，虚火扰神，心肾失交，发为虚证。

【适应证型】

1. 肝郁化火

症见急躁易怒，头痛目赤，口苦咽干等，可伴有胸胁胀痛，小便黄赤，舌红苔黄，脉弦数。

2. 瘀血内阻

症见心悸心慌，夜寐不安，多疑烦躁，胸闷不舒，舌暗红，脉涩或弦紧。

3. 痰火扰心

症见心烦易怒，失眠梦多，胸闷痰多，口渴便秘，面红耳赤，舌红苔黄腻，脉滑数。

4. 阴虚内热

症见焦躁不宁，心烦易怒，口干舌燥，潮热盗汗，多伴有五心烦热，失眠多梦，舌红少苔，脉细数。

5. 心脾两虚

症见多疑多思，神疲乏力，头晕健忘，失眠梦多，面色无华，少气懒言，自汗，食后腹胀，舌淡苔薄白，脉细弱。

6. 心胆气虚

症见多疑多虑，胆怯易惊，心悸失眠，多梦，气短自汗，倦怠乏力，舌淡，脉弦细。

7. 肾精亏虚

症见焦虑不安，记忆力减退，腰膝酸软，耳鸣或听力下降，头晕目眩，舌质淡，脉细弱。

8. 心肾不交

症见心烦失眠，惊悸多梦，头晕耳鸣，腰膝酸软，健忘，心悸不安，潮热盗汗，舌红少苔，脉细数。

【中药吸嗅法治疗】

1. 精油吸入疗法

（1）血液透析患者进行动静脉瘘穿刺时，将浸有 3 滴甜橙精油的棉球置于患者鼻子前方 4～5cm 处，缓慢呼吸 5 分钟。结果发现，患者的疼痛和焦虑水平明显降低。对于健康志愿者，在佩戴滴有 2.5 滴甜橙精油的外科口罩 5 分钟后，也观察到积极的抗焦虑效果。

（2）将 2 滴 2% 甜橙精油滴在干净而不可吸收的纸巾上，并将纸巾固定在距离分娩妇女下巴 20cm 处的衣服上，吸嗅 20 分钟。结果发现，干预结束后，分娩妇女的分娩焦虑量表评分显著下降，显示出甜橙精油有积极的抗焦虑效果。

2. 药枕疗法

（1）取葛根 20g，丹参 15g，首乌藤 15g，茯神 15g，百合 10g，佛手 10g，五味子 10g，地骨皮 9g，草蒿 9g，薄荷 6g，荆芥 6g，莲子心 3g 制作药枕，并使用透气性良好的棉布缝合成枕套。药枕套上枕套，焦虑症患者每夜枕于颈下，并定期将其放置于通风位置，散发枕上汗渍，保持干爽。

（2）取首乌藤、合欢花、酸枣仁、白菊花、灵磁石、朱染灯芯、石菖蒲、远志、丁香、白檀香、冰片制成枕芯，配合薰衣草、檀香、橙花、茉莉花混合精油喷洒烘干的枕套，制成安神药枕。通过观察使用安神药枕治疗前后焦虑症患者的平均动脉压、心率、焦虑评分、镇静药物用量和满意度，发现安神药枕可有效降低患者的焦虑程度。

3. 香熏疗法

将 3 滴甜马郁兰精油和 3 滴甜橙精油以 1：1 的体积比混合，利用香熏灯向空气中扩散，焦虑症患者吸入治疗 20 分钟后，评估每位患者的基本护理技能水平。结果表明，患者测试焦虑、状态焦虑和压力显著降低，基本护理技能水平显著提高。说明马郁兰精油和甜橙精油香熏疗法可以降低焦虑程度。

参考文献

[1] 周博.中医药治疗焦虑症研究进展 [J].中国城乡企业生，2018，33（8）：48-50.

[2] 李飞，陈泽林，柴田莉，等.中西医治疗焦虑症的研究进展 [J].西部中医药，2023，36（6）：145-148.

[3] 侯亚伟，任艳娜，张莹，等.广泛性焦虑障碍中医证候、体质及其关系的研究进展 [J].基层中医药，2022，1（5）：62-66.

[4] RASHIDI-FAKARI F, TABATABAEICHEHR M, MORTAZAVI H. The effect of aromatherapy by essential oil of orange on anxiety during labor: a randomized clinical trially[J].lranian Journal of Nursing and Midwifery Research, 2015, 20 (6): 661-664.

[5] HOCAYEN P A S, WENDLER E, VECCHIA D D, et al. The nitrergic neurotransmission contributes to the anxiolytic-like effect of Citrus sinensis essential oil in animal models[J].Phytotherapy Research, 2019, 33 (4): 901-909.

[6] 罗凯楠.中药药枕结合穴位按摩施护改善焦虑患者睡眠障碍的效果分析 [J].内蒙古医学杂志，2018，50（12）：1500-1501.

[7] 沈莺，李洁菁，张雅丽.安神药枕对清醒状态手术病人围术期焦虑情绪的影响 [J].护理研究，2016，30（26）：3317-3320.

[8] SON H K, SO W Y, KIM M. Effects of aromatherapy combined with music therapy on anxiety, stress, and fundamental nursing skils in nursing students: a randomized controlled trialyl[J]. International journal of environmental research and public health, 2019, 16 (21): 4185.

失眠

失眠是以经常不能获得正常睡眠为特征的一类疾病。本病的主要表现为睡眠时间、深度的不足。轻者入睡困难，或寐而不酣，时寐时醒，或醒后不能再寐；重者彻夜不眠。西医学的神经官能症、围绝经期综合征、抑郁症及焦虑症等疾病，临床上以失眠为主要表现时均可参考本节内容辨证论治。

【病因病机】

失眠，中医称之为"不寐"。不寐的发生多因情志失常，饮食不节，劳逸失调，病后或年迈体虚等，以致气血阴阳亏损，心神失养，心主不安，或痰、饮、火、瘀阻滞心脉，扰乱心神。

【适应证型】

1. 心脾两虚

本证常见于年迈体虚，劳心伤神或久病大病之后，气虚血亏。症见多梦易醒，头晕目眩，神疲乏力，面黄少华，舌淡苔薄，脉细弱。

2. 阴虚火旺

本证多由身体虚亏，肾阴耗竭，心火独亢所致。症见心烦不寐，五心烦热，耳鸣健忘，遗精，舌红，脉细数。

3. 肝郁化火

本证多由恼怒烦闷而生。症见急躁易怒，目赤口苦，大便干结，舌红苔黄，脉弦而数。

4. 痰热内扰

本证多由饮食不节，暴饮暴食，恣食肥甘生冷或嗜酒成癖，导致肠胃受热，痰热上扰所致。症见头重胸闷，心烦，嗳气吞酸，不思饮食，苔黄腻，脉滑数。

5. 心胆气虚

本证多由于突然受惊，或耳闻巨响，目睹异物，或涉险临危导致。症见噩梦惊扰，夜寐易醒，胆怯心悸，遇事易惊，舌淡，脉细弦。

【中药吸嗅法治疗】

1. 精油吸入疗法

（1）取芳樟醇精油和柠檬烯精油各 2 滴（0.05mL/ 滴），滴入装有 85℃热水（150mL）的一次性嗅吸瓶中。治疗时，患者鼻与嗅吸瓶瓶口保持 15cm 的距离，自然吸嗅 5 分钟。研究表明，芳樟醇可通过提高睡眠效率、增加快速眼动睡眠时长、缩短睡眠潜伏期等来缓解睡眠障碍，而柠檬烯则通过缩短觉醒时间、提高睡眠效率、增加快速眼动睡眠时长等来改善睡眠状况。

（2）失眠患者每晚临睡前用鼻嗅闻缬草酒精溶剂 1～2 次，不但能防治失眠，还能消除心脏部位的疼痛、镇静神经系统，此外还可治疗头痛和痉挛。失眠患者在熟睡几小时后，醒来时还可再次吸入缬草酒精溶剂以巩固疗效。

2. 香熏吸入疗法

（1）佛手柑、洋甘菊、薰衣草按 3：2：1 配制成复方精油。患者于睡前 1 小时将迷你香熏机放置床头柜上，取 3 滴复方精油滴入容器中，加入适量冷开水，预热 5 分钟后开始香熏湿化吸入护理。患者取平卧位，全身肌肉放松，双目、双唇微闭，双手轻放于脐部，用鼻吸气，手随腹部抬起，接着憋气停顿，后通过鼻腔呼出气体，尽量以腹式停闭呼吸法调息。呼吸之间有停顿，收缩腹部动作，调整呼吸节律，默念"吸、停、呼"。如此反复，使患者注意力集中在平静而有节律的呼吸上。复方精油配合以上调息方法护理，有益于缩短患者入睡时间，提高睡眠效率，保证睡眠质量，改善日间状态。

（2）1% 薰衣草精油滴入香熏灯托盘中，将香熏灯插上电源均匀加热后，放在 30cm×30cm×40cm 的密闭塑料盒中，将鼻导管一端开口于塑料盒，另一端放在患者鼻孔中，每晚入睡前开始吸入。每日治疗 10 分钟，连续治疗 1 周。研究发现，嗅觉途径吸入薰衣草精油可缩短失眠患者的睡眠潜伏期、延长睡眠时间、提高睡眠效率及睡眠维持率等，还能降低血压。

3. 香囊疗法

取酸枣仁 15g，茯神 10g，远志 10g，合欢花 10g，玫瑰花 10g，首乌藤 10g，琥珀 2g，生白术 10g，制成香囊佩戴。此法可以有效改善老年人的睡眠情况，缩短入睡时间，延长总睡眠时间，减少夜醒次数，加深睡眠深度，改善夜间做梦情况，提高老年人的整体睡眠质量。此香囊还能够明显改善老年人的醒后感觉，缓解醒后神疲乏力等症状。

4. 药枕疗法

（1）将白菊花晒干，捣成粗末，装入枕芯，制成药枕，适用于肝阳上亢所致失眠。

（2）将灯心草烘干，用粉碎机轧成粗末，装入枕芯，制成药枕，适用于心火亢盛所致失眠。

（3）将石菖蒲去灰渣，洗净晾干，并碾压成粗末，装入枕芯，制成药枕，适用于痰浊上扰清窍所致失眠。

（4）将当归、赤芍、红花、威灵仙、徐长卿、葛根、菊花、川乌、草乌等制成药枕，对于颈椎病所致失眠有一定缓解效果。

（5）将薰衣草6g，夏枯草30g，佩兰10g，桑叶10g，苏叶10g，荷叶10g，白菊花15g，竹叶10g，浮小麦60g，决明子30g等数味中药烘干，缝入透气性能良好的棉布袋中，制成薰香导眠枕，能改善失眠患者的睡眠问题。

（6）取丹栀逍遥散加减方（柴胡、当归、白芍、栀子、茯苓、白术、牡丹皮各20g，生姜、薄荷各10g，茯神30g，炙甘草6g等）饮片用透气的薄布裹好，放入枕头中，可改善失眠症状。

（7）取玫瑰花、合欢花、薰衣草、甘松、木香、白豆蔻、荜茇、陈皮、薄荷、冰片各等份，用高速粉碎机以3500 r/min的转速将中药饮片打成粉，粉碎细度为100～150目，均匀混合，装进无纺布药粉袋，每袋20g，然后装进大小相等、透气性良好的棉布香囊中。失眠患者每天晚上临睡前，将香囊放在距离头部30cm范围以内，第二天起床后用塑料密封袋将香囊密封，以防有效成分挥发。此香囊可以有效降低失眠患者的睡眠量表评分（SPIEGEL）评分、匹兹堡睡眠质量指数量表（PSQI）评分及中医证候积分，尤其对肝郁脾虚型失眠有较为明显的临床效果。

（8）取生白术9g，茯神10g，生黄芪12g，龙眼10g，炒酸枣仁10g，党参12g，炙甘草5g，当归、远志、木香各10g，生姜6g制成膏药，贴于枕头上，能有效改善心脾两虚型失眠患者的睡眠质量。

（9）取决明子（气蒸）、合欢花各100g，菊花20g，葛根80g，首乌藤200g，远志、茯神、丹参各30g，石菖蒲10g，淡竹叶70g混合均匀，装入布袋内，制成药袋，将药袋置于枕套内代替日常睡枕使用。每昼夜使用不少于6小时，用药枕期间停用一切安眠药物和止痛药物。研究表明，此法对心脾两虚型失眠患者有一定治疗效果。

（10）取白菊花、合欢花、首乌藤各100g，生磁石200g，灯心草、公丁香各30g，石菖蒲、远志肉、茯神各60g，檀香20g，冰片粉10g。多梦易醒者加生龙骨100g，生牡蛎60g。上药共研粗粉末，拌匀，装入一长方形布袋内，每晚当睡枕用，可改善失眠症状。

（11）取香附、沉香曲、牡丹皮、郁金、月季花、玫瑰花、合欢皮、石菖蒲、薄荷、冰片各10g，百合20g，首乌藤、淮小麦各30g，上药磨细粉装入20cm×30cm×3cm的无纺布袋，制作成药枕，枕外套纯棉布枕套，失眠患者于午睡或夜睡时使用，使用时有意识地令头部前、后和侧部充分接触枕头。此法乃借中药辛散香窜之力刺激头部腧穴，如风池、风府、哑门、大椎、太阳、翳风、角孙、头维、阳白等穴。

5. 熏蒸疗法

（1）失眠患者取洋葱适量，洗净，捣烂，置于小瓶内，盖好，每于睡前稍开盖，闻其气味，有助于入睡。也可以将15g左右的生姜切碎，用纱布包裹置于枕边，闻其芳香气味，亦助于入睡。

（2）对于心情焦虑或肝气郁滞的失眠患者，可采用黄太史四香方或闻思香：将玄参、荔枝皮、松子仁、檀香、香附子、丁香各6g，甘草9g，全部研磨成细粉，用山楂汁调和均匀，制成香剂，再按照传统制香方法窖藏一段时间后，即可像平常熏香一样点燃使用。

参考文献

[1] 丁虹霞，蒋力生.失眠的中医预防调摄[J].江西中医药，2019，50（12）：19-21.

[2] 彭钟秀，姚雷，杜红梅，等.2种精油成分对缓解大学生失眠与焦虑的影响[J].上海交通大学学报（农业科学版），2019，37（2）：54-58.

[3] 杨燕初，庄菊萍，俞洁洁.复方精油调息法在乳腺癌放疗后失眠患者中的应用[J].齐鲁护理杂志，2021，27（2）：104-106.

[4] 杨莹，位凯，吕达平.吸入薰衣草精油对原发性失眠症患者的临床疗效[J].中国医药导报，2016，13（24）：144-147.

[5] 小力.嗅闻缬草溶剂可治疗失眠[J].科学新闻，1999（18）：21.

[6] 吴丹丹，杨华，潘立妹，等.中医香囊对老年失眠患者睡眠时间及睡眠深度的影响[J].世界睡眠医学杂志，2021，8（5）：808-809.

[7] 王瑶瑶，陈紫君，王燕飞，等.芳香药枕治疗脑梗死后肝郁化火型失眠症34例[J].浙江中医杂志，2018，53（2）：107.

[8] 陈兴莲，王晶心，洪玉芬，等.熏香导眠枕改善失眠的疗效观察[J].护理学杂

志，2011，26（13）：57-58.

[9] 郑舒月，王媛，杨菲，等.中药药枕对肝郁化火型失眠影响的临床研究［J］.中国医药导刊，2018，20（9）：547-551.

[10] 张凯华.芳香疗法治疗肝郁脾虚型失眠的临床疗效观察[D].北京：北京中医药大学，2019.

[11] 姜娜娜，孙莹莹，程红荣，等.健脾宁心助眠精膏贴枕治疗心脾两虚型失眠的临床干预疗效 [J].齐鲁护理杂志，2022，28（12）：8-11.

[12] 于岳英.中药枕护理心脾两虚型失眠临床观察[J].山西中医，2018，34（6）：61-62.

[13] 谈多刚.失眠症中药外治疗法 [J].东方药膳，2007（7）：1.

[14] 刘生.枕边放葱姜 让你睡得香 [J].家庭医药，2015（9）：78.

[15] 贾天明.中国香学：增订版 [M].北京：中华书局，2018.

老年健忘

老年健忘是老年人由于脑髓渐空，导致记忆力减退、遇事易忘的一种病，临床表现以健忘为主，近事易忘、远期记忆不减，常伴心烦、失眠、眩晕、动作迟缓等症。健忘是大脑生理性衰老和病理性衰老（阿尔茨海默病、血管性痴呆等）早期的核心临床表现，临床中以生理性衰老更为多见。

【病因病机】

在中医理论中，健忘被认为是肾精气亏虚、髓海不足、痰阻瘀停所致。老年人由于元气亏虚、肾精不足，髓海空虚，脑失所养，影响大脑的记忆功能。老年人在肾精气亏虚的基础上，容易因脏腑功能失调导致津液代谢障碍，形成痰浊。痰浊积聚到一定程度后，又会阻碍元气的运行，造成恶性循环。

【适应证型】

1. 精髓空虚

症见记忆力减退，头晕耳鸣，腰膝酸软，神疲乏力，失眠多梦，脉象细弱无力。

2. 痰浊阻滞

症见记忆力减退，心神不宁，头晕胸闷，咳痰吐涎，舌苔黄腻，脉弦滑或滑数。

3. 气机郁滞

症见记忆力减退，心神不宁，胸胁胀满，情绪波动，食欲不振，脉弦。

4. 肾气亏虚

症见记忆力减退，腰膝酸软，头晕耳鸣，失眠多梦，尿频尿急，脉沉细无力。

【中药吸嗅法治疗】

中药吸入疗法

取冰片 100g，猪牙皂 100g，研末拌匀后取 50g 装入吸嗅装置中。嘱老年轻度认知功能障碍患者每日吸嗅 2 次，每次 10 分钟。通过简易智能状态检查量表和蒙特利尔认知评估量表进行评分，发现治疗后患者较治疗前记忆力有所好转，效果显著。

参考文献

[1] 李晶，王平 . 王平基于元气理论辨治老年健忘学术经验 [J]. 中国中医基础医学杂志，2023，29（12）：2076–2078.

[2] 袁德培，邱幸凡，王平，等 . 肾虚髓衰、脑络痹阻是老年性痴呆的基本病机 [J]. 中华中医药杂志，2008（8）：732–734.

[3] 谢姝玥，张彪 . 芳香类中药吸嗅治疗老年轻度认知功能障碍经验举偶 [J]. 世界最新医学信息文摘，2019，19（11）：168&177.

神经衰弱

神经衰弱在人群中的发病率较高，目前没有特效药物。本病多因持久紧张的工作、学习负担过重、睡眠不足、负面情绪、人际关系紧张等心理和社会因素引起，导致大脑内抑制过程弱化，自制力减弱，兴奋性增高。

【病因病机】

神经衰弱属于中医"神劳""心劳"等范畴。中医认为，本病由于长期精神紧张、思虑过度、心情不舒，以致阴阳失调，明血暗伤，神气亏虚，脑失所养。其病位在脑，与心、肝、脾、肾、胆密切相关。辨证时当首辨别病变脏腑及病邪属性。

【适应证型】

1. 肝气郁结

症见心烦失眠，精神抑郁，疲乏，胸胁胀闷，脘腹痞满，不思饮食，舌质淡红，苔薄白，脉弦。

2. 痰热内扰

症见心烦失眠，胸闷呕恶，惊悸不宁，多梦，头痛头晕，口苦口干，痰多黄稠，舌红，苔黄腻，脉滑数。

3. 阴虚火旺

症见焦虑烦躁，失眠多梦，五心烦热，头晕耳鸣，心悸或盗汗，神疲健忘，腰膝酸软，舌红，少苔，脉细数。

4. 心脾两虚

症见心悸失眠或多梦易醒，神疲健忘，食少便溏，气短乏力，头晕，面色萎黄，月经失调，舌淡，苔薄白，脉细弱。

5. 心胆气虚

症见心悸不安，胆怯易惊，恶闻声响，失眠多梦，头晕，神疲乏力，气短自汗，食少纳呆，舌淡，苔薄白，脉弦细。

6. 心肾不交

症见心烦不寐，头晕耳鸣，神疲乏力，腰膝酸软，盗汗，五心烦热，面红口干，男子遗精、女子梦交，舌红，少苔，脉弦细数。

【中药吸嗅法治疗】

1. 中药吸入治疗

取银杏、石菖蒲、郁金、丹参、冰片、麝香、淫羊藿、黄芪、川芎、薄荷脑等制成复聪香液，混合于低流氧中吸入。每日1次，每次吸入1小时。此法对脑动脉硬化神经衰弱综合征有较好的疗效，对头晕、头痛、脑鸣眩胀等症的改善最为显著。

2. 药枕治疗

取野生菊花、绞股蓝、薄荷、夏枯草、合欢花、首乌藤、苦荞麦壳、橘子皮、薰衣草、茶叶、桑叶、金银花、银杏叶等16味中药经分拣、洗净、切片、烘干、粉碎等工艺，配伍后制成药枕。此药枕有醒脑除烦、镇静安眠的作用，可治疗失眠、多梦、头痛、头昏、高血压等。

参考文献

[1] 徐海燕. 神经衰弱的中医辨证施治体会 [J]. 基层医学论坛，2005（9）：836-837.

[2] 蔡光先，张秋雁，宁泽璞，等. 内科常见疾病中医证治国际标准（草案）神经衰弱 [J]. 湖南中医杂志，2011，27（6）：90-92.

[3] 余尚贞，郑国燊. 中药药氧吸入治疗脑动脉硬化神经衰弱综合征 68 例临床观察 [J]. 中医杂志，2002（6）：435-436.

[4] 宋根全. 野菊花安神茶保健药枕 [EB/OL]. [2016-07-06]. https://kns.cnki.net/kcms2/article/abstract?v=nKttgsEmyDfzLU7ciR-vTCnpKNLLmQlkE0fLMZnxni339SfdMpTimwl5-0814LnHnkTBUaOSur2K-Fec9uIH-pQos32b_hprnMkSTI1wFg-mzabGCmOB017Vddd-eB25d7p_2t1xToTYkyyYqdueraySE8GL3HPKPud07tkxt9OvDLiPGFYKjQ==&uniplatform=NZKPT&language=CHS.

癫痫

癫痫是一组疾病和综合征，为脑部神经元反复突然异常过度放电所致，以反复发作性、短暂性和刻板性神经功能失常为特征。临床可表现为运动抽搐、感觉异常、意识障碍、自主神经功能紊乱、精神行为异常等。癫痫已经成为一个全球性的健康问题，影响着几千万人的健康。

【病因病机】

癫痫属于中医"痫证"范畴，俗称"羊痫风"。中医学认为，癫痫是由于风、气、火、痰、瘀等病理因素，导致人体气机逆乱、元神失控而发病，病位在脑，与肝、脾、肾密切相关。其病因大多归于外感六淫、内伤七情、先天不足、饮食不节、劳累过度或外受惊恐、痰浊上扰、蒙蔽清窍、扰动心神、阻遏经络，发为癫痫，常概括为风、痰、瘀、虚、惊等。

【适应证型】

1.风痰上扰

症见猝然昏仆，手足抽搐，口吐白沫，目睛上视，喉中痰鸣，移时苏醒如常人，病发前多有眩晕头昏，胸闷乏力，痰多，心情不悦，舌淡红，苔白腻，脉滑。

2.瘀阻脑络

症见猝然昏仆，瘛疭抽搐，或单以口角、眼角、肢体抽搐，颜面口唇青紫，舌质紫暗或瘀点，脉弦或涩。

3.心脾两虚

症见久发不愈，猝然昏仆，或仅头部下垂，四肢抽搐无力，面色苍白，口吐白沫，口噤目闭，二便自遗，舌质淡，苔白，脉滑。

4.肝肾阴虚

症见猝然昏仆或失神发作，肢抽瘛疭，语謇，四肢逆冷，手足蠕动，健忘失眠，腰膝酸软，舌质红绛，少苔或无苔，脉弦细数。

【中药吸嗅法治疗】

1.中药吸入疗法

提取陈皮、法半夏、石菖蒲、天麻、胆南星、枳实、竹茹、青黛、重楼、甘草的有效成分，制成药氧液。取 50mL 药氧液以 1：3 的比例兑蒸馏水，混合后置入湿化瓶中，与低流量氧气一起吸入，氧气流量为 1.5L/min。每日 2 次，7 日为 1 个疗程。

临床观察表明，治疗 2 个疗程，即可有效改善癫痫患者大发作的临床症状。

2. 精油吸入法

当患者感到癫痫即将发作时，取出春黄菊精油或薰衣草精油，用力吸入挥发油，随即迅速放松，能明显减少发作的频率。

3. 中药熏蒸疗法

取牛黄、朱砂、甘草、生铁落等放入脸盆内，置于火炉上加热煮沸 5 分钟，将煎煮好的药汁放在床前，患者俯卧床上，头部伸出床边，保持距离药盆 30～40cm 处，让热气熏脸患者面部及全颅，持续熏蒸 10 分钟后，让患者饮用加入牛黄粉、朱砂粉和甘草粉的红糖水，令患者全身出汗，继续熏蒸 1 小时。熏蒸结束后，患者需卧床避风 1 周。此法需每月治疗 1 次，1 次为 1 个疗程。

参考文献

[1] Devinsky O, Vezzani A, O'Brien TJ, et al. Epilepsy.Nat Rev Dis Primers, 2018 (4): 18024.

[2] Yuen A W C, Keezer M R, Sander J W.Epilepsy is a neurological and a systemic disorder[J].Epilepsy and Behavior, 2018 (78): 57–61.

[3] THIJS R D, RYVLIN P, SURGES R.Autonomic manifestations of epilepsy: Emerging pathways to sudden death?[J]. Nat Rev Neurol, 2021, 17 (12): 774–788.

[4] 苏发智，孙延平，白晨曦，等 . 中医药辨证治疗癫痫的研究进展 [J]. 中国实验方剂学杂志，2023，29（11）：200–211.

[5] 邬光福 . 熄风化痰法治疗难治性癫痫的经验总结 [D]. 北京：北京中医药大学，2019.

[6] 孙宇丹，刘毅 . 癫病中医辨证论治及针药治疗研究 [J]. 中西医结合心脑血管病杂志，2016，14（17）2007–2010.

[7] 翁柠，薛红，杨辉，等 . 中药加氧雾化吸入联合丙戊酸钠治疗癫痫大发作患者临床观察 [J]. 中医临床研究，2020，12（10）：113–116.

[8] 王学峰 . 用嗅觉刺激（芳香治疗）成功地控制癫痫发作 [J]. 国外医学（内科学分册），1991（11）：526.

[9] 黄爱华，刘秀瑛 . 嗅药治疗癫痫性偏头痛 [J]. 医学理论与实践，1990（2）：

43.

[10] 房兆亭. 中药熏剂治疗癫痫 40 例临床研究 [J]. 中国伤残医学，2006，（3）：45-46.

脑缺血

脑缺血是指由于脑部血液供应不足，导致脑组织缺氧、营养供应不足，从而引发的一系列生理和病理变化。缺血通常是由于血管堵塞或狭窄（如动脉硬化、血栓等）造成的，严重时可能导致脑细胞受损甚至死亡。临床表现主要为头痛、肢体麻木或无力、语言障碍，部分患者可出现头晕目眩、视觉模糊及性格改变等症状。严重时，脑缺血可导致中风（尤其是缺血性中风），如果不及时治疗，可能会造成长期的神经功能丧失或死亡。脑缺血的治疗通常为及时恢复血流、减少脑细胞的损伤，常见的治疗方法包括药物治疗、手术干预，此外还可以通过改变生活方式来降低风险。

【病因病机】

脑缺血在中医学中归属"中风"范畴，特别是缺血性中风或脑梗死。中医认为，脑缺血的发生与多种因素相关，主要包括以下几个方面。外因：风、寒、湿、热等外邪侵袭，这些外邪可能通过扰乱人体的气血，导致血液循环不畅，影响脑部的血液供应。气血不足：气血是维持身体各部分功能的基础，若气血不足，脑部供血不足，容易导致脑部缺血。脏腑功能失调，肝肾亏虚：肝肾的精血不足，无法滋养脑部，导致脑血管的供血不足。脾虚湿滞：脾虚不能运化水湿，湿气困阻经络，导致血流不畅，进一步影响脑部的血液供应。心脾两虚：心脾功能弱，气血生化不足，不能维持脑部正常的血液供应。气滞血瘀：气机不畅，阻滞经络，血瘀阻碍了脑部的正常供血，形成脑缺血。阴阳失调，阴虚火旺：阴虚无法滋养阳气，导致阳气过盛，进而影响血液的流动，造成血瘀，最终影响脑部供血。

【适应证型】

1. 气虚血瘀

症见头晕头痛，精神不振，肢体麻木无力，尤其是患侧，言语不清，肢体偏瘫，面色苍白，舌质淡，脉弱。

2. 阴虚火旺

症见头晕目眩，肢体麻木，耳鸣耳聋，失眠多梦，口干咽燥，面红，舌红少苔，脉弦数。

3. 风痰阻络

症见半身不遂，口舌歪斜，头晕目眩，痰多而黏，肢体麻木，脉弦滑。

4. 肝肾亏虚

症见头晕耳鸣，肢体麻木，腰膝酸软，面色晦暗，精神倦怠，舌红少苔，脉细数。

5. 心脾两虚

症见肢体乏力，心悸失眠，面色萎黄，食欲不振，肢体乏力，舌质淡，脉细弱。

【中药吸嗅法治疗】

吸嗅疗法

研究发现，丁香酚吸嗅可以改善脑缺血再灌注大鼠的空间学习记忆能力，其作用机理可能与大鼠海马区 5- 羟色胺的改变有关。

参考文献

[1] 邓铁涛，王继华. 中医内科学 [M]. 5 版. 北京：人民卫生出版社，2005.

[2] 王琦，李振江，孙燕. 现代中医诊疗学 [M]. 北京：人民卫生出版社，2014.

帕金森病

帕金森病是一种多发于中老年人的慢性进展性神经系统变性疾病，也是中老年人最常见的锥体外系疾病，以运动迟缓、静止性震颤、肌肉强直、姿势步态异常等运动症状为特征。本病的发病过程较为隐匿，超过 90% 的病例发生在 50 岁以上的人群中。本病的病情呈缓慢进展，50% 以上的病例在 5 ～ 8 年后需要辅助治疗。

【病因病机】

帕金森病属于中医学"颤拘证"的范畴,病位主要在肝肾。《素问·上古天真论》言:"五八肾气衰,发堕齿槁……精少,肾脏衰,形体皆极。"《素问·调经论》曰:"人之所有者,血与气耳。""五脏之道,皆出于经隧,以行血气,血气不和,百病乃变化而生。"可见机体灵活有效的运动需要气血津液的温煦与濡养,若气血津液亏虚,则筋脉失养,失柔不利,发为颤拘证。

【适应证型】

1. 肾虚髓空痰蒙

症见眩晕或头昏,善忘易呆,困倦喜睡,腰膝酸软,身体困重,舌淡或红,苔多白厚腻,脉沉细。

2. 血虚神衰风动

症见眩晕或头昏,面色萎黄,多思善虑,神疲乏力,心悸健忘,舌淡,苔白,脉细弱。

3. 心肾阴虚风动

症见形体消瘦,心悸,烦热,咽干口燥,目花干涩,耳鸣耳聋,盗汗,遗精早泄,月经不调,舌体瘦小,舌红,苔少,脉细数。

4. 瘀阻风动扰神

症见肢体疼痛,夜间尤甚,痛处拒按,面色晦暗,口唇暗或紫,肌肤时有青紫瘀斑,口渴不欲饮水,舌暗红,舌下脉络青紫,脉涩或弦紧。

【中药吸嗅法治疗】

熏蒸疗法

取龟甲、首乌藤、钩藤、制首乌、熟地黄、白芍、石菖蒲、远志、酸枣仁、甘草,煎汤取汁,将药液放在气疗机的药缸中,使药缸温度保持在 45℃左右。患者平躺在熏蒸床上,四肢暴露出来,每次熏蒸大约半小时,直到出现微汗为止,熏蒸结束后,尽快擦干换衣,以防感冒。每日熏蒸 1 次,持续治疗 14 日。

参考文献

[1] 郁鹏飞，李小茜，黄品贤，等.帕金森病中医证候量表的信度与效度评价 [J].中医杂志，2022，63（2）：125–128.

[2] 廉钰.肝肾亏虚型帕金森病中医研究进展 [J].内蒙古中医药，2020，39（6）：162–163.

[3] 雒晓东，李哲，朱美玲，等.帕金森病（颤拘病）中医临床诊疗专家共识.中医杂志，2021，62（23）：2109–2116.

[4] 樊茎，周仲瑛.治疗震颤麻痹的经验 [J].中医杂志，1996，37（11）：663–664.

[5] 杨文学，李绍旦，李敏，等.帕金森病运动症状不同侧起病对患者中医证候要素及运动功能的影响 [J].中医杂志，2023，64（11）：1130–1134.

[6] 李梭，刘春兰.育阴宁神汤中药熏蒸治疗帕金森病睡眠障碍的疗效观察 [J].世界睡眠医学杂志，2021，8（8）：1369–1370.

面神经麻痹

面神经麻痹又称面瘫，面瘫发病时患者自觉面部皮肤麻木，随后出现闭眼困难、鼓嘴漏气、嘴角歪斜、额横纹及鼻唇沟变浅或消失等症状。本病不仅影响患者的面部活动，还可能增加抑郁症的患病风险。

【病因病机】

面瘫，中医称为"口僻""口眼㖞斜"，属于"中风 – 中经络"范畴。痰既是面瘫的病理产物又是致病因素，风与痰结合，风痰瘀阻，阻塞经络。经筋失养，风痰阻络为本病的根本病机，外邪侵袭为重要外因，气血亏虚为内在基础。

【适应证型】

1. 风寒外袭

症见偏侧前额、太阳穴及耳根紧缩疼痛，患侧颜面瘫痪、麻木，头痛，口眼㖞斜，口角流涎，闭目露睛，眼角怕冷，遇风流泪，额纹消失，鼻唇沟变浅或消失，头痛无汗，项强恶寒，舌淡，苔薄白，脉浮紧。

2. 风热侵袭

症见耳中、耳根、耳际疼痛，颜面麻痹垂痛，眼角流泪，口眼㖞斜，发热咽痛，耳后乳突部疼痛，舌红，苔薄黄，脉浮数。

3. 气血不足

症见颜面麻痹伴下垂感，眼角流泪，口角流涎，肢体困倦无力，额纹及鼻唇沟变浅，肢体困倦无力，面色淡白头晕，舌淡，苔薄黄，脉浮数。

4. 肝经实热

症见麻痹伴有垂痛，闭目露睛，眼角流泪，口眼㖞斜，口角下垂流涎，鼓腮漏气，额纹及鼻唇沟变浅，耳后及耳中抽痛，性情暴躁，容易动怒，心烦口苦，小便色黄，大便偏干，舌红少苔，脉弦滑数。

5. 络脉空虚

症见面部麻木，眼闭不实，迎风流泪，口眼㖞斜，口角流涎，面色萎黄，身体怠倦，少气乏力，食欲不振，舌淡，少苔，脉细无力，弦缓弱。

【中药吸嗅法治疗】

1. 中药吸入疗法

（1）取硼砂、川乌、枯矾，分开研末，各取等量，约火柴头大小，患者由患侧鼻吸入混合药末治疗。每日 2～3 次，一般 3 日即可治愈。

（2）面神经麻痹患者在针刺治疗 10 分钟后，进行中药超声雾化吸入治疗。方法如下：取 50mL0.9% 生理盐水、4mL 鱼腥草注射液、4mL 板蓝根注射液放入雾化罐内，超声雾化吸入治疗 20 分钟。每日 1 次，每 10 次为 1 个疗程。

2. 中药熏蒸疗法

（1）取羌活、川芎、当归、防风、桂枝、伸筋草、延胡索、麻黄、地龙，上药浓煎 2 次，合并 2 次浓煎液共 500mL 加入治疗仪中，控制温度 41～43°C，将汽嘴置于距离患者 30～35cm 处，对准患者面部治疗。每日 1 次，每次 30 分钟，每周治疗 5 次，共治疗 4 周。

（2）取桂枝、白芍、干姜、大枣、防风、防己、川芎、黄芪、党参、僵蚕、甘草、制白附子，投入水中浸泡 20 分钟，武火煎煮，沸腾后转文火继续煎煮 30 分钟，取出药液备用。第二次加水煎煮 30 分钟，再次取出药液。两次共取药液 500 ～ 600mL，将药液加入治疗仪中加热至雾状，控制温度 41 ～ 43°C，将汽嘴置于距离患者 30 ～ 40cm 处，对准患者面部治疗。每日 1 次，每次 30 分钟，每周治疗 5 ～ 6 次，连续治疗 2 周。

（3）取白附子、僵蚕、全蝎、羌活、防风、当归、川芎、伸筋草、延胡索、桂枝，上药浸泡半小时，加水煎煮，过滤。取 1800mL 药汁，置于中药熏蒸器容器中，药温 35 ～ 40℃，患者取坐位，纱布清洁患侧颜面皮肤后，将中药熏蒸器的喷头置于距离患者 30 ～ 50cm 处，对准患侧面部、乳突后治疗部位，使药雾均匀喷洒于皮肤上。每日 1 次，每次 20 分钟，5 次为 1 个疗程，疗程间休息 2 日。

（4）将桂枝、玫瑰花、附子、樟脑等中药置于蒸汽喷雾器中，患者坐于喷雾器正前方距离喷雾器约 25cm 处，将配方药物煮 10 分钟，然后将 5 ～ 6 层纱布在配方药物中浸泡 1 分钟，打开装有 70 ～ 80℃热水的水瓶盖，将纱布盖住瓶口，患者将患侧面部保持在距瓶口大约 5 厘米的位置，进行熏蒸治疗。每次 5 ～ 8 分钟。

中药吸嗅学

参考文献

[1] 徐文源，代优，刘勇.针刺联合隔姜灸对周围性面 SFGS 评分及血清 GDNF 水平影响 [J].上海针灸杂志，2021，40（10）：1212-1216.

[2] 吴锦镇，肖开婷，吴家民，等.针药结合治疗面瘫思路探讨及验案举隅 [J].环球中医药，2019，12（5）：775-777.

[3] 王军，张栩，陈展，等.北京地区周围性面瘫住院患者病因学回顾性调查研究 [J].中华中医药杂志，2017，32（2）：851-854.

[4] 李蕾.祛风化痰活血法治疗周围性面神经麻痹的临床研究 [J].中华中医药学刊，2015，33（2）：464-466.

[5] 徐慧.周围性面瘫中医用药规律及临床研究 [D].济南：山东中医药大学，2018.

[6] 于海英，吕新政.中药治疗面瘫验方 [J].中国民间疗法，2015，23（6）：16.

[7] 卢春玲，王益明，李江梅.中药超声雾化吸入配合针刺治疗面瘫的疗效观察 [J].当代护士（学术版），2003，（3）：40-41.

[8] 李志丹，王侠，王会敏，等.铜砭刮痧配合中药熏蒸应用于恢复期周围性面

瘫患者的效果 [J]. 中国疗养医学，2023，32（2）：197-200.

[9] 王静，朱静，佟蓓蓓，等 . 中药熏蒸结合针刺治疗周围性面瘫的临床效果 [J]. 中国医药导报，2022，19（6）：147-149&154.

[10] 曹莲瑛 . 中药熏蒸法治面神经炎 [N]. 中国中医药报，2013-05-10（5）.

[11] 陈健 . 推拿配合中药熏蒸治疗面肌痉挛 36 例 [J]. 山东中医杂志，2009，28（2）：111.

面肌痉挛

面肌痉挛是指一侧面部肌肉不自主抽，呈阵发性发作。流行病学调查显示，本病发病率为 11/100 万，多在 40 岁后发病，女性多于男性，多数为单侧发病，双侧同时发病较少见。本病发病率高，严重干扰患者的日常生活，降低生活质量。

【病因病机】

中医认为，本病应归于"痛证""眼睑瞤动"等范畴。《备急千金要方》中提到："夫眼瞤动，口唇偏喝，皆风入脉。"大多数面肌痉挛发作时发时止，其致病因素为风邪，风善行而数变，风邪或者风寒之邪阻滞颜面经络，气机壅塞，表现为面肌抽搐痉挛。同时，在面肌痉挛发病的病因中，痰邪内生，可阻滞经络气血的正常流通，与风邪相互作用，进一步加重经络阻滞的程度，从而诱发或加剧面肌痉挛症状。

【适应证型】

1. 阴虚风动

症见一侧眼睑和（或）面颊不自主抽动，时发时止，或有头晕耳鸣，腰膝酸软，急躁或紧张时加重、休息或睡后缓解，多见于中老年人，舌红，苔薄黄，脉沉细或弦细。

2. 血虚生风

症见一侧眼睑和（或）面颊不自主抽动，时发时止，劳累或休息不佳时加重，多发于体弱之人，可有面色少华，四肢乏力，舌质淡，苔薄白，脉细弱。

【中药吸嗅法治疗】

中药熏蒸疗法

将桂枝、玫瑰花、附子、樟脑等中药放入蒸汽喷雾器中，患者坐于喷雾器正前方距离喷雾器约 25cm 处，熏蒸治疗。也可以用热水瓶代替喷雾器，即将配方药物煎煮10 分钟后，用 5 ～ 6 层纱布在其中浸泡 1 分钟，然后打开装有 70 ～ 80℃热水的水瓶盖，用浸泡过的纱布盖住瓶口，患者将患侧颜面保持在距离瓶口约 5cm 处。每次蒸汽熏蒸治疗时间为 5 ～ 8 分钟。

参考文献

[1] Chaudhry N, Srivaslava A, Joshi L.Hemifacialspasm: Thepast, present and future[J]. Journal of the Neurological Sciences, 2015, 356 (1–2): 27–31.

[2] Wu Y, Davidson AL, PanT, et al. Asian over–representation amon patients with hemifacia spasm compared to patients with crania–ceryicaldystonial[J].Journal of the Neurological Sciences, 2010, 298 (1): 1–63.

[3] 杨凯 . 六位注射太阳穴治疗面肌痉挛的临床观察 [D]. 济南：山东中医药大学，2013.

[4] 杨军雄，张建平，于建春，等 . 三焦针法结合药物罐治疗面肌疼痛的疗效研究 [J]. 中国全科医学，2013，16（19）：2304–2306

[5] 陈健 . 推拿配合中药熏蒸治疗面肌痉挛 36 例 [J]. 山东中医杂志，2009，28（2）：111.

脑梗死

脑梗死是由于脑部血液循环发生障碍，导致脑组织缺血、缺氧，从而引起的局限性脑组织缺血性坏死或软化。这种疾病在临床上较为常见，约占所有脑卒中的 85%。本病起病急，病情险，致死率和致残率均较高，好发于患者休息或睡眠中，起病后数小时至 2 日内可达到高峰。

【病因病机】

脑梗死属于中医学"中风""偏枯""类中"等范畴。头为"诸阳之会""清阳之府"，五脏之精血、六腑之清气皆上注于脑。脑梗死的病因多与内伤积损、情志过极、饮食不节、体肥痰盛等有关，病机为风阳上扰，气血逆乱，直冲犯脑，致使脑脉瘀阻或血溢脑脉之外。临床常见高黏血症、高脂血症等所致脑梗死者，亦可佐证饮食不节为其重要的致病因素。

【适应证型】

1. 风痰瘀阻

症见偏身麻木，肌肤不仁，口舌歪斜，言语不利，甚则半身不遂，头晕目眩，痰多而黏，舌淡，苔白腻，脉弦滑。

2. 风火上扰

症见半身不遂，偏身麻木，眩晕头痛，口苦咽干，心烦易怒，尿赤便干，舌红，苔黄腻，脉弦有力或弦数。

3. 气虚血瘀

症见半身不遂，口舌歪斜，偏身麻木，面色无华，气短乏力，自汗心悸，手足肿胀，舌淡，苔薄白或白腻，脉沉细。本证多见于恢复期，也可见于急性期。

4. 阴虚风动

症见头晕头痛，耳鸣目眩，手足心热，口燥咽干，少眠多梦，腰膝酸软，突然一侧手足沉重麻木，口舌歪斜，半身不遂，舌质红绛或暗红，少苔或无苔，脉细弦数。

5. 肝肾亏虚

症见半身不遂，患肢低硬，拘挛变形，舌强不语，肌肉萎缩，舌红或淡红，脉沉细。

【中药吸嗅法治疗】

1. 中药熏蒸疗法

（1）取黄芪、黄精、制首乌、当归、川芎、赤芍、僵蚕、全蝎、甘草，煎汤取汁，每剂取汁 1000mL，按 1∶3 比例调兑温水，用熏蒸治疗床对脑梗死患者的患侧进行熏蒸，温度设为 41～43℃。每日 2 次，连续治疗 4 周。

（2）取黄芪、当归、羌活、伸筋草、丹参、桂枝、威灵仙、甘草，置入熏蒸治疗仪内，对脑梗死患者患侧肩、手等部位进行熏蒸。每次30分钟，每日2次，连续治疗3个月。

（3）取伸筋草、五味子、红花，川乌、草乌、细辛，檀香、独活、羌活、秦艽、薄荷，煎汤取汁，取500mL中药汁倒入熏蒸仪内，调节熏蒸温度为45℃，将熏蒸仪置于距离患者治疗部位20cm左右。每次熏蒸20～30分钟，每日1次。

2. 药枕疗法

取香附、沉香曲、牡丹皮、郁金、月季花、玫瑰花、合欢皮、石菖蒲、薄荷、冰片各10g，百合20g，首乌藤、淮小麦各30g，上药磨细粉，装入无纺布袋，制作成20cm×30cm×30cm大小的小枕，外套纯棉布枕套。脑梗死患者午睡或夜睡时使用该药枕治疗，使用时有意识地令头部前、后和侧部充分接触枕头。

3. 中药雾化吸入

（1）取人工牛黄、麝香、红参、川芎、石膏、石菖蒲、冰片，通过提纯工艺，每剂中药提取50mL药液。使用时，取5mL药液加入5mL生理盐水，通过氧驱动雾化器进行治疗。每次治疗20分钟，每日2次，每个疗程持续7天，共计治疗2个疗程。

（2）取西红花、赤芍、当归、石菖蒲、川芎、水蛭、丹参、麝香、冰片、薄荷脑，煎煮后过滤，取药液进行雾化吸入治疗。治疗持续10天。

参考文献

[1] 邵聪，杨景青，李长生.中医药治疗缺血性中风进展[J].河南中医，2014，34（3）：433-434.

[2] 姚东破，张锦丽，王红欣.脑梗死的治疗现状及研究进展[J].解放军医药杂志，2012，24（12）：55-59.

[3] 刘超，刘敬霞，任非非，等.中医病证结合治疗脑梗死临床研究进展[J].长春中医药大学学报，2016，32（3）：649-652.

[4] 林心君，梁晖.急性脑梗塞辨证分型与血脂及神经功能缺损的关系研究[J].中华中医药学刊，2007.30（10）：2163-2165.

[5] 闫恩利.益气活络汤熏蒸加针刺联合西药对脑梗死后肩–手综合征疗效、肩关节疼痛程度、偏瘫侧上肢运动功能及痉挛评分的影响[J].中医研究，2022，35（4）：

中药吸嗅学

20-25.

[6] 张艳，吕文，杨雪玉，等.活血通络中药熏蒸联合综合康复训练治疗脑梗死后肩手综合征对患者神经功能及血清 CGRP、NO、ET-1 水平的影响 [J].现代医学与健康研究电子杂志，2020，4（18）：63-65.

[7] 李文莉，戴娜.芳香药枕联合头部穴位按摩治疗中风后失眠的护理效果观察 [J].光明中医，2018，33（22）：3418-3420.

[8] 王瑶瑶，陈紫君，王燕飞，等.芳香药枕治疗脑梗死后肝郁化火型失眠症 34 例 [J].浙江中医杂志，2018，53（2）：107.

[9] 郭和东，武胜花，张小林.中药熏蒸联合针灸推拿治疗中风的临床效果 [J].内蒙古中医药，2022，41（6）：102-110.

[10] 刘长伟，辛显波，崔磊.中药雾化吸入治疗中风闭证临床疗效观察 [J].世界中西医结合杂志，2018，13（1）：124-127.

[11] 董学荣.醒脑开窍药纯氧吸入治疗中风的临床效果观察 [J].基层医学论坛，2020，24（1）：108-109.

阿尔茨海默病

老年痴呆病是老年人致死致残的主要原因之一，阿尔茨海默病是老年痴呆最常见的类型，占老年痴呆总数的 50% ～ 10%。阿尔茨海默病的主要特征包括进行性的认知功能障碍和行为损害。阿尔茨海默病临床表现主要为记忆障碍，如近事记忆减退和远期记忆减退，以及失语、失用、失认和视空间能力损害等。阿尔茨海默病患者的抽象思维和计算力也会受到损害，并常伴随人格和行为的改变。在阿尔茨海默病的早期阶段，患者可能仅表现出轻度的认知障碍或无明显症状。

【病因病机】

本病属中医"痴呆""呆病"等范畴。中医学认为，本病病位在脑，与肾、心、脾、肝等功能密切相关，其关键在于肾。本病多属本虚标实证，本虚主因在于肾精不足、髓海亏虚，标实在于肝气瘀滞所致之痰浊与瘀血相互作用，蒙蔽脑窍，令清空失灵、神识迷蒙。

【适应证型】

1. 肾虚髓减

症见畏寒，形寒肢冷，四肢不温，小便清长，肢体发凉，潮热盗汗，手足心热，五心烦热，舌质淡红、薄白，少苔，脉细弱。

2. 脾肾阳虚

症见记忆力减退，腰膝酸软，精神不振，四肢不温，尿频，舌淡胖，苔白滑，脉沉细无力。

3. 肝肾阴虚

症见记忆力减退，神情呆滞，腰膝酸软，耳鸣，眩晕，口干舌燥，失眠多梦，舌质暗红，弦细脉。

4. 气滞血瘀

症见唇色暗红，舌下脉络青紫，舌生瘀点瘀斑，语声低微，昼夜颠倒，骨骼萎软，四肢无力，脉细涩。

【中药吸嗅法治疗】

香熏疗法

取薰衣草、佛手柑、天竺葵单方精油，混合配制为复方精油。将插电式熏香灯置于阿尔茨海默症患者床旁，预热 5 分钟后，将 10mL 冷蒸馏水与上述复方精油加入熏香灯托盘中，进行加热香熏治疗。第 1 周，每日治疗 2～3 次，每次 0.5～1 小时；第 2～12 周，每日治疗 1 次，每次 1 小时，共治疗 3 个月。

参考文献

[1] Wang Y J.Alzheimer disease: Lessons from immunotherapy for Alzheimer disease[J]. Nature Reviews Neurology, 2014, 10 (4): 188–189

[2] 赵会云，张美琴.阿尔兹海默症中医辨证施护的研究进展 [J].全科护理，2019，17（9）：1053–1055.

[3] 王羽.香薰疗法联合治疗性触摸在控制老年阿尔茨海默病患者激越行为中的

应用效果 [J]. 医学理论与实践，2022，35（13）：2296–2298.

脑动脉硬化症

脑动脉硬化症指脑动脉粥样硬化、小动脉硬化、玻璃样变等动脉壁变性引起的非急性、弥漫性脑组织改变和神经功能障碍，属于临床常见的一种脑疾病。本病好发于中老年人群，具有常见与多发的特点，临床表现为头晕、头痛、耳鸣、记忆力减退、失眠等症状，病情严重时，可能出现行为或人格的改变，甚至焦虑、抑郁，严重影响患者的生活质量。

【病因病机】

本病属于中医"脑络痹"范畴。"脑络痹"病位在脑，涉及心、肝、脾、肾诸脏。本病的病机特点概而言之为虚、瘀、痰：虚为本虚，气血不足，肾精亏损；痰、瘀为标实，痰浊血瘀，阻滞脑络。因此，正虚、血瘀、痰阻是脑动脉硬化症发病的基本病机，痰瘀互阻是其病理的关键因素。

【适应证型】

1. 痰阻血瘀

症见体质肥胖，嗜食肥甘，面色萎黄或有瘀斑，口中黏腻，痰较黏稠且不易吐净，身体沉重，大便不畅，黏滞不爽，舌暗胖或暗紫，苔白腻或白润，脉沉滑。

2. 气虚血瘀

症见血压偏低，时有头晕，遇劳加重，气短无力，说话或活动时自觉底气不足，易出虚汗，喜暖怕凉，面色少华，可有心悸，大便干或不畅，舌暗淡，苔白润，脉沉细。

3. 气滞血瘀

本证常伴有焦虑，烦躁易怒，失眠，时有头胀，视物模糊，耳鸣或脑鸣，或兼有胸胁胀满，大便干或不畅，舌暗红，舌面或舌边可见瘀斑或瘀点，苔偏黄而少津，脉沉细或沉弦。

【中药吸嗅法治疗】

中药吸入疗法

将麝香、丹参、桃仁、红花、川芎等十余种中药用 75% 乙醇与蒸馏水浸泡，得到浓缩液，每次取 20mL 加入氧气湿化瓶内，患者通过鼻腔吸入 2L/min 的低流量氧气。每小时 1 次，隔日治疗 1 次，10 次为 1 个疗程。

参考文献

[1] 史玉泉.实用神经病学 [M].上海：上海科学技术出版社，1994：699-702.

[2] 余电，王秦安，贺兰萍，等.养脑宁心汤治疗脑动脉硬化合并高血压病疗效观察 [J].中西医结合心脑血管病杂志，2011，9（10）：1194-1195.

[3] 王利，何建成，庄燕鸿，等.脑动脉硬化症的中医治疗 [J].吉林中医药，2016，36（1）：42-45.

[4] 王利，何建成，庄燕鸿，等.脑动脉硬化症中医辨证治疗研究 [J].中华中医药学刊，2015，33（6）：1312-1314.

[5] 秦敏.药氧针刺治疗脑动脉硬化症 30 例临床体会 [J].针灸临床杂志，1996，（101）：61-62.

第二十八章　吸嗅在消化系统疾病的应用

黄疸

黄疸是一种以目黄、身黄、小便黄为主症的疾病，其中以目睛黄染最为显著。本病与西医所述黄疸含义基本相同，涵盖了西医学中的肝细胞性黄疸、阻塞性黄疸和溶血性黄疸。临床上，黄疸常见于急慢性病毒性肝炎、自身免疫性肝炎、药物性肝炎、肝硬化、胆囊炎、胆石症，以及蚕豆病、钩端螺旋体病、消化系统肿瘤等。

【病因病机】

黄疸的病因分为外感、内伤两个方面，外感多属湿热疫毒所致，内伤常与饮食、劳倦、病后有关。内外病因互相关联，引起湿邪困遏脾胃，壅塞肝胆，疏泄失常，胆汁泛溢，发为黄疸。

【适应证型】

阳黄

1. 热重于湿

症见身目俱黄，黄色鲜明，发热口渴，或见心中懊忱，腹部胀闷，口干而苦，恶心呕吐，小便短少黄赤，大便秘结，舌苔黄腻，脉弦数。

2. 湿重于热

症见身目俱黄，黄色不及前者鲜明，头重身困，胸满，食欲减退，恶心呕吐，腹胀或大便溏垢，舌苔厚腻微黄，脉濡数或濡缓。

3. 胆腑郁热

症见身目发黄，黄色鲜明，上腹、右胁胀闷疼痛，牵引肩背，身热不退，或寒热往来，口苦咽干，呕吐呃逆，尿黄赤，大便秘，舌红，苔黄，脉弦滑数。

4. 疫毒炽盛

症见发病急骤，黄疸迅速加深，其色如金，皮肤痒，高热口渴，胁痛腹满，神昏谵语，烦躁抽搐，或见衄血、便血，或肌肤瘀斑，舌红绛，苔黄而燥，脉弦滑或数。

阴黄

1. 寒湿阻遏

症见身目俱黄，黄色晦暗，更或如烟熏，脘腹痞胀，纳谷减少，大便不实，神疲畏寒，口淡不渴，舌淡，苔腻，脉濡缓或沉迟。

2. 脾虚湿滞

症见面目及肌肤淡黄，甚则晦暗不泽，肢软乏力，心气短，大便薄，舌淡，苔薄，脉濡细。

预后调护

1. 湿热留恋

症见脘痞腹胀，胁肋隐痛，饮食减少，口中干苦，小便黄赤，舌苔腻，脉濡数。

2. 肝脾不调

症见脘腹痞闷，肢倦乏力，胁肋隐痛不适，饮食欠香，大便不调，舌苔薄白，脉细弦。

3. 气滞血瘀

症见胁下结块，隐痛、刺痛不适，胸胁胀闷，面、颈部见有赤丝红纹，舌有紫斑或紫点，脉涩。

【中药吸嗅法治疗】

中药吸入疗法

取黄芩、黄连、黄柏、大黄、黄芪、绵茵陈、木通、当归、红娘谷（发红色的谷子）、苦瓜蒂、白丁香（麻雀粪），上药共研为细末，用细纱布包适量药末，塞入一侧鼻孔，药湿即换。治疗后，患者黄疸全部消退，尿三胆（尿胆红素、尿胆原、尿胆素）全部由阳转阴。

参考文献

[1] 吴勉华，石岩. 中医内科学 [M]. 5 版. 北京：中国中医药出版社，2021：240–245.

[2] 李天升，李秀云. 五黄散塞鼻治疗小儿黄疸 42 例 [J]. 广西中医药，1992（1）：47.

食管癌

食管癌是原发于食管黏膜上皮或腺体的恶性肿瘤，主要为鳞癌和腺癌，临床上以进行性吞咽困难为进展期的典型症状。食管癌是世界范围内常见的恶性肿瘤，在我国恶性肿瘤发病率居第六位，死亡率居第五位。

【病因病机】

食管癌属于中医学的"噎膈"范畴。噎膈的发病主要与七情内伤、酒食不节、久病年老等有关。气、痰、瘀交结，阻隔于食管贲门，耗伤津气，胃失通降，发为本病。

【适应证型】

1. 痰气交阻

症见吞咽梗阻，胸膈痞满，或疼痛，情志抑郁时加重，嗳气、呃逆，呕吐痰涎，口干咽燥，大便秘结，舌质红，苔薄腻，脉弦滑。

2. 津亏热结

症见吞咽梗涩而痛，食入而复出，甚则水饮难进，心烦口干，胃灼热，五心烦热，形体消瘦，皮肤干燥，小便短赤，大便干结如羊粪，舌质光红，干裂少津，脉细数。

3. 瘀血内结

症见饮食梗阻难下，甚或呕出物如赤豆汁，或有便血，胸中疼痛，固定不移，面色晦暗，肌肤甲错，形体羸瘦，舌质紫暗，脉细涩。

4. 气虚阳微

症见吞咽受阻，饮食不下，泛吐涎沫，面浮足肿，面色白，形寒气短，精神疲惫，腹胀便溏，舌质淡，苔白，脉细弱。

【中药吸嗅法治疗】

香佩疗法

对食管癌化疗患者，在常规止吐方案及护理基础上，加用香佩疗法。患者化疗当天的白天开始佩戴由陈皮、薄荷、高良姜、草豆蔻组成的香囊，晚上放于枕边，至化疗结束后 2 日。临床观察发现，此法可有效预防化疗相关性恶心呕吐。

参考文献

[1] 葛均波，王辰，王建安 . 内科学 [M]. 10 版 . 北京：人民卫生出版社，2024：366.

[2] 吴勉华，石岩 . 中医内科学 [M]. 5 版 . 北京：中国中医药出版社，2021：196-199.

[3] 章夏芳，徐超，姚庆华 . 中医药治疗食管癌的研究概况 [J]. 浙江中医杂志，2017，52（7）：542-543.

胃癌

胃癌是一种源于胃黏膜上皮细胞的恶性肿瘤，其中绝大多数是腺癌，占所有胃部恶性肿瘤的 95% 以上。在全球范围内，胃癌的死亡率列所有恶性肿瘤的第三位。我国是胃癌的高发地区，尽管近年来胃癌的发病率有所下降，但是死亡率的降低并不显著。

【病因病机】

胃癌可归属中医学"噎膈""反胃"等范畴。其中，噎膈的病机与食管癌形成相似，可参见本章"食管癌"。反胃多由饮食不当，饥饱无常，或食生冷，损及脾阳，或忧愁思虑，有伤脾胃，中焦阳气不振，寒从内生，而致脾胃虚寒，病情缠绵，脾胃衰败，胃中无火，不能腐熟水谷，饮食入胃，停留不化，逆而向上，尽吐而出。

【适应证型】

噎膈的适应证型参见本章"食管癌"。

脾胃虚寒

症见食后脘腹胀满，朝食暮吐、暮食朝吐，宿谷不化，吐后则舒，神疲乏力，面色清白，手足不温，大便溏少，舌质淡，苔白腻，脉细缓无力。

【中药吸嗅法治疗】

芳香精油疗法

在胃癌患者的规范化疼痛管理基础上，联合使用芳香疗法，包括薰衣草精油沐浴法、芳香精油雾化吸入法，以及薰衣草和玫瑰精油调配按摩法。经此法治疗，能够有效改善胃癌疼痛患者的痛感和负性情绪。

参考文献

[1] 葛均波，王辰，王建安．内科学 [M]．10 版．北京：人民卫生出版社，2024：379.

[2] 吴勉华，石岩．中医内科学 [M]．5 版．北京：中国中医药出版社，2021：196-201.

[3] 刘筱瑾，任爽，高雨，等．四君子汤防治胃癌及对胃癌治疗相关不良反应的干预作用研究进展 [J]．江苏中医药，2023，55（7）：74-77.

[4] 蒋春梅．芳香疗法联合规范化疼痛管理在胃癌疼痛患者中的应用效果 [J]．中国

民康医学，2023，35（6）：40-42.

结肠癌

结肠癌通常是指发生在结肠的腺癌，与直肠癌一起统称为结直肠癌，亦即大肠癌。这类肿瘤约占所有结直肠恶性肿瘤的 95%，是全球常见的恶性肿瘤之一。在我国，结直肠癌的发病率和死亡率均居于所有恶性肿瘤的前 5 位。

【病因病机】

结肠癌属于中医学"积聚"等的范畴。积聚的发生多由情志失调、饮食所伤、外邪侵袭及病后体虚等因素引起，或因黄疸等疾病长期不愈而促成。这些因素常常交织并存，共同作用，导致肝脾受损，脏腑失和，气机阻滞，瘀血内结，或兼痰湿凝滞，形成积聚。

【适应证型】

聚证

1. 肝郁气滞

症见腹中气聚，攻窜胀痛，时聚时散，脘胁之间时或不适，常随情绪波动而起伏，舌淡红，苔薄，脉弦。

2. 食滞痰阻

症见腹胀或痛，腹部时有条索状物聚起，重按则胀痛更甚，便秘，纳呆，舌苔腻，脉弦滑。

积证

1. 气滞血阻

症见积块软而不坚，固定不移，胁肋疼痛，脘腹痞满，舌暗，苔薄白，脉弦。

2. 瘀血内结

症见腹部积块明显，硬痛不移，消瘦乏力，纳差，时有寒热，面色晦暗黧黑，面颈胸臂或有血痣赤缕，女子可见月事不下，舌质紫暗或有瘀点，脉细涩。

3. 正虚瘀阻

症见积块坚硬，疼痛逐渐加剧，面色萎黄或黧黑，形脱骨立，饮食大减，神疲乏力，或呕血、便血、衄血，舌质淡紫，舌光无苔，脉细数或弦细。

【中药吸嗅法治疗】

芳香疗法

结肠癌患者可在常规护理的基础上给予芳香疗法加口含鲜姜片，以缓解化疗后产生的恶心、呕吐反应。临床观察发现，此法可有效缓解结肠癌术后化疗患者的恶心、呕吐症状，从而提高食欲，改善患者的营养水平。

参考文献

[1] 葛均波，王辰，王建安 . 内科学 [M]. 10 版 . 北京：人民卫生出版社，2024：395.

[2] 吴勉华，石岩 . 中医内科学 [M]. 5 版 . 北京：中国中医药出版社，2021：249-252.

[3] 朱静，尚广彬，孙慧娟，等 . 结肠癌的中医病机分析及复方治疗探索 [J]. 江西中医药，2018，49（12）：75-78.

[4] 孙海燕，马韦韦，高学群，等 . 芳香疗法联合鲜姜片在结肠癌术后患者化疗相关性恶心呕吐中的应用 [J]. 临床普外科电子杂志，2022，10（3）：130-133&173.

脱肛

脱肛也叫直肠脱垂，是指直肠黏膜、肛管、直肠全层和部分乙状结肠向下移位而脱出肛门外的一种慢性疾病，多见于小儿、老人及体弱营养不良的重体力劳动的青壮年，且女性多于男性。脱肛的临床表现为肛内肿物脱垂、肛门失禁、黏液流出及皮肤瘙痒等。

【病因病机】

脱肛之虚者多因先天不足，气血未充，或久痢、久泻、久咳导致真元不足，关门不固，而致脱肛。脱肛之实者多因便秘等病，湿热郁于大肠，局部肿胀，里急后重，排便过度努责，约束受损，而致脱肛。

【适应证型】

1. 脾虚气陷型

症见便时肛内肿物脱出，轻重不一，色淡红，伴有肛门坠胀，大便带血，神疲乏力，食欲不振，甚则有头昏耳鸣，腰膝酸软，舌淡，苔薄白，脉弱。

2. 湿热下注型

症见肛内肿物脱出，色紫暗或深红，甚则表面部分溃破，糜烂，肛门坠痛，肛内指检有灼热感，舌红，苔黄腻，脉弦数。

【中药吸嗅法治疗】

熏鼻法

取皂角片放入碗内，点燃烧烟，将漏斗反罩在碗上，患者凑近漏斗，用鼻孔吸烟，直至打喷嚏。临床观察发现，此法对治疗脱肛有奇效。

参考文献

[1] 姜德友，陈天玺，毛雪莹，等. 脱肛源流考 [J]. 中医药学报，2021，49（3）：60-63.

[2] 中医内科病证诊断疗效标准：ZY/T001.1994[S]. 辽宁中医药大学学报，2017，19（6）：127.

[3] 中医鼻疗 [J]. 甘肃中医，1991（1）：37.

胆囊炎

胆囊炎是胆囊结石的常见并发症，也可在无胆囊结石时发生。临床上，胆囊炎可分为急性胆囊炎与慢性胆囊炎。急性胆囊炎常表现为右上腹剧痛或绞痛，多为结石或寄生虫嵌顿在胆囊颈部导致，疼痛往往突然发作，十分剧烈，或呈现绞痛样。非梗阻性的急性胆囊炎，右上腹疼痛通常不太剧烈，表现为持续性胀痛。随着胆囊炎症的发展，疼痛可能会加剧，并可能出现放射性疼痛。慢性胆囊炎表现为胆囊与周围组织粘连、囊壁增厚并逐渐瘢痕化，胆囊萎缩，失去功能。90% 以上的慢性胆囊炎患者伴有胆囊结石，这常常导致炎症反复发作。

【病因病机】

胆囊炎属于中医"黄疸""胁痛"等范畴。其中，黄疸病机的形成可参见本章"黄疸"。胁痛主要是由于情志不遂、饮食不节、跌仆损伤、久病体虚等因素引起，这些因素可能导致肝络失和、肝络不通，或络脉失养，发为胁痛。

【适应证型】

黄疸的适应证型参见本章节"黄疸"。

胁痛

1. 肝郁气滞

症见胁肋胀痛，走窜不定，甚则引及胸背肩臂，疼痛每因情志变化而增减，胸闷腹满，嗳气频作，得嗳气而胀痛稍舒，纳少口苦，舌苔薄白，脉弦。

2. 肝胆湿热

症见胁肋胀痛或灼热疼痛、剧痛，口苦口黏，胸闷纳呆，恶心呕吐，小便黄赤，大便不爽，或兼有身热恶寒，身目发黄，舌红，苔黄腻，脉弦滑数。

3. 瘀血阻络

症见胁肋刺痛，痛有定处，痛处拒按，入夜痛甚，胁肋下或见痞块，舌质紫暗，脉沉涩。

4. 肝络失养

症见胁肋隐痛，悠悠不休，遇劳加重，口干咽燥，心中烦热，头晕目眩，舌红，少苔，脉细弦而数。

【中药吸嗅法治疗】

吹鼻法

治疗胆囊炎引起的胁痛可取 16g 丁香，研细末，取少许吹鼻，每日 3 次。

参考文献

[1] 葛均波，王辰，王建安. 内科学 [M]. 10 版. 北京：人民卫生出版社，2024：435.

[2] 吴勉华，石岩. 中医内科学 [M]. 5 版. 北京：中国中医药出版社，2021：235-238，240-245.

[3] 中医鼻疗 [J]. 甘肃中医，1991（1）：37.

胆管癌

胆管癌是一种发生在肝外胆管，即左右肝管至胆总管下段的恶性肿瘤，约占所有消化系统肿瘤的 3%。临床上，胆管癌患者发现时往往已是晚期，预后不良。本病在亚洲国家尤为常见。

【病因病机】

胆管癌病机与胆囊炎形成相似，可参见本章"黄疸"。

【适应证型】

参见本章节"胆囊炎"。

【中药吸嗅法治疗】

香熏疗法

芳香疗法对青年肝门部胆管癌晚期患者有安宁疗护的作用，白天可选用柑橘类、洋甘菊、薰衣草、佛手柑等精油，根据患者的个人喜好交替使用。这些精油具有抗焦虑、缓解恶心、镇静以及改善睡眠等功效，可用于按摩患者的双下肢。夜间可以使用滴有精油的香熏灯和枕头为患者助眠。

参考文献

[1] 葛均波，王辰，王建安 . 内科学 [M]. 10 版 . 北京：人民卫生出版社，2024：438.

[2] 吴勉华，石岩 . 中医内科学 [M]. 5 版 . 北京：中国中医药出版社，2021：235–238，240–245.

[3] 刘慧，刘智利，郑锐华，等 . 青年肝门部胆管癌晚期患者的安宁疗护 1 例 [J]. 护理实践与研究，2022，19（18）：2836–2839.

肝癌

肝癌指起源于肝细胞和肝内胆管上皮细胞的恶性肿瘤，包括肝细胞癌、肝内胆管癌和混合性肝细胞 – 胆管癌三种病理类型，其中肝细胞癌占 75% ～ 85%、肝内胆管癌占 10% ～ 15%。

【病因病机】

肝癌属中医"黄疸""鼓胀"范畴。其中，黄疸病机的形成可参见本章"黄疸"。鼓胀病因较为复杂，主要是由于酒食不节、虫毒感染、他病继发转化、情志刺激等因素引发，致使肝、脾、肾俱损或功能失调，气血搏结，水湿内停。

【适应证型】

黄疸证型参见本章节"黄疸"。

常证

1. 气滞湿阻

症见腹大胀满，按之不坚，胁下胀满或疼痛，饮食减少，食后胀甚，得矢气稍减，小便短少，舌苔薄白腻，脉弦。

2. 水湿困脾

症见腹大胀满，按之如囊裹水，甚则颜面微浮，下肢浮肿，脘腹痞胀，得热则舒，精神困倦，怯寒懒动，小便少、大便溏，舌苔白腻，脉缓。

3. 湿热蕴结

症见腹大坚满，脘腹胀急，烦热口苦，渴不欲饮，小便赤涩，大便秘结或垢，舌边尖红，苔黄腻或兼灰黑，脉弦数。

4. 肝脾血瘀

症见脘腹坚满，青筋显露，胁下结痛如针刺，面色晦暗黧黑，或见赤丝血缕，面、颈、胸、臂出现血痣或蟹爪纹，口干不欲饮水，或见大便色黑，舌质紫暗或有紫斑，脉细涩。

5. 脾肾阳虚

症见腹大胀满，形似蛙腹，朝宽暮急，面色苍黄或苍白，痞闷纳呆，神倦怯寒，肢冷浮肿，小便短少不利，舌体胖，舌质紫，苔淡白，脉沉细无力。

6. 肝肾阴虚

症见腹大胀满，或见青筋暴露，面色晦滞，唇紫，口干而燥，心烦失眠，时或鼻衄、牙龈出血，小便短少，舌质红绛少津，苔少或光剥，脉弦细数。

变证

1. 出血

本证轻者可见牙龈出血、鼻衄或肤下瘀斑，重者病势突变，大量呕吐鲜血或大便下血，舌红，苔黄，脉弦数。

2. 神昏

症见神昏谵语，昏不识人，发热，黄疸，烦躁不宁，口臭便秘，溲赤尿少，舌质红绛，苔黄燥，脉细数。

【中药吸嗅法治疗】

雾化吸入疗法

芳香疗法联合穴位按摩可改善肝癌患者的疼痛及负性情绪。患者在常规护理的基础上，给予芳香疗法联合穴位按摩（芳香疗法：薰衣草精油雾化吸入；穴位按摩：对太冲穴、丘墟穴、内关穴和外关穴进行按摩）。此法可有效缓解肝癌患者的焦虑、抑郁等负性情绪，减轻患者疼痛感。

参考文献

[1] 葛均波，王辰，王建安.内科学 [M]. 10 版.北京：人民卫生出版社，2024：427.

[2] 吴勉华，石岩.中医内科学 [M]. 5 版.北京：中国中医药出版社，2021：240-245，255-260.

[3] 祁元刚，孙利国.经方在肝癌治疗中的应用 [J].新中医，2023，55（4）：135-138.

[4] 张晓枫，杨慧峰.芳香疗法联合穴位按摩对肝癌患者疼痛及负性情绪的影响 [J].上海医药，2020，41（4）：30-32.

胃溃疡

胃溃疡是一种常见的临床疾病，其并发症多样，治疗周期较长。关于胃溃疡的发病机制，目前尚未完全阐明。就胃部的局部因素而言，普遍认为是由侵袭因素（如胃蛋白酶、盐酸、幽门螺杆菌等）与保护性因素（包括前列腺素、黏液 - 碳酸氢盐屏障、胃黏膜血流、细胞膜的完整性和细胞再生能力等）之间平衡失调所致。任何增强侵袭因素或削弱保护性因素的因素，都可能诱发胃溃疡。

【病因病机】

胃溃疡属于中医"胃痛"的范畴。胃痛的发生，主要是由于外邪侵袭、饮食不节、情志失调、体虚久病及药物损害等，致使脾胃亏虚，不荣则痛，或胃气郁滞，失于和降，不通则痛。

【适应证型】

1. 寒邪客胃

症见胃痛暴作，拘急冷痛，恶寒喜暖，得温痛减，遇寒加重，口不渴，喜热饮，有感寒或食冷病史，舌苔薄白，脉弦紧。

2. 饮食伤胃

症见胃脘疼痛，胀满拒按，嗳腐吞酸，或呕吐不消化食物，其味腐臭，吐后痛减，不思饮食，大便不爽，得矢气及便后稍舒，有暴饮暴食病史，舌苔腻，脉滑。

3. 肝气犯胃

症见胃脘胀痛，或攻撑窜动，牵引背胁，因情绪波动诱发或加重，得矢气则痛舒，胸闷叹息，大便不畅，舌苔薄白，脉弦。

4. 肝胃郁热

症见胃脘灼痛，烦躁易怒，烦热不安，胁胀不舒，吐酸嘈杂，口干口苦，舌质红，苔黄，脉弦或数。

5. 湿热中阻

症见胃脘灼痛，吐酸嘈杂，脘痞腹胀，纳呆恶心，口渴不欲饮水，小便黄，大便不畅，舌质红，苔黄腻，脉滑数。

6. 瘀血停滞

症见胃脘刺痛，痛有定处，按之痛甚，疼痛延久屡发，食后加剧，入夜尤甚，甚或出现黑便或呕血，舌质紫暗或有瘀斑，脉涩。

7. 脾胃虚寒

症见胃脘隐痛，绵绵不休，空腹痛甚，得食则缓，喜温喜按，劳累或受凉后发作或加重，泛吐清水，食少纳呆，大便溏薄，神疲倦怠，四肢不温，舌质淡，苔白，脉虚缓无力。

8. 胃阴不足

症见胃脘隐隐灼痛，有时嘈杂似饥，或饥不欲食，口干燥，大便干结，舌质红少津，或光剥无苔，脉弦细无力。

【中药吸嗅法治疗】

熏香疗法

将熏陆香、豆蔻、肉豆蔻、德国洋甘菊、芫荽的单方精油混合调制成复方精油，此复方精油有消炎的功效，用来熏香，可治疗胃溃疡。

将藏茴香、山鸡椒、大高良姜、加州胡椒、红桔的单方精油混合调制成复方精油，用来熏香，可治疗胃溃疡。

参考文献

[1] 王莉，王娟. 临床常用胃溃疡药物研究现状及进展 [J]. 临床合理用药杂志，2011，4（14）：178-180.

[2] 张敏，冯泓源，余王琴. 胃溃疡中医证治探析 [J]. 光明中医，2021，36（3）：349-352.

[3] 吴勉华，石岩. 中医内科学 [M]. 5 版. 北京：中国中医药出版社，2021：175-179，240-245.

[4] 温佑君，肯园芳疗师团队. 芳疗实证全书 [M]. 北京：中信出版集团，2016：404.

暴饮暴食

饮食不加节制，进食时间过长，食物摄入量过多，这些都属于暴饮暴食的表现。长期暴饮暴食，尤其是过量摄入高脂肪、高蛋白、高糖的食物，易罹患肥胖症、糖尿病、冠心病、高血压、脑动脉硬化、脂肪肝及癌症等疾病。此外，高脂肪的食物在代谢过程中会产生酸性物质，这可能导致体内血液和体液的酸碱平衡失调，进而影响免疫力。

【中药吸嗅法治疗】

熏香疗法

将橙花、柠檬籽油、柠檬马鞭草、佛手柑、山鸡椒的单方精油混合调制成复方精油，用来熏香，可纾解焦虑不安的情绪，缓解精神原因导致的暴饮暴食。

参考文献

[1] 孙川. 暴饮暴食危害大 [J]. 家庭中医药，2015，22（10）：64-65.

[2] 温佑君，肯园芳疗师团队. 芳疗实证全书 [M]. 北京：中信出版集团，2016：406.

便秘

便秘是指每周排便少于 3 次、粪便干硬和排便困难的情况。排便困难的表现包括排便费力、排便时间延长，以及肛门有阻塞感、下坠感和排便不尽感，常需借助手法来辅助排便。如果便秘症状持续超过 12 周，则为慢性便秘。我国成人便秘的患病率为 4%～6%，60 岁以上人群慢性便秘患病率可高达 22%。本病女性患者多于男性，患病率随年龄增长而增加。

【病因病机】

感受外邪、饮食不节、情志失调、高年久病或失治误治等，均可导致热结、气滞、寒凝，以及气血、阴阳的亏虚，致使肠道传导失司，发为便秘。

【适应证型】

实秘

1. 热秘

症见大便干结，腹胀或痛，口干口臭，面红心烦，或有身热，小便短赤，舌质红，苔黄燥，脉滑数。

2. 气秘

症见大便干结，或不甚干结，欲便不得出，或便而不爽，肠鸣矢气，嗳气频作，胁腹痞满、胀痛，舌苔薄腻，脉弦。

3. 冷秘

症见大便艰涩，腹痛拘急，胀满拒按，胁下偏痛，手足不温，呃逆呕吐，舌苔白腻，脉弦紧。

虚秘

1. 气虚秘

症见大便干或不干，虽有便意，但排出困难，用力努挣则汗出短气，便后乏力，面白神疲，肢倦懒言，舌质淡，苔白，脉弱。

2. 血虚秘

症见大便干结，面色无华，皮肤干燥，头晕目眩，心悸气短，健忘少寐，口唇色淡，舌淡，苔少，脉细。

3. 阴虚秘

症见大便干结，形体消瘦，头晕耳鸣，两颧红赤，心烦少寐，潮热盗汗，腰膝酸软，舌质红，苔少，脉细数。

4. 阳虚秘

症见大便干或不干，排出困难，小便清长，面色白，四肢不温，腹中冷痛，腰膝酸冷，舌质淡，苔白，脉沉迟。

【中药吸嗅法治疗】

熏香疗法

将锡兰肉桂、乳香、山鸡椒、香草、红桔的单方精油混合调制成复方精油，用来熏香，可放松肠道，从而缓解便秘。

参考文献

[1] 葛均波，王辰，王建安 . 内科学 [M]. 10 版 . 北京：人民卫生出版社，2024：458.

[2] 吴勉华，石岩 . 中医内科学 [M]. 5 版 . 北京：中国中医药出版社，2021：227–231.

[3] 温佑君，肯园芳疗师团队 . 芳疗实证全书 [M]. 北京：中信出版集团，2016：408.

中药吸嗅学

第二十九章　吸嗅在循环系统疾病的应用

心绞痛

心绞痛是指由冠状动脉病变导致心肌缺血而所引起的短时间（常为数分钟）和发作性的胸痛、胸部压迫感或憋闷感，同时心电图上常伴有缺血性 STT 改变，休息或含服硝酸甘油可使症状减轻或消失。其典型临床表现为心前区压榨性、憋闷性疼痛，这种疼痛可向颈部左侧上臂尺侧放射。

【病因病机】

心绞痛属于中医"胸痹"的范畴。胸痹的发生多与寒邪内侵、饮食失调、情志失节、劳倦内伤、年迈体虚等因素有关。心绞痛或因寒凝、血瘀、气滞、痰浊、热蕴，痹阻胸阳，阻滞心脉；或因气虚、阴伤、阳衰，导致肺、脾、肝、肾亏虚，心脉失养。本病发作期属于本虚标实之证，本虚为气血阴阳亏虚，病位在心，也涉及肺、脾、肾，标实为气滞、血瘀、寒凝、痰浊闭阻心脉；缓解期为虚实夹杂证。

【适应证型】

1. 痰浊

症见胸脘痞满，恶心，心悸，心慌，舌苔白滑或腻，脉沉滑或结代。

2. 血瘀

症见胸痛、痛有定处，舌质暗或瘀斑，脉弦细、涩促或结代。

3. 气滞

症见胸闷痛，憋气，舌苔薄白，脉弦。

4. 寒凝

症见胸闷甚，遇寒即发，舌质淡，脉沉弦或迟。

5. 阴虚

症见五心烦热，口干，盗汗，面潮红，舌质红，脉细数或促。

6. 阳虚

症见精神倦怠，自汗或冷汗，肿胀，面色白，舌淡或胖，脉沉细。

7. 气虚

症见气短乏力，舌质淡胖嫩或有齿印，脉濡或沉细结代。

8. 阳脱

症见四肢厥冷，大汗出，脉微欲绝，表情淡漠，面色白或暗淡，或浮红，舌质淡暗。

【中药吸嗅法治疗】

中药塞鼻疗法

冠心舒吸嗅剂（由檀香、羌活、川芎、苏合香、血竭、石菖蒲、五味子等中药组成）每日 1 粒，塞鼻吸嗅 30 分钟，左右交替。每日用 3 次，3 周为 1 个疗程。此法对心绞痛治疗效果显著。

参考文献

[1] 谢海旋，杨珩钦，顾浩铨 . 化痰开痹汤联合硝酸甘油治疗冠心病心绞痛的临床效果 [J]. 中外医学研究，2023，21（18）：5-9.

[2] 吴勉华，石岩 . 中医内科学 [M]. 5 版 . 北京：中国中医药出版社，2021：110-115.

[3] 于全俊 . 冠心病防治指南 [M].1 版 . 北京：人民卫生出版社，2003：24.

[4] 史载祥，黄柳华 . 高血压及相关疾病中西医结合诊治 [M].1 版 . 北京：人民卫生出版社，2003：339.

[5] 陈在嘉，高润霖 . 冠心病 [M].1 版 . 北京：人民卫生出版社，2002：627.

[6] 吕小红 . 冠心舒吸嗅剂治疗冠心病心绞痛疗效观察 [J]. 中西医结合心脑血管病杂志，2008（1）：106.

心律失常

心律失常是因多种原因引起的心脏冲动形成或冲动传导异常，可见于生理性情况，更多见于病理性状态，包括心脏本身疾病和非心脏疾病。

【病因病机】

心律失常属于中医的"心悸""怔忡""胸痹"等病的范畴。本病多因邪毒外侵，耗气伤阴，血不营络，气血两虚，阴阳失调所致。《黄帝内经》中的"心中大动""心惕惕如人将捕之""心如悬若饥状"的描述，生动形象地阐述了本病的基本特征。中医认为，心悸、怔忡之病本于心，还可能与肝、脾、胃、肾等脏腑的气血阴阳失调有关。此外，天时不正、感受六淫病邪也可导致发病。

【适应证型】

1. 心虚胆怯

症见心悸不宁，善惊易恐，坐卧不安，不寐多梦而易惊醒，恶闻声响，食少纳呆，苔薄白，脉细数或细弦。

2. 心血不足

症见心悸气短，头晕目眩，失眠健忘，面色无华，倦怠乏力，纳呆食少，舌淡红，脉细弱。

3. 阴虚火旺

症见心悸易惊，心烦失眠，五心烦热，口干，盗汗，思虑劳心则症状加重，伴耳鸣腰酸，头晕目眩，急躁易怒，舌红少津，苔少或无，脉细数。

4. 心阳不振

症见心悸不安，胸闷气短，动则尤甚，面色苍白，形寒肢冷，舌淡苔白，脉虚弱或沉细无力。

5. 水饮凌心

症见心悸眩晕，胸闷痞满，渴不欲饮，小便短少，或下肢浮肿，形寒肢冷，伴恶心，欲吐，流涎，舌淡胖，苔白滑，脉弦滑或沉细而滑。

6. 瘀阻心脉

症见心悸不安，胸闷不舒，心痛时作，痛如针刺，爪甲青紫，舌质紫暗或有瘀斑，脉涩、结或代。

7. 痰火扰心

症见心悸时发时止，受惊易作，胸闷烦躁，失眠多梦，口干苦，大便秘结，小便短赤，舌红，苔黄腻，脉弦滑。

【中药吸嗅法治疗】

中药吸入疗法

气滞血瘀型早搏患者在原有治疗基础上，于氧气湿化瓶内加用中药檀香、羌活、川芎、石菖蒲、五味子颗粒剂各 1 袋，吸嗅治疗。每次 30 分钟，早晚各 1 次，2 周为 1 个疗程。临床观察发现，此法可明显改善气滞血瘀型早搏患者的症状。

参考文献

[1] 葛均波，王辰，王建安 . 内科学 [M]. 10 版 . 北京：人民卫生出版社，2024：190.

[2] 吴勉华，石岩 . 中医内科学 [M]. 5 版 . 北京：中国中医药出版社，2021：104–109.

[3] 孙夕童，张世亮，陈博，等 . 基于心主血脉论治快速型心律失常临证体会 [J]. 光明中医，2023，38（8）：1570–1572.

[4] 李军民 . 鼻吸疗法治疗气滞血瘀型早搏的临床观察 [J]. 中国民族民间医药，2009，18（16）：35.

[5] 何国平，喻坚 . 实用护理学 [M]. 1 版 . 北京：人民卫生出版社，2002：1131.

[6] 郭继鸿，崔长琮 . 抗心律失常中西药与离子通道 [M]. 1 版 . 北京：人民卫生出

版社，2008：112-113.

心肌梗死

心肌梗死是由于冠状动脉闭塞导致的急性心肌缺血性坏死，症状严重，常伴有心功能不全、心律失常、心源性休克、猝死等严重并发症。本病在临床上可表现为疼痛、低血压、休克、心力衰竭、心律失常、乏力、头晕、晕厥等症状。

【病因病机】

心肌梗死属于中医"胸痹"的范畴。胸痹病机的形成与心绞痛相似，可参见本章"心绞痛"。

【适应证型】

参见本章"心绞痛"。

【中药吸嗅法治疗】

熏蒸疗法

芳香疗法可作为心肌梗死患者入院后心理焦虑的护理干预。临床实践及研究表明，乳香精油、快乐鼠尾草精油和薰衣草精油等精油采用熏蒸法治疗，能够改善心肌梗死患者的心理焦虑。

参考文献

[1] 吴勉华，石岩 . 中医内科学 [M]. 5 版 . 北京：中国中医药出版社，2021：110-115.

[2] 赵铮 . 心肌梗死患者入院后心理焦虑的护理干预 [J]. 中国民康医学，2014，26（21）：97-99.

[3] 北京大学护理学院 . 临床三基训练指南与习题集丛书护理分册 [M]. 1 版 . 北京：人民卫生出版社，2011：146-150.

心力衰竭

心力衰竭是指在静脉回流正常的情况下，由于心排出量绝对或相对不足，不能满足机体代谢需要而引起的以循环功能障碍为主的综合征。本病主要表现为活动耐量下降和液体潴留。心功能不全是一个更广泛的概念，伴有临床症状的心功能不全称为心力衰竭。

【病因病机】

心力衰竭的病位主要在心，又与肺、脾、肾等脏器相互影响。心气虚是心力衰竭发病的主要因素，心气虚又导致心阳虚，进一步影响其他脏器，导致出现一系列症状。心力衰竭发病的外因多为外邪侵袭；内因多为饮食失宜，情志失调，劳累过度，久病体虚，年老体弱等。心力衰竭乃本虚标实之证，心气、心阳亏虚是其病理基础，水饮、瘀血、痰浊乃标实之候。心力衰竭晚期还可出现"亡阳""脱证"等危重证候。

【适应证型】

1. 心气不足

症见心悸怔忡，气短自汗，劳累后加剧，神疲乏力，舌质淡，苔薄白，脉细数。

2. 气阴两虚

症见心悸胸闷，气短乏力，动则尤甚，夜间易发胸闷气短，坐起则缓解，面色白，尿少水肿，自汗盗汗，心烦失眠，舌淡胖，苔白滑或舌红少苔，脉细数无力或兼有结代。

3. 气虚血瘀

症见心悸怔忡，气短自汗，胸闷胸痛，痛有定处，口唇发绀，舌质紫暗，有瘀点或瘀斑，舌苔薄，脉细数或结代。

4. 心肾阳虚

症见心悸气短，喘促不能平卧，身寒肢冷，面色无华，水肿少尿，舌体胖大，舌质紫暗，苔白滑，脉细微或伴结代。

5. 心脾阳虚

症见心悸怔忡，气短懒言，面色不华，神疲乏力，脘腹胀闷，纳减便溏，下肢水肿，四肢倦怠，舌淡苔白腻，脉细数或兼有结代。

6. 心阳虚脱

症见呼吸急促，张口抬肩，面色苍白，冷汗淋漓，四肢厥逆，水肿少尿，舌淡苔少，脉细欲绝。

【中药吸嗅法治疗】

中药滴鼻疗法

心力舒滴鼻剂由肉桂、黄芪、当归、葶苈子、麦门冬等组成，可用于治疗慢性心力衰竭。充血性心力衰竭患者在接受西医治疗的基础上，加用心力舒滴鼻剂，可进一步缓解症状、提高心功能，并能拮抗充血性心力衰竭神经内分泌细胞因子的过度激活。

参考文献

[1] 葛均波，王辰，王建安 . 内科学 [M]. 10 版 . 北京：人民卫生出版社，2024：176.

[2] 吴勉华，石岩 . 中医内科学 [M]. 5 版 . 北京：中国中医药出版社，2021：118-121.

[3] 黄进，姚静，钱士明 . 心力舒滴鼻剂治疗慢性心力衰竭的临床疗效及作用机制探讨 [J]. 中医药学报，2003（5）：7-9.

[4] 张建，华琦 . 心力衰竭的诊断与治疗 [M]. 1 版 . 北京：人民卫生出版社，2006：131-132.

[5] 陈玉国，徐峰 . 心肌保护 [M]. 1 版 . 北京：人民卫生出版社，2015：276-278.

高血压

高血压病是最常见的慢性病之一。既往高血压的定义为持续的血压升高，收缩压大于 140mmHg，舒张压大于 90mmHg。本病可分为原发性高血压和继发性高血压。

原发性高血压又称高血压病，是心脑血管疾病最重要的危险因素之一，常与其他心血管危险因素共存，可损伤重要脏器如心、脑、肾的结构和功能，最终导致器官功能衰竭。

【病因病机】

高血压属于中医"眩晕"范畴。眩晕的发生主要与情志不遂、年老体弱、饮食不节、久病劳倦、跌扑坠损以及感受外邪等因素有关，内生风、痰、瘀、虚，以致风眩内动，清窍不宁或清阳不升，脑窍失养，发为眩晕。

【适应证型】

1. 肝阳上亢

症见眩晕，耳鸣，头目胀痛，急躁易怒，口苦，失眠多梦，遇烦劳郁怒加重，甚则扑倒，颜面潮红，肢麻震颤，舌质红，苔黄，脉弦或数。

2. 痰湿中阻

症见眩晕，头重如蒙，或伴视物旋转，胸闷恶心，呕吐痰涎，食少多寐，舌苔白腻，脉濡滑。

3. 瘀血阻窍

症见眩晕，头痛，痛有定处，健忘，失眠，心悸，精神不振，耳鸣耳聋，面唇紫暗，舌质暗有瘀斑，多伴见舌下脉络迂曲增粗，脉涩或细涩。

4. 气血亏虚

症见眩晕，动则加剧，劳累即发，面色白，神疲自汗，倦怠懒言，爪甲不华，发色不泽，心悸，少寐，纳少腹胀，舌质淡，苔薄白，脉细弱。

5. 肾精不足

症见眩晕日久不愈，精神萎靡，腰酸膝软，少寐多梦，健忘，两目干涩，视力减退，或遗精滑泄，耳鸣齿摇，或颧红咽干，五心烦热，舌红少苔，脉细数，或面色白，形寒肢冷。

【中药吸嗅法治疗】

雾化吸入疗法

有研究对精油雾化吸入对痰湿壅盛型老年高血压病康复疗效进行观察。痰湿壅盛型老年高血压病患者在服用药物基础降压和基本饮食控制治疗的基础上，辅以狭叶薰衣草精油的雾化吸入治疗。临床观察结果表明，狭叶薰衣草精油雾化吸入法配合饮食指导和基础降压治疗，不仅有效降低了痰湿壅盛型高血压患者的血压，而且对该类型患者其他症状的改善也具有一定的积极作用。

参考文献

[1] 葛均波，王辰，王建安 . 内科学 [M]. 10 版 . 北京：人民卫生出版社，2024：260.

[2] 吴勉华，石岩 . 中医内科学 [M]. 5 版 . 北京：中国中医药出版社，2021：139-143.

[3] 黄进，姚静，钱士明 . 心力舒滴鼻剂治疗慢性心力衰竭的临床疗效及作用机制探讨 [J]. 中医药学报，2003（5）：7-9.

[4] 梁万年 . 全科医学概论 [M]. 2 版 . 北京：人民卫生出版社，2006：164-169.

冠心病

冠状动脉粥样硬化性心脏病是指冠状动脉发生粥样硬化，引起管腔狭窄或闭塞，导致心肌缺血、缺氧或坏死，从而发生的心脏病，简称冠心病，亦称缺血性心脏病。

【病因病机】

冠心病属于中医"胸痹""眩晕"的范畴。胸痹病机的形成与心绞痛相似，可参见本章"心绞痛"。眩晕的发生主要与情志不遂、年老体弱、饮食不节、久病劳倦、跌仆坠损以及感受外邪等因素有关，内生风、痰、瘀、虚，以致风眩内动、清窍不宁或清阳不升、脑窍失养而突发眩晕。

【适应证型】

参见本章"心绞痛"。

【 中药吸嗅法治疗 】

1. 香熏疗法

复方精油吸入法可改善冠心病患者在经皮冠状动脉介入治疗术后的失眠和负性情绪。患者在常规治疗和护理方法的基础上,取薰衣草精油、佛手柑精油、依兰精油和荷荷巴油调制成香囊,挂于床头。

2. 精油吸入疗法

临床实践中,可应用芳香疗法治疗冠状动脉粥样硬化。患者连续进行混合精油（含薰衣草精油、橙花精油等）吸入治疗。观察发现,此法可改善冠状动脉粥样硬化的患者睡眠情况。

通过对冠状动脉造影术患者在治疗前后进行混合精油（含薰衣草精油、依兰精油、橙花精油）吸入治疗,发现芳香疗法对其有积极作用。

参考文献

[1] 葛均波,王辰,王建安 . 内科学 [M]. 10 版 . 北京:人民卫生出版社,2024:232.

[2] 吴勉华,石岩 . 中医内科学 [M]. 5 版 . 北京:中国中医药出版社,2021:110–115.

[3] 蒋峰,梁小琴,金爽 . 复方精油吸入法对冠心病 PCI 术后患者失眠和负性情绪的影响 [J]. 福建医药杂志,2022,44（6）:163–165.

[4] 蔡凌云,王琳,沈洪 . 芳香疗法应用于冠状动脉粥样硬化疾病的研究进展 [J]. 全科护理,2019,17（36）:4540–4542.

第三十章　吸嗅在其他系统疾病的应用

痛风

痛风是由于嘌呤代谢紊乱引起血尿酸增高，导致尿酸盐结晶沉积在关节及关节周围组织所致的特征性关节炎症。根据临床表现，痛风的病程可分为高尿酸血症、尿酸盐沉积及急性炎症反应阶段。痛风好发于 30 岁以上的男性群体，夜间易发病，受累关节疼痛感尤为显著，并伴有关节活动受限、肿胀、急性复发性关节炎、尿酸盐肾病、形成痛风石和（或）尿酸性尿路结石等临床表现，严重者可致关节畸形及功能障碍，甚至引起急性梗阻性肾病或肾功能不全。痛风患者血液及尿液的尿酸增高，发作期白细胞总数增高，X 线片检查可提示软骨缘邻近关节的骨质有不整齐的穿凿样圆形缺损。

【病因病机】

痛风内因以脾肾亏虚为本，致使痰浊内患，排泄障碍，痹阻于经脉骨节，这与西医的痛风发病理论即体内嘌呤物质增多，代谢超出肾脏排泄阈值的观点一致。痛风外因责之外感风、寒、湿、热等邪气，痹阻关节筋脉，不通则痛。本病由机体蕴热成毒或湿热内蕴浊毒，热毒、浊毒附着四肢骨节，阻滞血脉筋骨所致，而热毒、痰浊、瘀血是疾病发展过程中的主要病理产物，也是诱发痛风的主要原因。

【适应证型】

1. 痰浊阻滞

症见咳嗽气喘，咳痰量多，呕恶眩晕，或局部有圆滑肿块，舌苔腻，脉弦滑。

2. 瘀热阻滞

症见关节红肿刺痛，局部肿胀变形，屈伸不利，肌肤色紫暗，按之稍硬，病灶周围或有块瘰硬结，肌肤干燥，皮色暗黧，舌紫暗或有瘀斑，苔薄黄，脉细涩或沉弦。

3. 内寒外热

症见关节疼痛，局部触之发热，但自觉畏寒，全身热象不显，舌苔白、黄或黄白相间，脉弦数。

4. 湿热蕴结

症见局部关节红肿热痛，发病急骤，病及一个或多个关节，多兼有发热恶风，口渴，烦闷不安，或头痛汗出，小便短黄，舌红，苔黄或黄腻，脉弦滑数。

【中药吸嗅法治疗】

吹鼻疗法

取猪牙皂研细末，吹入鼻内，可有效缓解痛风患者的症状。

参考文献

[1] 聂姣，罗淋铷，马熙，等. 痛风的中医发病认识及探讨 [J]. 风湿病与关节炎，2023，12（4）：52-55.

[2] 爱虚老人. 古方汇精 [M]. 邢玉瑞，林洁，康兴军，校注. 北京：中国中医药出版社，2016.

宫颈癌

宫颈癌是指发生在子宫阴道部及宫颈管的恶性肿瘤，是目前最常见的女性生殖系统恶性肿瘤，多由人乳头状瘤病毒（HPV）持续感染所致。高危型 HPV 可引起生殖道皮肤黏膜鳞状上皮异常增殖和宿主细胞 DNA 复制转录紊乱，增加正常细胞癌变风险。宫颈癌的临床表现主要为阴道接触性出血、阴道排液、肛门坠胀、疼痛等症状。宫颈癌根据肿瘤大小、侵袭深度，以及是否有淋巴结转移划分为 4 期：Ⅰ期表现为宫颈上皮细胞发生异常增生，癌细胞仍局限于宫颈表面；Ⅱ期肿瘤开始侵入宫颈组织，表现为不规则出血、阴道分泌物增多、盆腔疼痛等；Ⅲ期肿瘤进一步扩散至盆腔内壁或下段阴道壁，淋巴结发生转移；Ⅳ期肿瘤扩散至盆腔壁、直肠、膀胱或远处器官。

【病因病机】

由 HPV 持续感染到发生宫颈癌是一组连续发生的病变。中医认为，"虚"是宫颈癌的根本病机，贯穿疾病始终，而"毒"是宫颈癌发病的重要病因。宫颈癌在不同的病发阶段，病机也随之变化。HPV 持续感染阶段，病机主要为虚、湿夹杂，因气血不足、肝脾失养致湿邪内生，结于下焦，缠绵难祛；宫颈上皮内病变阶段，正虚邪聚、瘀血阻滞；恶变阶段，病久不愈，损伤肾经，最终人体机能全面下降，诸邪滞留变生癌毒。《景岳全书·传忠录》记载："然命门（即肾）为元气之根，为水火之宅。五脏之阴气，非此不能滋；五脏之阳气，非此不能发。"

【适应证型】

1. 脾虚湿盛

本证以带下量多、色白、质稠无味为主症；面色萎黄，四肢不温，神疲乏力为次症。舌淡，苔白腻，脉缓弱。

2. 肾虚夹湿

本证以带下量多、色白清稀且有冷感为主症；腰酸腿软，头昏耳鸣为次症。舌质红少津，苔薄黄，脉细数。

3. 湿热下注

本证以小便频急涩痛，带下黄臭，阴部湿疹为主症；下肢生疮，身困疲乏为次症。舌苔黄腻，脉濡数。

4. 湿毒蕴结

本证以肌肤、阴股等处生疮疡、湿疹为主症；患处溃烂流水、痒麻疼痛为次症。舌苔腻，脉濡缓。

【中药吸嗅法治疗】

雾化吸入疗法

乳香中的挥发油成分具有刺激脑神经、扩张心脑血管、镇静催眠等药理作用。乳香精油与生理盐水混合后，通过雾化机进行鼻部雾化治疗，可有助于改善宫颈癌术后患者的情绪，还能行气活血，调理脏腑气机，恢复患者脏腑功能。

参考文献

[1] 史宇思，范乐.中医药分阶段防治宫颈癌思路初探 [J].中医杂志，2025，66（2）：193-196.

[2] 刘存芬，袁龙艳，李莲恩.宫颈 HPV 感染中医证型分布及其易感因素分析 [J].湖北中医药大学学报，2021，23（6）：101-105.

[3] 杜红，宫小勇，高阿妮，等.药浴联合香薰护理提高宫颈癌术后患者生活质量的护理体会 [J].中医药导报，2016，22（20）：113-115.

慢性前列腺炎

慢性前列腺炎是一种由某些感染因素引起的前列腺疾病，主要表现为排尿不畅、排尿异常、骨盆区域和腰骶部疼痛不适等症状，部分患者还伴有焦虑、抑郁等精神心理障碍，以及勃起功能障碍、早泄等性功能障碍。慢性前列腺炎病程较长，慢性炎症反应长期存在，不断刺激局部炎症相关因子释放及炎症细胞浸润，造成局部组织充血、水肿。

【病因病机】

《黄帝内经·素问》云："思想无穷，所愿不得，意淫于外，入房太甚，宗筋弛纵，发为筋痿，及为白淫。"本病可因饮食不节、外感湿热或所愿不遂、忍精不泄、房事不节、房事不洁等所致，多以肾虚为本，湿热瘀血为标，呈现虚实夹杂之象。有医家结合人体解剖学提出，慢性前列腺炎的主导病机为湿热瘀浊阻滞，前列腺脉络导管阻滞不通。

【适应证型】

1.湿热下注

症见尿频尿急，灼热涩痛，小便黄浊，尿后滴白，阴囊潮湿，心烦气急，口苦口干，舌苔黄腻，脉滑实或弦数。

2. 湿热瘀滞

症见会阴胀痛或下腹、耻部、腰骶及腹股沟等部位不适或疼痛，小便频急，黄浊涩痛，排尿困难，余沥不尽，口苦口干，阴囊潮湿，舌红，苔黄腻，脉弦数或弦滑。

3. 肝郁气滞

症见少腹、睾丸或胸胁胀痛，排尿不畅，淋漓不尽，尿频尿急，情志抑郁或易怒，胸闷，善太息，舌苔薄白，脉弦。

4. 气滞血瘀

症见会阴部、外生殖器区、小腹、耻骨区、腰骶部、肛周疼痛或坠胀，尿后滴沥，排尿刺痛，淋漓不畅，血精或血尿，舌质紫暗或有瘀点瘀斑，苔白或黄，脉弦或涩。

5. 肾气不足

症见尿后滴沥，劳后白浊，腰膝酸软，精神萎靡，阳痿早泄，遗精尿频，舌淡胖苔白，脉沉无力。

6. 肾阴亏虚

症见尿频尿急，尿黄尿热，五心烦热，失眠多梦，头晕眼花，遗精早泄，性欲亢进或阳强，舌红少苔，脉沉细或弦细。

7. 脾肾两虚

症见小便不利，尿后滴沥，小腹隐痛，腰酸乏力，少气懒言，精神萎软，面色淡白，畏寒肢冷，纳差便溏，或五更泄泻，性欲低下，或见阳痿，舌质淡胖，苔薄白，脉沉细。

8. 肾虚血瘀

症见尿频尿急，腰膝酸软，会阴部隐痛，夜间加重，遗精，健忘，肌肤甲错，口唇紫暗，舌质暗红或有瘀点、瘀斑，苔白，脉细涩。

【中药吸嗅法治疗】

1. 精油吸入疗法

慢性前列腺炎患者于睡前将葡萄柚精油 1mL、柠檬精油 2mL、苦橙精油 1mL 滴在无菌纱布上，放在距离鼻子 30 ～ 40cm 处吸入。每次 30 分钟以上，每日 1 次，4 周为 1 个疗程。

2. 坐浴熏蒸法

（1）取赤芍、白芍、王不留行、丹参、黄芪、延胡索、白术、桃仁、红花、水蛭、甘草、蜈蚣，煎汤取汁，慢性前列腺炎使用加热恒温坐浴器，保持 40℃恒温，进行上述中药的坐浴熏蒸治疗。每次 20 分钟，每日 1 次，连续熏洗 4 周。

（2）通瘀消炎汤（处方：毛冬青、泽兰、丹参、王不留行、延胡索、半边莲、蒲公英、败酱草、川牛膝、三棱、威灵仙、荔枝核、皂角刺）每日 1 剂，加水 3L，浸泡 30 分钟后大火煮开 15 分钟，除去药渣，取药液约 2L 倒入盆中。患者会阴部与液面距离约 15cm，先熏 5 分钟左右，待水温渐降至 45℃左右，坐浴约 25 分钟，药液可加热再用。每日 1 ～ 2 次，每周治疗 5 日。

（3）取黄柏、知母、红花、当归、夏枯草、薄荷、败酱草、白芷、青皮、蒲公英，上方水煎两次，共为 500mL 混合药液，混合药液每日置温熏洗。每次 30 分钟，每日 2 次，3 周为 1 个疗程。

参考文献

[1] 乌拉尔·达木拜克，马忠 . 针灸治疗慢性前列腺炎的研究进展 [J]. 新疆中医药，2023，41（1）：99–102.

[2] 张敏建，常德贵，宾彬，等 . 慢性前列腺炎中西医结合诊疗指南 [J]. 中国男科学杂志，2023，37（1）：3–17.

[3] 排楠生，王祖红，李杰，等 . 针灸结合芳香疗法治疗慢性前列腺炎的临床研究 [J]. 中医外治杂志，2023，32（1）：38–40.

[4] 刘宏 . 中药坐浴熏洗法治疗慢性前列腺炎气滞血瘀证患者的临床疗效 [J]. 医疗装备，2019，32（4）：114–115.

[5] 胡琳琳，杨梅，孙慧芳 . 通瘀消炎汤联合常规医护措施治疗慢性前列腺炎临床研究 [J]. 新中医，2021，53（11）：187–190.

[6] 闫石，岳慧卿，韩亮，等 . 中药熏洗治疗慢性前列腺炎的临床观察 [J]. 世界中西医结合杂志，2022，17（12）：2440–2443&2449.

慢性肾衰竭

慢性肾衰竭是一组以缓慢进行性肾功能恶化、代谢产物潴留、水电解质酸碱失衡、全身多系统受损为特征的临床综合征。慢性肾衰竭是多种原发性或继发性肾脏疾病晚期的共同归宿，其中原发性肾小球病、糖尿病肾病、高血压肾小动脉硬化、多囊肾病是最主要的四大病因。慢性肾衰竭患者前期多表现为乏力、腰酸、夜尿增多、食欲不振等症状，后期出现心力衰竭、消化道出血等。

【病因病机】

慢性肾衰竭的临床表现和病因病机与张仲景所著《金匮要略》中记载的"水气病"十分吻合，其发病本质是水气病迁延不愈，湿浊邪毒无法祛除，脏腑日益损耗，以致气血、阴阳亏虚，总体表现为虚劳证候。

【适应证型】

1. 脾肾气虚

症见倦怠乏力，气短懒言，食少纳呆，腰酸膝软，脘腹胀满，大便不实，口淡不渴，舌淡有齿痕，脉沉细。

2. 脾肾阳虚

症见畏寒肢冷，倦怠乏力，气短懒言，食少纳呆，腰膝酸软，腰部冷痛，脘腹胀满，大便不实，夜尿清长，舌淡有齿痕，脉沉弱。

3. 肝肾阴虚

症见头晕头痛，腰酸膝软，口干咽燥，五心烦热，大便干结，尿少色黄，舌淡红，少苔，脉沉细或弦细。

4. 气阴两虚

症见倦怠乏力，腰酸膝软，口干咽燥，五心烦热，夜尿清长，舌淡有齿痕，脉沉细。

5. 阴阳两虚

症见畏寒肢冷，五心烦热，口干咽燥，腰酸膝软，夜尿清长，大便干结，舌淡有齿痕，脉沉细。

【中药吸嗅法治疗】

1. 雾化吸入疗法

取生理盐水 20mL、清开灵冻干粉 200mg 与地塞米松 5mg，混合后用雾化吸入疗法治疗 25 分钟左右。每日 2 次。临床观察发现，慢性肾衰竭合并肺部感染患者在治疗 1 周后其症状有所改善。

2. 熏蒸疗法

（1）取土茯苓、黄柏、千里光、苦参、马齿苋、生甘草，将上述中药装于宽松布袋内，置于蒸汽器中，调节温度为 39～42℃，恒温。每次治疗 45 分钟。此法对慢性肾衰竭皮肤瘙痒的患者有一定疗效。

（2）将药浴方（方为麻黄、桂枝、细辛、羌活、独活、苍术、附子、苦参、冰片、樟脑、石菖蒲、紫苏叶、艾叶）浓煎成 600mL，分装成 3 袋。在中药汽疗仪专用蒸发器内放入 1 袋药浴方，加水 3～5L，通电煎煮。待蒸汽舱内温度达 37℃时，患者进入舱内，中药蒸汽熏蒸全身各处（除头部外）。隔日治疗 1 次，每次 15 分钟。此法对肾衰竭氮质血症期疗效甚佳。

3. 药枕疗法

将宁心安神、补益肾气中药菟丝子、远志、柏子仁、首乌藤、蚕砂、菊花、酸枣仁、茯苓、百合、合欢花研磨成粗粉，装入布制的枕芯中（枕芯尺寸：长 40cm，宽 20cm）。患者每晚睡前置于枕部，至次日晨起更换为普通枕头。每日应用时间大于 6 小时，持续治疗 4 周。此法可有效改善慢性肾衰竭心肾不交型失眠患者的症状。

参考文献

[1] 谢彧轩，童安荣. 中医药治疗慢性肾衰竭研究现状及进展 [J]. 宁夏医学杂志，2022，44（9）：861-864.

中药吸嗅学

[2] 何立群，许筠，孙伟，等.慢性肾衰竭诊疗指南 [J].中国中医药现代远程教育，2011，9（9）：132-133.

[3] 于洋.清开灵冻干粉雾化吸入辅助治疗慢性肾衰竭合并肺部感染患者的效果观察 [J].中国实用医药，2021，16（9）：98-100.

[4] 林琳.中药熏蒸联合耳穴压丸对慢性肾衰竭患者皮肤瘙痒的影响 [J].中国中西医结合肾病杂志，2018，19（7）：626-627.

[5] 付明洁，刘兴国.药浴方熏蒸配合西药治疗慢性肾衰竭氮质血症期的临床观察 [J].湖北中医药大学学报，2012，14（5）：52-53.

[6] 俞琴，赵晓彬，黄文霞，等.自制中药枕联合五行音乐疗法在慢性肾衰竭心肾不交型失眠患者中的应用研究 [J].中西医结合护理（中英文），2020，6（8）：112-117.

过敏性鼻炎

过敏性鼻炎又称变应性鼻炎，是因为接触了季节性或常年性过敏原后，机体免疫活性细胞和炎症细胞共同作用，从而导致的鼻黏膜的慢性炎症。其临床表现主要为鼻痒、喷嚏、大量水样鼻涕、鼻黏膜肿胀等。本病进一步发展可引发鼻窦炎、鼻塞、流涕、咽炎、扁桃体肥大等病。

【病因病机】

过敏性鼻炎的病因分为内因和外因。内因与患者的体质和经脉失调等情况相关；外因为气候变化、风寒之邪、火热之邪。其病机概括为肺气虚寒，卫表不固；脾气虚弱，清阳不升；肾阳不足，温煦失职；肺经伏热，上犯鼻窍等几个方面。

【适应证型】

1. 肺经风寒

症见鼻塞鼻痒，喷嚏频发，冒风遇寒易作，鼻流清涕，嗅觉减退，可伴眼痒、咽痒，咳嗽痰稀，鼻黏膜色淡，鼻道水样分泌物，舌淡，苔薄白，脉浮紧。

2. 肺经伏热

症见鼻塞鼻痒，喷嚏频发，流涕黄或黏稠，嗅觉减退，或见鼻衄，可伴有咳嗽咽痒，口干烦热，鼻黏膜色红，咽红，舌红，苔黄，脉数。

3. 肺脾气虚

症见鼻塞鼻痒，喷嚏频发，鼻流清涕，嗅觉减退，反复发作，面色萎黄，食少纳呆，消瘦，腹胀，大便溏薄，四肢倦怠乏力，多汗易感，鼻黏膜色淡，鼻道水样分泌物，舌淡，苔薄白，脉弱。

4. 肺肾阳虚

症见鼻塞鼻痒，喷嚏频发，感寒易作，鼻流清涕，嗅觉减退，反复发作，面色苍白，形寒肢冷，易感风寒，神疲倦怠，小便清长或遗尿，鼻黏膜苍白，鼻道水样分泌物，舌淡，苔白，脉沉细。

【中药吸嗅法治疗】

1. 鼻喷吸入疗法

持续使用精油鼻喷雾剂（含有薄荷醇、桉树醇、百里酚、樟脑、桦树油、松油、肉桂和薄荷）至少一周，可显著改善季节性过敏性鼻炎患者流鼻涕、咳嗽、鼻后分泌物增多的症状，提高生活质量。

2. 蒸汽吸入疗法

取桔梗、杏仁、防风、荆芥、羌活、蒿本各 10g，蝉衣、细辛、辛夷各 8g，牛蒡子、薄荷各 12g，生姜 3 片，葱白、甘草各 6g，上方水煎后用鼻闻吸药液蒸汽。每次 15 分钟，每日 3 次，连续治疗 3 ～ 5 天。

参考文献

[1] 朱世强 . 中医对过敏性鼻炎病因病机的认识 [J]. 内蒙古中医药，2017，36（6）：26-27.

[2] 赵霞，张杰，秦艳虹，等 . 儿童变应性鼻炎中西医结合诊疗指南 [J]. 南京中医药大学学报，2023，39（3）：274-284.

[3] Horimukai K, Kinoshita M, Shamoto Y, et al. Food Allergens and Essential Oils in Moisturizers Marketed for Children in Japan[J]. Cureus, 2023, 15 (2): [页码不详].

[4] 刘国应 . 中药闻吸疗鼻炎 [J]. 农村百事通，2011，（24）：72.

慢性荨麻疹

慢性荨麻疹是指由多种因素致使皮肤、黏膜、血管发生暂时性炎性充血与组织内水肿，病程超过 6 周者。其临床表现主要为皮肤出现风团或伴有红斑。慢性荨麻疹还可伴有其他自身免疫性疾病，如自身免疫性甲状腺炎、白癜风、1 型糖尿病、类风湿性关节炎等。

【病因病机】

《外科枢要·论赤白游风十七》曰："赤白游风属脾肺气虚，腠理不密，风热相搏；或寒闭腠理，内热拂郁；或阴虚火动，外邪所乘；或肝火风热、血热。"陈明岭教授认为，此病的致病因素主要有"风邪""血虚"两端，亦有"湿""热""寒"的因素，起病原因复杂，由多种邪气共同致病，其核心病机为风湿热郁肌肤腠理，内失于疏泄，外疏失于透达，邪正交争而发病。

【适应证型】

1. 风寒束表

症见皮疹色淡，自觉瘙痒，遇寒加重，得暖则减，舌淡红，苔薄白，脉浮紧。

2. 风热犯表

症见皮疹色鲜红，灼热、瘙痒剧烈，遇热加重，得冷则减，舌红，苔薄白或薄黄，脉浮数。

3. 胃肠湿热

症见皮疹色鲜红，瘙痒剧烈，伴脘腹疼痛、恶心呕吐等，舌红，苔黄腻，脉弦、滑、数。

4. 血虚风燥

症见皮疹反复发作，午后或夜间加剧，伴心烦易怒，舌红少津，脉沉细。

【中药吸嗅法治疗】

熏蒸疗法

临床观察发现，口服氯雷他定结合玉屏风颗粒药浴熏洗，对治疗小儿慢性荨麻疹有良好的效果。

参考文献

[1] 张烨，张昕. 针药并用治疗慢性荨麻疹研究进展 [J]. 光明中医，2023，38（8）：1586-1589.

[2] 张绍丹，靳诗雨，李瑞，等. 中医治疗慢性荨麻疹的进展 [J]. 皮肤病与性病，2023，45（1）：33-36.

[3] 罗素芳，吕毅. 小儿慢性荨麻疹血清 IgE 水平变化与氯雷他定糖浆结合玉屏风颗粒药浴疗法相关性研究 [J]. 中医临床研究，2014，6（15）：97-99.

晕车病

晕车病是晕动病的一种，是因机体受到不适宜的运动环境刺激而引起的前庭和自主神经反应为主的综合征，包括恶心、出汗和心慌等不适症状，涉及胃肠道、中枢神经系统和自主神经三大系统，呕吐是其中一种症状。

【病因病机】

晕车病可归为中医"眩晕"范畴。本病病机的形成可参见第二十九章"高血压"。

【适应证型】

参见第二十九章"高血压"。

【中药吸嗅法治疗】

精油吸嗅疗法

将高地薰衣草、欧白芷根、香桃木、胡椒薄荷、佛手柑的单方精油混合调制成复方精油，用拿来扩香或滴在卫生纸上吸闻，可缓解晕车呕吐的症状。

参考文献

[1] 胡珍，王建洪，龙盈，等.晕车病患者的前庭功能结果分析 [J].中国耳鼻咽喉头颈外科，2020，27（12）：687–690.

[2] 齐璐，方祯，范旻昱，等.晕动病的中医病因病机和治疗进展 [J].中国中医急症，2011，20（10）：1652–1653.

[3] 吴勉华，石岩.中医内科学 [M].5 版.北京：中国中医药出版社，2021：139–143.

[4] 温佑君，肯园芳疗师团队.芳疗实证全书 [M].北京：中信出版集团，2016：411.